国家卫生和计划生育委员会"十三五"规划教材

全国高等学校教材

供本科护理学类专业用

U0384749

护理综合实训

主　编　　李映兰　王爱平

副主编　　李玉红　蓝宇涛　高　睿　靳永萍

编　者　　（按姓氏笔画排序）

王丹文 ▸	南京中医药大学护理学院
王延莉 ▸	中国医科大学第一附属医院
王爱平 ▸	中国医科大学第一附属医院
尹　兵 ▸	大连医科大学护理学院
卢敬梅 ▸	中南大学湘雅医院
李玉红 ▸	安徽医科大学护理学院
李映兰 ▸	中南大学湘雅医院
陈　嘉 ▸	中南大学湘雅护理学院
徐　云 ▸	上海交通大学医学院
徐　丽 ▸	济宁医学院附属医院
高　睿 ▸	西安交通大学护理学院
郭红霞 ▸	四川大学华西护理学院
靳永萍 ▸	河南大学护理学院
蓝宇涛 ▸	广东药科大学护理学院
戴小红 ▸	桂林医学院护理学院

编写秘书　卢敬梅 ▸ 中南大学湘雅医院

人民卫生出版社

图书在版编目(CIP)数据

护理综合实训 / 李映兰, 王爱平主编. —北京: 人民卫生出版社, 2018

ISBN 978-7-117-26419-8

Ⅰ. ①护… Ⅱ. ①李… ②王… Ⅲ. ①护理学 – 高等学校 – 教材 Ⅳ. ①R47

中国版本图书馆 CIP 数据核字(2018)第 130821 号

人卫智网	www.ipmph.com	医学教育、学术、考试、健康,购书智慧智能综合服务平台
人卫官网	www.pmph.com	人卫官方资讯发布平台

护理综合实训

主　　编: 李映兰　王爱平
出版发行: 人民卫生出版社(中继线 010-59780011)
地　　址: 北京市朝阳区潘家园南里 19 号
邮　　编: 100021
E - mail: pmph @ pmph.com
购书热线: 010-59787592　010-59787584　010-65264830
印　　刷: 人卫印务(北京)有限公司
经　　销: 新华书店
开　　本: 850×1168　1/16　　印张: 23.5
字　　数: 632 千字
版　　次: 2018 年 3 月第 1 版　2021 年 3 月第 1 版第 5 次印刷
标准书号: ISBN 978-7-117-26419-8
定　　价: 79.00 元

打击盗版举报电话: 010-59787491　E-mail: WQ @ pmph.com
(凡属印装质量问题请与本社市场营销中心联系退换)

第六轮修订说明

为了在"十三五"期间，持续深化医药卫生体制改革，贯彻落实《"健康中国 2030"规划纲要》，全面践行《全国护理事业发展规划（2016—2020 年）》，顺应全国高等护理学类专业教育发展与改革的需要，培养能够满足人民群众多样化、多层次健康需求的护理人才。在对第五轮教材进行全面、充分调研的基础上，在国家卫生和计划生育委员会领导下，经第三届全国高等学校护理学专业教材评审委员会的审议和规划，人民卫生出版社于 2016 年 1 月进行了全国高等学校护理学类专业教材评审委员会的换届工作，同时启动全国高等学校本科护理学类专业第六轮规划教材的修订工作。

本轮教材修订得到全国百余所本科院校的积极响应和大力支持，在结合调研结果和我国护理学高等教育的特点及发展趋势的基础上，第四届全国高等学校护理学类专业教材建设指导委员会确定第六轮教材修订的指导思想为：坚持"规范化、精品化、创新化、国际化、数字化"战略，紧扣培养目标，遵循教学规律，围绕提升学生能力，创新编写模式，体现专业特色；构筑学习平台，丰富教学资源，打造一流的、核心的、经典的具有国际影响力的护理学本科教材体系。

第六轮教材的编写原则为：

1. 明确目标性与系统性　本套教材的编写要求定位准确，符合本科教育特点与规律，满足护理学类专业本科学生的培养目标。注重多学科内容的有机融合，减少内容交叉重复，避免某些内容疏漏。在保证单本教材知识完整性的基础上，兼顾各教材之间有序衔接，有机联系，使全套教材整体优化，具有良好的系统性。

2. 坚持科学性与专业性　本套教材编写应坚持"三基五性"的原则，教材编写内容科学、准确，名称、术语规范，体例、体系具有逻辑性。教材须符合护理学专业思想，具有鲜明的护理学专业特色，满足护理学专业学生的教学要求。同时继续加强对学生人文素质的培养。

3. 兼具传承性与创新性　本套教材主要是修订，是在传承上一轮教材优点的基础上，结合上一轮教材调研的反馈意见，进行修改及完善，而不是对原教材进行彻底推翻，以保证教材的生命力和教学活动的延续性。教材编写中根据本学科和相关学科的发展，补充更新学科理论与实践发展的新成果，以使经典教材的传统性和精品教材的时代性完美结合。

4. **体现多元性与统一性**　为适应全国二百余所开办本科护理教育院校的多样化教学需要，本套教材在遵循本科教育基本标准的基础上，既包括有经典的临床学科体系教材，也有生命周期体系教材、中医特色课程教材和双语教材，以供各院校根据自身教学模式的特点选用。本套教材在编写过程中，一方面，扩大了参编院校范围，使教材编写团队更具多元性的特点；另一方面，明确要求，审慎把关，力求各章内容详略一致，整书编写风格统一。

5. **注重理论性与实践性**　本套教材在强化理论知识的同时注重对实践应用的思考，通过教材中的思考题、网络增值服务中的练习题，以及引入案例与问题的教材编写形式等，努力构建理论与实践联系的桥梁，以利于培养学生应用知识、分析问题、解决问题的能力。

全套教材采取新型编写模式，借助扫描二维码形式，帮助教材使用者在移动终端共享与教材配套的优质数字资源，实现纸媒教材与富媒体资源的融合。

全套教材共 50 种，于 2017 年 7 月前由人民卫生出版社出版，供各院校本科护理学类专业使用。

人民卫生出版社
2017 年 5 月

获取图书网络增值服务的步骤说明

❶ ┄┄ • 扫描封底圆形图标中的二维码，登录图书增值服务激活平台。

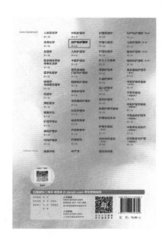

❷ ┄┄ • 刮开并输入激活码，激活增值服务。

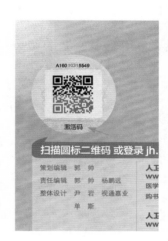

❸ ┄┄ • 下载"人卫图书增值"客户端。

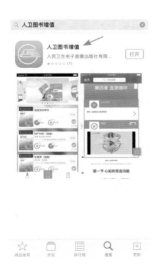

❹ ┄┄ • 使用客户端"扫码"功能，扫描图书中二维码即可快速查看网络增值服务内容。

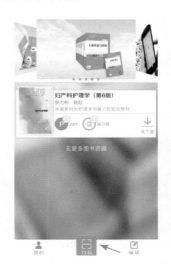

第六轮教材目录

1. 本科护理学类专业教材目录

序号	教材	版次	主审	主编	副主编			
1	人体形态学	第4版		周瑞祥 杨桂姣	王海杰	郝立宏	周劲松	
2	生物化学	第4版		高国全	解 军	方定志	刘 彬	
3	生理学	第4版		唐四元	曲丽辉	张翠英	邢德刚	
4	医学微生物学与寄生虫学	第4版		黄 敏 吴松泉	廖 力	王海河		
5	医学免疫学	第4版	安云庆	司传平	任云青	王 炜	张 艳	胡 洁
6	病理学与病理生理学	第4版		步 宏	王 雯	李连宏		
7	药理学	第4版		董 志	弥 曼	陶 剑	王金红	
8	预防医学	第4版		凌文华 许能锋	袁 晶	龙鼎新	宋爱芹	
9	健康评估	第4版	吕探云	孙玉梅 张立力	朱大乔	施齐芳	张彩虹	陈利群
10	护理学导论	第4版		李小妹 冯先琼	王爱敏	隋树杰		
11	基础护理学	第6版		李小寒 尚少梅	王春梅	郑一宁	丁亚萍	吕冬梅
12	内科护理学	第6版		尤黎明 吴 瑛	孙国珍	王君俏	袁 丽	胡 荣
13	外科护理学	第6版		李乐之 路 潜	张美芬	汪 晖	李惠萍	许 勤
14	妇产科护理学	第6版	郑修霞	安力彬 陆 虹	顾 炜	丁 焱	罗碧如	
15	儿科护理学	第6版		崔 焱 仰曙芬	张玉侠	刘晓丹	林素兰	
16	中医护理学	第4版		孙秋华	段亚平	李明今	陆静波	
17	眼耳鼻咽喉口腔科护理学	第4版		席淑新 赵佛容	肖惠明	李秀娥		
18	精神科护理学	第4版		刘哲宁 杨芳宇	许冬梅	贾守梅		
19	康复护理学	第4版		燕铁斌 尹安春	鲍秀芹	马素慧		
20	急危重症护理学	第4版		张 波 桂 莉	金静芬	李文涛	黄素芳	
21	社区护理学	第4版		李春玉 姜丽萍	陈长香			
22	临床营养学	第4版	张爱珍	周 芸	胡 雯	赵雅宁		
23	护理教育学	第4版		姜安丽 段志光	范秀珍	张 艳		
24	护理研究	第5版		胡 雁 王志稳	刘均娥	颜巧元		

序号	教材	版次	主审	主编		副主编			
25	护理管理学	第4版	李继平	吴欣娟	王艳梅	翟惠敏	张俊娥		
26	护理心理学	第4版		杨艳杰	曹枫林	冯正直	周英		
27	护理伦理学	第2版		姜小鹰	刘俊荣	韩琳	范宇莹		
28	护士人文修养	第2版		史瑞芬	刘义兰	刘桂瑛	王继红		
29	母婴护理学	第3版		王玉琼	莫洁玲	崔仁善	罗阳		
30	儿童护理学	第3版		范玲		崔文香	陈华	张瑛	
31	成人护理学（上、下册）	第3版		郭爱敏	周兰姝	王艳玲	陈红	何朝珠	牟绍玉
32	老年护理学	第4版		化前珍	胡秀英	肖惠敏	张静		
33	新编护理学基础	第3版		姜安丽	钱晓路	曹梅娟	王克芳	郭瑜洁	李春卉
34	护理综合实训	第1版		李映兰	王爱平	李玉红	蓝宇涛	高睿	靳永萍
35	护理学基础（双语）	第2版	姜安丽	王红红	沈洁	陈晓莉	尼春萍	吕爱莉	周洁
36	内外科护理学（双语）	第2版	刘华平 李峥	李津	张静平	李卡	李素云	史铁英	张清
37	妇产科护理学（双语）	第2版		张银萍	单伟颖	张静	周英凤	谢日华	
38	儿科护理学（双语）	第2版	胡雁	蒋文慧	赵秀芳	高燕	张莹	蒋小平	
39	老年护理学（双语）	第2版		郭桂芳	黄金	谷岩梅	郭宏		
40	精神科护理学（双语）	第2版		雷慧	李小麟	杨敏	王再超	王小琴	
41	急危重症护理学（双语）	第2版		钟清玲	许虹	关青	曹宝花		
42	中医护理学基础（双语）	第2版		郝玉芳	王诗源	杨柳	王春艳	徐冬英	
43	中医学基础（中医特色）	第2版		陈莉军	刘兴山	高静	裴秀月	韩新荣	
44	中医护理学基础（中医特色）	第2版		陈佩仪		王俊杰	杨晓玮	郑方道	
45	中医临床护理学（中医特色）	第2版		徐桂华	张先庚	于春光	张雅丽	闫力	马秋平
46	中医养生与食疗（中医特色）	第2版		于睿	姚新	聂宏	宋阳		
47	针灸推拿与护理（中医特色）	第2版		刘明军		卢咏梅	董博		

2．本科助产学专业教材目录

序号	教材	版次	主审	主编		副主编			
1	健康评估	第1版		罗碧如	李宁	王跃	邹海欧	李玲	
2	助产学	第1版	杨慧霞	余艳红	陈叙	丁焱	侯睿	顾炜	
3	围生期保健	第1版		夏海鸥	徐鑫芬	蔡文智	张银萍		

教材建设指导委员会名单

顾　问	周　军	▸	中日友好医院
	李秀华	▸	中华护理学会
	么　莉	▸	国家卫生计生委医院管理研究所护理中心
	姜小鹰	▸	福建医科大学护理学院
	吴欣娟	▸	北京协和医院
	郑修霞	▸	北京大学护理学院
	黄金月	▸	香港理工大学护理学院
	李秋洁	▸	哈尔滨医科大学护理学院
	娄凤兰	▸	山东大学护理学院
	王惠珍	▸	南方医科大学护理学院
	何国平	▸	中南大学护理学院

| 主任委员 | 尤黎明 | ▸ | 中山大学护理学院 |
| | 姜安丽 | ▸ | 第二军医大学护理学院 |

副主任委员	安力彬	▸	大连大学护理学院
（按姓氏拼音排序）	崔　焱	▸	南京医科大学护理学院
	段志光	▸	山西医科大学
	胡　雁	▸	复旦大学护理学院
	李继平	▸	四川大学华西护理学院
	李小寒	▸	中国医科大学护理学院
	李小妹	▸	西安交通大学护理学院

刘华平	‣	北京协和医学院护理学院
陆　虹	‣	北京大学护理学院
孙宏玉	‣	北京大学护理学院
孙秋华	‣	浙江中医药大学
吴　瑛	‣	首都医科大学护理学院
徐桂华	‣	南京中医药大学
殷　磊	‣	澳门理工学院
章雅青	‣	上海交通大学护理学院
赵　岳	‣	天津医科大学护理学院

常务委员

（按姓氏拼音排序）

曹枫林	‣	山东大学护理学院
郭桂芳	‣	北京大学护理学院
郝玉芳	‣	北京中医药大学护理学院
罗碧如	‣	四川大学华西护理学院
尚少梅	‣	北京大学护理学院
唐四元	‣	中南大学湘雅护理学院
夏海鸥	‣	复旦大学护理学院
熊云新	‣	广西广播电视大学
仰曙芬	‣	哈尔滨医科大学护理学院
于　睿	‣	辽宁中医药大学护理学院
张先庚	‣	成都中医药大学护理学院

李惠萍	‣	安徽医科大学护理学院
廖 力	‣	南华大学护理学院
林素兰	‣	新疆医科大学护理学院
刘桂瑛	‣	广西医科大学护理学院
刘义兰	‣	华中科技大学同济医学院附属协和医院
刘志燕	‣	贵州医科大学护理学院
龙 霖	‣	川北医学院护理学院
卢东民	‣	湖州师范学院
牟绍玉	‣	重庆医科大学护理学院
任海燕	‣	内蒙古医科大学护理学院
隋树杰	‣	哈尔滨医科大学护理学院
王 军	‣	山西医科大学汾阳学院
王 强	‣	河南大学护理学院
王爱敏	‣	青岛大学护理学院
王春梅	‣	天津医科大学护理学院
王君俏	‣	复旦大学护理学院
王克芳	‣	山东大学护理学院
王绍锋	‣	九江学院护理学院
王玉琼	‣	成都市妇女儿童中心医院
徐月清	‣	河北大学护理学院
许 虹	‣	杭州师范大学护理学院
许燕玲	‣	上海市第六人民医院
杨立群	‣	齐齐哈尔医学院护理学院
张 瑛	‣	长治医学院护理学院
张彩虹	‣	海南医学院国际护理学院
张会君	‣	锦州医科大学护理学院
张美芬	‣	中山大学护理学院
章泾萍	‣	皖南医学院护理学院
赵佛容	‣	四川大学华西口腔医院
赵红佳	‣	福建中医药大学护理学院
周 英	‣	广州医科大学护理学院

秘 书	王 婧	‣	西安交通大学护理学院
	丁亚萍	‣	南京医科大学护理学院

数字教材评审委员会名单

指导主委	段志光 ▸	山西医科大学
主任委员	孙宏玉 ▸	北京大学护理学院
	章雅青 ▸	上海交通大学护理学院
副主任委员	仰曙芬 ▸	哈尔滨医科大学护理学院
	熊云新 ▸	广西广播电视大学
	曹枫林 ▸	山东大学护理学院
委　员 （按姓氏拼音排序）	柏亚妹 ▸	南京中医药大学护理学院
	陈　嘉 ▸	中南大学湘雅护理学院
	陈　燕 ▸	湖南中医药大学护理学院
	陈晓莉 ▸	武汉大学 HOPE 护理学院
	郭爱敏 ▸	北京协和医学院护理学院
	洪芳芳 ▸	桂林医学院护理学院
	鞠　梅 ▸	西南医科大学护理学院
	蓝宇涛 ▸	广东药科大学护理学院
	李　峰 ▸	吉林大学护理学院
	李　强 ▸	齐齐哈尔医学院护理学院
	李彩福 ▸	延边大学护理学院
	李春卉 ▸	吉林医药学院

李芳芳	▸	第二军医大学护理学院
李文涛	▸	大连大学护理学院
李小萍	▸	四川大学护理学院
孟庆慧	▸	潍坊医学院护理学院
商临萍	▸	山西医科大学护理学院
史铁英	▸	大连医科大学附属第一医院
万丽红	▸	中山大学护理学院
王桂云	▸	山东协和学院护理学院
谢　晖	▸	蚌埠医学院护理学系
许　勤	▸	南京医科大学护理学院
颜巧元	▸	华中科技大学护理学院
张　艳	▸	郑州大学护理学院
周　洁	▸	上海中医药大学护理学院
庄嘉元	▸	福建医科大学护理学院

秘　书

杨　萍	▸	北京大学护理学院
范宇莹	▸	哈尔滨医科大学护理学院
吴觉敏	▸	上海交通大学护理学院

网络增值服务编者名单

主　编　　李映兰　王爱平

副主编　　李玉红　蓝宇涛　高　睿　靳永萍

编　者　（按姓氏笔画排序）

王丹文	▸ 南京中医药大学护理学院
王延莉	▸ 中国医科大学第一附属医院
王爱平	▸ 中国医科大学第一附属医院
尹　兵	▸ 大连医科大学护理学院
卢敬梅	▸ 中南大学湘雅医院
李玉红	▸ 安徽医科大学护理学院
李映兰	▸ 中南大学湘雅医院
陈　嘉	▸ 中南大学湘雅护理学院
徐　云	▸ 上海交通大学医学院
徐　丽	▸ 济宁医学院附属医院
高　睿	▸ 西安交通大学护理学院
郭红霞	▸ 四川大学华西护理学院
靳永萍	▸ 河南大学护理学院
蓝宇涛	▸ 广东药科大学护理学院
戴小红	▸ 桂林医学院护理学院

编写秘书　卢敬梅　　▸ 中南大学湘雅医院

主编简介

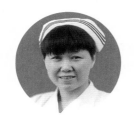

李映兰

李映兰，主任护师，博士，博士生导师，现任中南大学湘雅医院护理部主任兼护理教研室主任。1998年获泰国清迈大学护理学硕士学位，2010年获中南大学社会医学与卫生事业管理博士学位。主要研究方向为护理安全促进、急救护理、护理管理、护理质量、护理教育等。目前承担中南大学湘雅护理学院现代护理技术新进展、高级临床护理、急救护理学等课程教学。近年在国内外杂志发表论文90余篇，主编和参编教材及专著30余部，主持国家临床重点专科护理建设项目及10项国际合作课题及省部级课题。兼任中华护理学会副理事长、湖南省护理学会副理事长、中华护理学会学术工作委员会副主任委员、中华护理学会急诊专业委员会副主任委员、中国研究型医院学会护理分会副会长、全国护理学专业临床学术专家指导委员会副主任委员、中国生命关怀协会人文护理专业委员会副主任委员、国家卫生计生委医管中心护理专家委员会委员等。荣获第七届中国科学技术协会全国优秀科技工作者、第一届全国优秀护理部主任、第十二届湖南医学科技奖二等奖、第二届中华护理学会科技奖三等奖、湖南省科学技术进步奖三等奖、湖南省教育工会芙蓉百岗明星、中南大学研究生教学质量优秀奖等奖项。

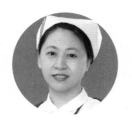

王爱平

王爱平，教授，主任护师，博士生导师。现任中国医科大学护理学院副院长，中国医科大学附属第一医院护理部主任。1992年本科毕业于中国医科大学，2004年硕士毕业于日本浜松医科大学。主要研究方向为慢性疾病护理和癌症护理，近年发表论文60余篇，其中SCI收录3篇，主编和参编教材及专著20部；承担国家重大专项、省部级课题8项；曾获第十一届中国青年科技奖、全国五一标兵、第三届中华护理学会科技三等奖、第七届辽宁省青年科技奖及辽宁省优秀护士等称号。兼任中华护理学会继续教育工作委员会副主任委员、中华护理学会行政管理专业委员会委员、国家卫生标准委员会护理标准专业委员会委员、国家卫生计生委医管中心护理专家委员会委员、辽宁省护理学会副理事长、辽宁省护理学会管理分会主任委员等。并担任《中华护理杂志》《中国护理管理杂志》《护理研究》《护士进修杂志》等编委。

副主编简介

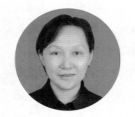

李玉红

李玉红，安徽医科大学护理学院副教授，硕士生导师，护理实训中心、省级护理学虚拟仿真实验教学中心负责人。中国医药信息学会（CMIA）护理信息学专业委员会第四届委员会专家委员；中国生命关怀协会老年护理和临终关怀专业委员会委员；中国心理学会第十一届理事会会员。研究生护理理论、本科生护理综合实践与讲座、社区护理学课程负责人，并讲授护理学导论、基础护理学等课程。主编和参编教材10部；获教学成果奖8项，其中省级6项；主持各类教科研项目10项；发表学术论文10余篇。

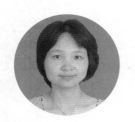

蓝宇涛

蓝宇涛，博士，副教授、副主任护师，硕士生导师，广东药科大学护理学院副院长。任广东省护理学会常务理事，广东省护理教育中心教育学组副组长，广东省卫生经济学会专业委员会护理经济研究专业委员会副主任委员，广东省教育厅实验教学指导委员会委员。临床护理、护理管理和护理教育经验丰富。在三级甲等医院从事临床护理与护理管理工作十余年，分别担任过病区护士长、护理部主任等护理管理行政职务。主编、副主编、参编《护理学导论》等教材9本。第一作者或通讯作者发表论文27篇。

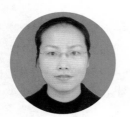

高 睿

高睿，博士，西安交通大学护理学院副教授。主要研究方向为外科护理及护理教育。副主编教材3部，参编各类教材及辅助教材25部，参译著作5部。主持省部级课题及横向课题6项，参与国家自然科学基金、博士点基金等课题5项。在国内外发表学术论文30余篇，其中SCI收录5篇。曾获陕西省教学成果一等奖、西安交通大学教学成果特等奖、西安交通大学授课（多媒体）竞赛二等奖、西安交通大学授课（双语）竞赛三等奖。兼任中华医学会全国卫生职业教育外科研究会常务理事。

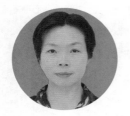

靳永萍

靳永萍，主任护师，硕士生导师，河南大学护理综合实训教研室和护理学实验教学中心主任，主要研究方向为护理心理、护理教育和临床护理。撰写并发表科研和教研论文近二十篇；主持完成河南省省级重点科研课题2项、地厅级科研课题6项，主持完成教学改革课题2项；主编、参编教材2部。获地厅级科研成果一等奖4项、二等奖4项。

前　言

　　护理学是一门实践性很强的应用学科，护理教育的目标是培养以"能力为核心"的实用型、复合型护理人才。为帮助学生进入临床实习后，能更好地将所学知识和技能与病人病情相联，综合、灵活、合理运用理论知识与技能于临床，有效与病人沟通，进一步提高临床实习教学质量，在经过广泛院校与临床调研的前提下，本轮教材修订增加了《护理综合实训》一书的编写。

　　近年来，情景模拟教学法和案例教学法在我国高等护理学教育改革实践中被不断应用与完善。本教材通过导入临床病例，根据临床情境的变化，将常用的基础护理技能设为实训任务，指导学生对病人正确进行护理评估、提出护理问题，实施相应的护理措施和正确实施操作，并对该病例和任务进行拓展，让学生做到举一反三、触类旁通。全书共分六章，涵盖了内科护理、外科护理、妇产科护理、儿科护理、感染科护理和急危重症护理等 90 项实训任务，每一章还附有综合实训病例，训练学生分析问题和处理问题的能力。

　　本教材内容全面、紧贴临床、形式新颖，在编写内容和形式上突出以下特点：① 实用：病例均来自临床一线，临床情境的变化符合专科疾病的发展规律，以任务的方式对该病人实施护理和操作，让学生身临其境，提前感受临床氛围。② 新颖：临床情境体现了病情的动态变化，临床情境与实训任务紧密结合，增加了实训拓展内容，融入了相关专科的最新护理知识。③ 专业：以某一专科常见疾病作为临床病例，根据专科疾病的特点实施针对性的护理，为病人提供更专业的服务。

　　本教材适用于全国高等学校护理学专业的教学，也适用于护生临床实习前的综合训练，也可作为临床低年资护士在职培训的参考用书。本教材在编写过程中，参考和借鉴了有关教材和文献资料，在此向各位编者表示诚挚的谢意！本教材的编写也得到了中南大学湘雅医院的大力支持，在此表示衷心的感谢！

　　由于本教材是第一版，编者们缺乏相关编写经验，很多地方难免有不妥，恳请广大师生、读者和护理界同仁提出宝贵意见和建议，以臻完善。

李映兰　王爱平

2017 年 11 月

目　录

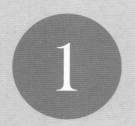

第一章
内科护理综合实训

学习目标

识记　能陈述病人出入院护理、手卫生、各类标本的采集、生命体征监测、吸氧、约束带的使用、床上洗头、卧床病人更换床单等技能的操作要点及注意事项。

理解
1. 能理解冠心病、慢性阻塞性肺疾病、上消化道出血、急性肾炎、糖尿病、白血病和脑出血疾病的临床情境及实训任务。
2. 能解释冠心病、慢性阻塞性肺疾病、上消化道出血、急性肾炎、糖尿病、白血病和脑出血疾病的主要护理问题。

应用
1. 能完成病人出入院护理、手卫生、各类标本的采集、生命体征监测、吸氧、约束带的使用、床上洗头、卧床病人更换床单等技能。
2. 能应用所学知识运用护理程序对冠心病、慢性阻塞性肺疾病、上消化道出血、急性肾炎、糖尿病、白血病和脑出血疾病病人进行护理。

01章

第一节　冠心病病人护理技能实训

○ 病例摘要

　　病人，男性，55岁，外企某部门主管。因胸闷、胸痛半年余，加重1天由急诊入院。病人半年前出现胸闷、胸痛，与劳累有关，持续5分钟左右可自行缓解。后上述症状反复出现，每次发作性质基本同前，间隔时间逐渐缩短。昨天劳累后出现胸痛，持续20分钟，不能自行缓解，于急诊就诊。既往无高血压病史，吸烟20余年，20支/天。其母健在，有糖尿病史。父亲因心肌梗死死亡。

　　体格检查：T 36.8℃，P 78次/分，R 20次/分，BP 150/90mmHg。心前区无隆起，未见异常搏动，心尖搏动位于第5肋间左锁骨中线内0.5cm处，未触及细震颤。心前区浊音界未见增大。心律齐，各瓣膜听诊区未闻及明显杂音。周围血管征阴性。双下肢无水肿。

　　实验室检查：乳酸脱氢酶121U/L，肌酸激酶同工酶11U/L，肌红蛋白定量74μg/L，肌钙蛋白Ⅰ 0.09ng/ml。血尿粪常规、肝肾功能、电解质、凝血功能等未见明显异常。

　　辅助检查：心电图：窦性心律，ST段明显压低。

　　诊断：冠心病。

技能实训一　入院护理

✧ 临床情境

　　医生建议住院治疗。病人由急诊平车送入病房，护士热情接待病人。病人意识清醒，急性痛苦面容，仍诉胸痛。情绪紧张，非常焦虑，表示自己是家中的独子，母亲80余岁，有糖尿病，需要家人陪伴和照顾，同时也是公司的主管，工作繁忙，压力大，没办法长时间待在医院，询问多久可以出院。

　　实训任务：做好入院护理，使病人尽快适应住院生活。

【护理评估】

　　1. **健康史**　病人半年前出现胸闷、胸痛，与劳累有关。吸烟20余年，20支/天。既往无高血压病史。

　　2. **身体状况**　病人意识清醒，急性痛苦面容，仍诉胸痛。T 36.8℃，P 78次/分，R 20次/分，BP 150/90mmHg。

　　3. **心理-社会状况**　病人情绪紧张，非常焦虑，工作压力大，家中有老人需要照顾，没办法长时间待在医院。

【主要护理诊断/问题】

　　1. **焦虑**　与角色冲突有关。

2. **疼痛** 与心肌缺血有关。

【护理目标】

1. 病人适应住院生活，焦虑缓解。
2. 病人疼痛有效缓解。

【护理措施】

1. **入院介绍** 热情接待病人和家属，介绍医护人员、病房环境和医院相关管理规定（贵重物品保管、探视陪护、查房和治疗时间、消防安全等），让病人有归属感与安全感（实施详见入院护理流程及操作要点）。
2. **休息** 嘱病人卧床休息，避免劳累。
3. **饮食** 嘱病人进低盐、低脂饮食，一次进食不应过饱，戒烟限酒，保持大便通畅。
4. **用药护理** 遵医嘱吸氧、用药，疼痛剧烈时可肌注吗啡针。
5. **病情观察** 评估疼痛的部位、性质、程度、持续时间，发生前有无诱因；监测血压、心电图变化和有无面色苍白、大汗、恶心、呕吐等情况。

【护理评价】

1. 病人情绪稳定，表示愿意配合医护人员住院治疗。
2. 病人未再诉胸痛。

【注意事项】

1. 危、急重症病人优先处理危及生命的症状、体征，再按入院护理流程执行。
2. 根据病人的病情及治疗情况准备合适的床单位。
3. 热情接待病人，主动介绍病室的环境及管理规定，满足病人合理需求。
4. 完善各种风险评估，并采取相应预防措施。
5. 及时准确执行入院医嘱。
6. 入院宣教内容有针对性，体现个性化。

【实训拓展】

1. **什么是冠状动脉粥样硬化性心脏病？**

冠状动脉粥样硬化性心脏病（简称冠心病），是指冠状动脉发生粥样硬化引起管腔狭窄或闭塞，导致心肌缺血缺氧或坏死而引起的心脏病，亦称缺血性心脏病。

2. **冠心病的临床分型包括哪几类？**

依据冠状动脉病变的范围、部位及病变严重程度、心肌缺血程度，可将冠心病分为以下各型：隐匿型或无症状型冠心病，心绞痛，心肌梗死，缺血性心肌病，猝死。

3. **动脉粥样硬化的主要危险因素有哪些？**

（1）年龄：40岁以上。

（2）性别：男性多见，女性常在绝经期后发生。

（3）血压：高血压病人动脉粥样硬化的发生率明显增高（可为正常人的3～4倍）。

（4）血脂：高胆固醇、高甘油三酯、高低密度和极低密度脂蛋白、低高密度脂蛋白。

入院护理流程及操作要点

评估 —— （1）核对病人信息。
（2）评估病人意识、主诉、自理能力等。

准备 —— （1）病人准备：体位舒适。
（2）环境准备：整洁、宽敞，光线适宜。
（3）护士准备：着装规范，必要时戴口罩。
（4）用物准备：病人信息卡、饮食卡、护理级别卡、手腕带、入院告知书、体温计、血压计、听诊器、手表、备用床（图1-1-1），根据病情备急救药品和物品（如心电监护仪、氧疗装置、负压吸引装置等）。

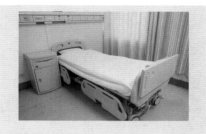

图1-1-1　备用床

接待 —— （1）向病人解释佩戴手腕带的目的及必要性，再次核对手腕带信息，佩戴手腕带。
（2）向病人及家属介绍医护人员、病房环境及相关管理规定（图1-1-2）。
（3）妥善安置病人于病床。
（4）通知医生接诊。

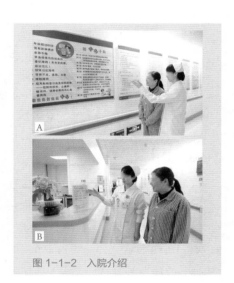

图1-1-2　入院介绍

入院处置 —— （1）完成清洁护理，协助更换病服（图1-1-3）。
（2）测量生命体征。
（3）行入院护理评估和健康指导。
（4）书写入院相关护理病历。

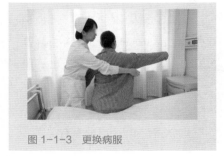

图1-1-3　更换病服

执行医嘱 —— （1）执行医嘱（如心电监护、氧疗、标本采集、用药等）。
（2）观察病情变化并记录。

（5）吸烟：吸烟可造成动脉壁氧含量不足，促使动脉粥样硬化的形成。吸烟者冠心病的患病率比不吸烟者高 5 倍，且与吸烟量成正比。

（6）糖尿病和糖耐量异常。

（7）肥胖及体力活动减少。

（8）遗传与性格。

技能实训二　心电图检查

◇ 临床情境

> 病人住院第 3 天，予阿司匹林、单硝酸异山梨酯、阿托伐他汀钙片、缬沙坦片等药物治疗，胸闷、胸痛症状好转。为进一步明确诊断，医生建议其行冠状动脉造影术。病人其父因心肌梗死在行介入治疗中死亡，害怕同样的情况发生在自己身上，拒绝行冠状动脉造影术，情绪激动。11：30 病人突然感觉心前区压榨性疼痛和憋闷，向左臂放射。病人痛苦表情，HR 86 次 / 分，R 22 次 / 分，BP 140/90mmHg，全身冷汗，稍感恶心，无呕吐。遵医嘱予以硝酸甘油 0.5mg 舌下含服及行床旁心电图检查。
>
> **实训任务**：行心电图检查，识别有无心肌梗死。

【护理评估】

1. **健康史**　病人入院后，经过治疗胸痛症状缓解。为了进一步明确诊断，医生建议其行冠状动脉造影术，病人害怕不良结局而拒绝行此检查，且情绪激动。

2. **身体状况**　病人情绪激动后出现心前区压榨性疼痛和憋闷，向左臂放射。痛苦表情，HR 86 次 / 分，R 22 次 / 分，BP 140/90mmHg，全身冷汗，稍感恶心，无呕吐。

3. **心理 - 社会状况**　病人其父因心肌梗死在行介入治疗中死亡，害怕同样的情况发生在自己身上，情绪激动。

4. **实验室检查**　甘油三酯 2.54mmol/L，胆固醇 6.1 mmol/L，高密度脂蛋白 1.1mmol/L，低密度脂蛋白 4.3mmol/L；BNP 36.7pg/ml；乳酸脱氢酶 203U/L，肌酸激酶 36.2 U/L，肌酸激酶同工酶 21.1U/L，肌红蛋白定量 38μg/L；肌钙蛋白 I 0.1ng/ml。

【主要护理诊断 / 问题】

1. **疼痛**　与心肌缺血有关。

2. **不依从行为**　与恐惧有关。

【护理目标】

1. 正确描记一份基线稳定、图形清晰、无干扰的心电图。

2. 病人胸痛有效缓解。

3. 病人愿意行冠状动脉造影术。

【护理措施】

1. 嘱病人卧床休息，保持心境平和。

2. 遵医嘱予硝酸甘油 0.5mg 舌下含服。

3. 行床旁心电图检查（实施详见心电图检查操作流程及操作要点）。

4. 待病人情绪稳定后，再次讲解冠状动脉造影术的目的及意义、操作方法、不良结局的预防措施，消除病人的恐惧心理。

心电图检查操作流程及操作要点

 评估 ——（1）核对病人信息。
（2）评估病人意识、心理状态与配合程度。
（3）评估病人放置电极部位皮肤情况。

准备 ——（1）病人准备：平静呼吸、肢体放松、平卧位，无金属饰品、手表、手机等电子产品。
（2）环境准备：关门窗，拉隔帘遮挡，光线适宜。
（3）护士准备：着装规范，洗手。
（4）用物准备：心电图机、导联线、心电图记录纸、治疗盘、弯盘、导电膏或 75% 乙醇、棉球、镊子（图 1-1-4）。

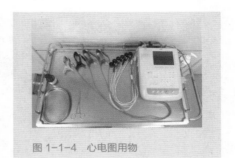
图 1-1-4　心电图用物

 开机 ——（1）安装心电图纸。
（2）接通电源及地线，打开心电图机电源开关。

 定标准 ——（1）定走纸速度，一般选择 25mm/s。
（2）定准电压，一般 1mV=10mm。

 连接导联 ——（1）协助病人取平卧位。
（2）在病人双手腕屈侧腕关节上方 3cm 处及双内踝上部约 7cm 处，涂抹导电膏或 75% 乙醇，将导联电极按图标连接肢体（图 1-1-5）。
（3）暴露胸部，涂抹导电膏或 75% 乙醇，按图标分别放置导联电极（图 1-1-6）。

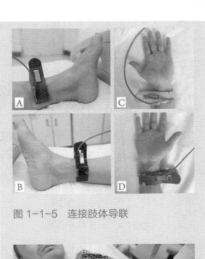
图 1-1-5　连接肢体导联

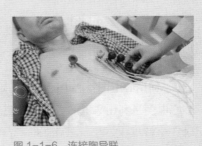
图 1-1-6　连接胸导联

| 描记心电图 | (1)观察心电图机屏幕上显示的心电示波，若基线平稳，即可开始描记心电图。
(2)若为自动操作模式，按下开始键后，心电图机即可自动记录12导联心电图波形。
(3)若为手动操作模式，按导联切换键，依次记录（图1-1-7）。 | 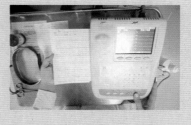
图1-1-7　切换导联 |

| 整理 | (1)取下导联电极，擦净局部皮肤。
(2)协助病人穿好衣服，取舒适卧位，整理床单位（图1-1-8）。
(3)切断心电图机电源，整理导联线，擦净电极并妥善放置。 | 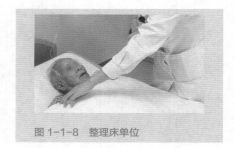
图1-1-8　整理床单位 |

| 报告 | (1)取下心电图纸，并在图纸上标识病区、床号、姓名、ID号、年龄、日期、时间及操作者。
(2)通知医生查看心电图。 | |

【护理评价】

1. 心电图清晰，基线稳定。
2. 胸痛得到缓解。
3. 病人已顺利完成冠状动脉造影术。

【注意事项】

1. 行心电图检查前，病人不宜剧烈运动、饱餐、饮茶、饮酒或吸烟。
2. 需关闭周围的电子设备。
3. 皮肤准备充分，正确连接导联线并防止松脱。
4. 放置导联电极时，应避开伤口、瘢痕、红肿等区域。
5. 行心电图检查时，嘱病人勿移动身体，保持平稳呼吸。女性病人应解开胸罩。
6. 操作过程中注意保暖。
7. 必要时可加做其他导联。
8. 定期维护心电图机。

【实训拓展】

1. 何谓心电图？心电图曲线是如何描记的？

心电图是利用心电图机从体表记录心脏每一心动周期所产生电活动变化的曲线图形。心电图记录在坐标纸上，坐标纸由1mm宽和1mm高的小格组成。横坐标表示时间，纵坐标表示电压。通常采用25mm/s纸速记录，1小格=1mm=0.04秒；纵坐标电压1小格=1mm=0.1mV。

2．试述正常心电图波形的意义、特点和正常值（图1-1-9）。

（1）P波：P波代表心房肌除极的电位变化。P波的形态一般呈钝圆形，偶尔有轻度切迹。正常人P波时间一般小于0.12秒，在肢体导联上，振幅一般小于0.25mV，胸导联一般小于0.2mV；Ⅰ、Ⅱ、avF、$V_4 \sim V_6$导联直立，avR导联倒置。

（2）PR间期：从P波的起点至QRS波群的起点，代表心房开始除极至心室开始除极的时间。正常PR间期在0.12~0.20秒。在幼儿及心动过速的情况下，PR间期相应缩短。在老年人及心动过缓的情况下，PR间期可略延长，但一般不超过0.22秒。

（3）QRS波群：代表心室肌除极的电位变化。正常成年人QRS波群时间小于0.11秒，多数在0.06~0.10秒之间。

（4）ST段：自QRS波群的终点至T波起点间的线段，代表心室缓慢复极过程。正常的ST段多为一等电位线，有时亦可有轻微的偏移，但在任一导联，ST段下移一般不超过0.05mV；ST段上抬在$V_1 \sim V_3$导联一般不超过0.3mV，$V_4 \sim V_6$导联及肢体导联不超过0.1mV。

（5）T波：T波代表心室快速复极时的电位变化。在正常情况下，T波的方向大多与QRS主波的方向一致。

（6）U波：T波之后0.02~0.04秒出现的振幅很低的波称为U波，代表心室后继电位。U波方向大体与T波相一致，U波明显增高常见于低血钾。

（7）QT间期：至QRS波群的起点至T波终点的间距，代表了心室从除极到复极的时间，心率越快，QT间期越短，反之则越长。心率在60~100次/分时，QT间期为0.32~0.44秒。

3．什么是冠状动脉造影术？

冠状动脉造影术是有创性的检查手段，目前是诊断冠心病较准确的方法。局麻后用特殊形状

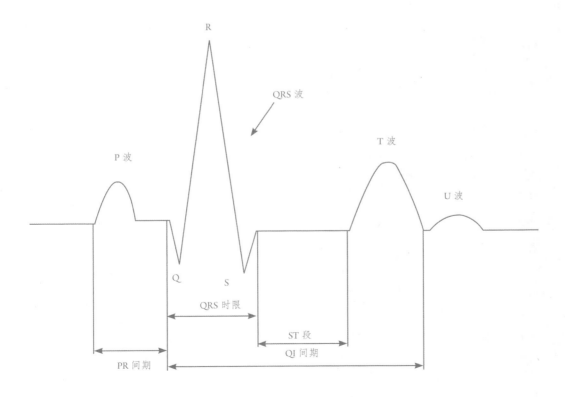

图1-1-9　正常心电图波形

的心导管，经股动脉或肱动脉或桡动脉送到主动脉根部，分别插入左、右冠状动脉口，从体外向冠状动脉内的导管注射造影剂。同时在 X 线监视器上显示出病人狭窄或阻塞的冠状动脉的准确位置及程度，利于医生选择合适的治疗方案。

技能实训三　出院护理

◇ 临床情境

　　病人于住院第四天行冠状动脉造影术，术程顺利，术后穿刺点无渗血，术侧肢体活动良好。其结果示：冠状动脉前降支中段狭窄约70%，回旋支管壁不规则。冠心病诊断成立，继续予以改善冠状动脉血供和降低心肌耗氧量治疗，未再出现胸痛、胸闷等不适，病情好转，医嘱出院。

　　实训任务：做好出院护理，让病人掌握冠心病居家护理知识。

【护理评估】

1. **健康史**　病人顺利完成冠状动脉造影术，诊断明确，经系统治疗，未再出现胸痛、胸闷等不适，病情好转。

2. **身体状况**　生命体征正常。T 37.1℃，P 80 次 / 分，R 20 次 / 分，BP 130/80mmHg。

3. **心理 - 社会状况**　病人情绪稳定，住院过程顺利。

4. **实验室检查**　乳酸脱氢酶 114U/L，磷酸激酶 70U/L，磷酸激酶同工酶 16 U/L，肌红蛋白定量 38μg/L，肌钙蛋白 I 0.08ng/ml。

5. **辅助检查**　心电图示窦性心律，ST 段无明显异常。

【主要护理诊断 / 问题】

1. **知识缺乏**：缺乏冠心病居家护理知识。

2. **潜在并发症**：心肌梗死。

【护理目标】

1. 病人掌握冠心病居家护理知识。

2. 病人未发生心肌梗死。

【护理措施】

1. 指导病人或家属办理出院。

2. 做好出院指导，包括用药、饮食、休息、锻炼、心理等方面（实施详见出院护理流程及操作要点）。

3. 告知病人如何避免心肌梗死的诱发因素，正确识别心肌梗死的先兆症状。

4. 告知门诊预约方式及复诊的时间。

5. 完善护理记录，整理出院病历。

出院护理流程及操作要点

 评估 —— （1）核对病人信息。
（2）评估病人病情、住院期间的治疗经过、疾病知识的掌握情况。

 准备 —— （1）病人准备：舒适体位。
（2）环境准备：整洁安静。
（3）护士准备：着装规范。
（4）用物准备：冠心病宣教单或宣教手册、出院后服用的药物。

 出院指导 —— （1）生活指导：注意休息，避免过度劳累；保持大便通畅；运动循序渐进、适可而止。
（2）用药指导：告知药物服用方法。
（3）饮食指导：进低盐低脂饮食，并注意一次进食不应过饱，戒烟限酒（图1-1-10）。
（4）心理指导：保持心态平和，避免情绪激动。
（5）随访指导：定期门诊复诊。如果疼痛较以往频繁、程度加重，服硝酸甘油不能缓解，伴出冷汗，立即就诊。

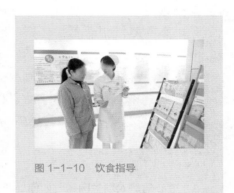

图1-1-10　饮食指导

 出院 —— （1）征求病人及家属对病房医疗护理工作的意见和建议。
（2）协助办理出院手续。
（3）送病人至病区门口。

整理 —— （1）终末处理床单位（图1-1-11）。
（2）完善护理记录并整理出院病历。

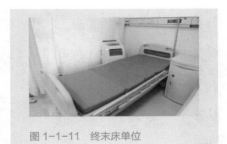

图1-1-11　终末床单位

【护理评价】

1. 病人居家护理依从性好。
2. 定期门诊随访，未发生心肌梗死和其他并发症。

【注意事项】

1. 自动出院的病人应在出院医嘱上注明"自动出院"，并要求病人或家属签字确认。
2. 护士掌握医保相关政策，正确指导病人办理出院手续。
3. 护士知晓常见药物的副作用及注意事项，如硝酸酯类药物具有扩血管作用，易引起面红、头痛、头胀及直立性低血压，服药后改变体位宜缓慢；硝酸甘油见光易分解，应避光保存；阿司匹林、氯吡格雷等抗凝药物对胃肠道刺激较大，宜饭后服用，注意有无牙龈、皮肤黏膜出血迹象；服用 β 受体拮抗剂，需监测心率和脉搏，心动过缓应暂停服用。

4. 出院指导要有针对性和个性化。

【实训拓展】

1. 冠心病在缓解期的治疗要点有哪些?

缓解期一般不需卧床休息。应尽量避免各种已知的可以改变的诱因。药物治疗以改善预后和减轻症状、改善缺血的药物为主，如阿司匹林、氯吡格雷、美托洛尔等。非药物治疗包括运动锻炼疗法、血管重建治疗和增强型体外反搏。

2. 冠心病病人的居家护理要点有哪些?

（1）低热量、低脂、低盐、高纤维素饮食，保持大便通畅，戒烟限酒，控制体重，适量运动，保持健康的心态。

（2）定期进行心电图、血脂、血糖检查。

（3）遵医嘱按时服药，监测药物的不良反应，外出时随身携带硝酸甘油或速效救心丸等急救药物。

（4）不宜在饱餐后或饥饿时洗澡，水温不宜过冷或过热，时间不宜过长，浴室门不要上锁，以免发生意外。

（5）定期门诊复诊。

3. 冠心病病人发生胸痛时如何处理?

胸痛发作时立即停止活动，舌下含服硝酸甘油。如连续含服硝酸甘油 3 次不能缓解，或心绞痛发作较以往频繁，程度加重，疼痛时间延长，应及时到医院就诊，警惕心肌梗死的发生。

（徐 云）

第二节 慢性阻塞性肺疾病病人护理技能实训

○ 病例摘要

病人，男性，75 岁。因反复咳嗽、咳痰、喘息 10 余年，加重伴发热 5 天入院。病人自述 10 余年来，每年因天气转凉或受凉后，反复出现上述症状累计 3 个月以上，抗感染、化痰治疗后症状尚可控制。5 天前受凉后出现咳嗽、咳痰、气喘，自行服用 "阿莫西林胶囊"，症状未改善且气喘加重并伴有发热。痰液颜色由白色转为黄白色，量增多且黏稠，不易咳出，后出现痰中带血，并有左胸隐痛，吸气时明显，自觉呼吸费力，口唇青紫，夜间平卧时加重，坐起可稍缓解。病人既往有 "高血压" 病史 5 年余，血压最高达 170/110mmHg，长期不规则服用降压药 "硝苯地平片"，血压控制不稳定。吸烟 40 余年，约 20 支 / 天。

体格检查：T 38.5℃，P 108 次 / 分，R 23 次 / 分，BP 150/90mmHg；意识清醒，急性面容，口唇发绀；桶状胸，肋间隙增宽，双肺语颤减弱，叩诊呈过清音，双肺闻及干湿性啰音，呼气音延长。

实验室检查：血常规结果示 WBC 11.2×10^9/L，N 82%，Hb 125g/L，RBC 4.2×10^{12}/L；血气分析结果示 pH 7.4，PaO_2 60mmHg，$PaCO_2$ 75mmHg，HCO_3^- 27mmol/L，BE −2mmol/L。

辅助检查：胸部 X 线片示"慢性支气管炎、肺气肿伴感染"。

诊断：慢性阻塞性肺疾病急性加重期。

技能实训四　动脉血标本采集

✧ 临床情境

病人入院后遵医嘱予以吸氧、化痰、抗感染等治疗。住院第 2 天仍发热，自觉呼吸费力，口唇发绀；咳嗽、咳黄白色黏痰，痰不易咳出；诉左胸隐痛，吸气时明显。T 38℃，P 112 次 / 分，R 19 次 / 分，BP 145/75mmHg，SpO_2 88%。医嘱予以抽动脉血查血气分析。

实训任务：采集动脉血标本行血气分析检查，了解病人缺氧和二氧化碳潴留的情况。

【护理评估】

1. **健康史**　病人自觉呼吸费力，口唇发绀；咳嗽、咳黄白色黏痰，痰不易咳出；诉左胸隐痛，吸气时明显。既往有高血压病史，吸烟 40 余年。

2. **身体状况**　意识清醒，食欲欠佳。T 38℃，P 112 次 / 分，R 19 次 / 分，BP 145/75mmHg，SpO_2 88%。桶状胸，肋间隙增宽，双肺呼吸音对称，闻及少量干湿性啰音。

3. **心理 – 社会状况**　病人有两儿一女，均已成家，与父母分开居住。病人性格内向，脾气较固执，不愿麻烦别人。

【主要护理诊断 / 问题】

1. **清理呼吸道无效**　与呼吸道分泌物多、黏稠不易咳出有关。
2. **体温过高**　与肺部感染有关。

【护理目标】

1. 呼吸道分泌物减少，通气改善。
2. 体温恢复正常。

【护理措施】

1. 保持呼吸道通畅　遵医嘱行气道湿化和雾化，鼓励病人多饮水，定时翻身拍背，指导病人有效咳嗽、咳痰；必要时机械吸痰。
2. 正确采集动脉血标本（实施详见动脉血标本采集操作流程及操作要点），根据血气分析结果合理氧疗。

动脉血标本采集操作流程及操作要点

评估	—

（1）核对病人信息。

（2）评估病人意识、生命体征、氧疗情况。

（3）评估穿刺部位皮肤及动脉搏动情况。

准备	—

（1）病人准备：取合适体位，暴露穿刺部位。

（2）环境准备：环境整洁、宽敞、光线适宜。

（3）护士准备：着装规范，洗手，戴口罩。

（4）用物准备：肝素抗凝注射器或一次性使用动脉血样采血器、橡胶塞、手套、消毒液、棉签、化验单或条码（图1-2-1）。

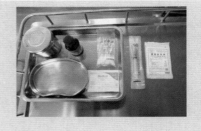

图1-2-1　用物

定位、穿刺	—

（1）向病人说明操作目的，取得病人配合。

（2）定位：选择合适的采血部位，首选桡动脉穿刺，于前臂掌侧腕关节上2cm动脉搏动明显处（图1-2-2）。

（3）消毒：以穿刺点为中心，由内向外呈螺旋形消毒皮肤2遍，直径5cm以上。

（4）戴无菌手套。

（5）穿刺：用示指触摸动脉搏动最明显处，右手持针，与皮肤呈45°～90°角进针（图1-2-3）。穿刺后不必抽吸，如确定进入动脉，血液可自行进入针筒内。

（6）待采集血量足够，拔出针头立即刺入橡皮塞，与空气隔绝。

（7）按压动脉穿刺处5～10分钟，以防出现局部血肿（图1-2-4）。

（8）双手搓动采血器或注射器，使肝素与血液混匀，防止凝血。

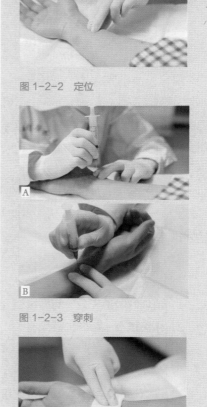

图1-2-2　定位

图1-2-3　穿刺

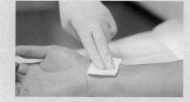

图1-2-4　按压

整理	—

（1）记录病人的体温、吸氧浓度。

（2）协助取舒适体位，整理床单位。

（3）立即送检，宜在30分钟内完成检验。

3. 营养支持　少量多餐，保证足够热量、蛋白质和维生素的摄取，避免食用产气食物。

4. 休息　半坐卧位或端坐位，改善呼吸运动。

5. 病情观察　监测病人生命体征及咳嗽、咳痰情况，观察痰液的颜色、性质及量。

6. 基础护理　做好口腔护理，保持皮肤清洁、干燥，及时更换衣服和床单位。

【护理评价】

1. 病人痰液易咳出，痰量减少，呼吸道通畅。

2. 血气分析结果示 pH 7.37，PaO_2 70 mmHg，$PaCO_2$ 55mmHg，HCO_3^- 28mmol/L，SaO_2 94%，二氧化碳分压较前下降。

3. 病人 T 37.4℃，已恢复正常。

【注意事项】

1. 严格执行无菌技术操作原则，预防感染。

2. 标本采集后应立即隔绝空气，以免影响检验结果的准确性。

3. 凝血功能障碍者穿刺后延长按压时间，至不出血为止。如为股动脉采血嘱病人勿过早下床活动；如压迫止血无效可加压包扎。

4. 若病人有饮热水、洗澡、运动等情况，需休息 30 分钟后再采血。

5. 标本采集后及时标识病人的体温和吸氧浓度，且 30 分钟内送检。

【实训拓展】

1. 如何指导病人有效咳嗽、咳痰？

有效咳嗽适用于意识清醒能配合的病人。方法：病人取舒适体位（尽可能采用坐位），先行 5～6 次深呼吸，于深吸气末屏气，继而咳嗽数次使痰到咽部附近，再用力咳嗽将痰排出。或者病人取坐位，两腿上置一软枕，顶住腹部，咳嗽时身体前倾，头颈屈曲，张口咳嗽将痰液排出。

2. 缺氧和二氧化碳潴留对呼吸有什么影响？

（1）缺氧：缺氧对呼吸的兴奋作用是通过外周化学感受器，尤其是颈动脉体来实现的。当吸入氧浓度（FiO_2）<16% 或动脉血氧分压（PaO_2）<60mmHg 时出现通气增强，对慢性Ⅱ型呼吸衰竭病人有重要的临床意义。

（2）二氧化碳潴留：二氧化碳是维持和调节呼吸运动的重要化学因素。二氧化碳对中枢和外周化学感受器均有刺激作用，中枢化学感受器对二氧化碳的变化尤为敏感。二氧化碳分压缓慢升高时，由于机体的代偿作用，脑脊液中 pH 变化不大，中枢化学感受器对二氧化碳分压的刺激已不敏感，此时呼吸运动的维持主要依靠缺氧对外周化学感受器的刺激作用。若此时为病人吸入较高浓度的氧，反而使肺通气量进一步减少，加重二氧化碳潴留。因此，Ⅱ型呼吸衰竭病人应给予低浓度氧疗。

3. 何为血气分析？

血液气体分析（简称血气分析）是判断机体呼吸、氧合及酸碱平衡状态的必需指标，对于监护和抢救心肺功能受损病人的生命至关重要。血气分析包含一系列指标，除直接测定指标 pH、$PaCO_2$、PaO_2 外，利用公式（或仪器的微处理器）计算出其他指标。根据这些指标，结合病人病史及临床症状，判断其酸碱失衡的类型、代偿程度、缺氧程度等，为临床诊疗提供依据。

技能实训五　鼻导管氧气吸入

◇ 临床情境

　　住院第 5 天下午，病人排便后出现呼吸困难加重，有提肩呼吸，不能平卧，口唇发绀。HR 126 次 / 分，R 26 次 / 分，BP 156/78mmHg。立即报告医生，抽动脉血查血气分析，结果示 pH 7.34，PaO_2 42mmHg，$PaCO_2$ 54mmHg，SaO_2 78%。病人家属请求医生尽快采取措施，减轻病人呼吸困难的症状。

　　实训任务：给予吸氧，改善氧合。

【护理评估】

1. **健康史**　病人排便后呼吸困难加重，不能平卧，口唇发绀。

2. **身体状况**　病人意识清醒，呼吸急促，有提肩呼吸。HR 126 次 / 分，R 26 次 / 分，BP 156/78mmHg。听诊双肺呼吸音粗，有散在的哮鸣音。

3. **心理 - 社会状况**　病人平时性格内向，不愿麻烦别人，老伴是病人主要照顾者，家属对病人出现的病情变化感到紧张。

4. **实验室检查**　血气分析结果示 pH 7.34，PaO_2 42mmHg，$PaCO_2$ 54mmHg，SaO_2 78%。

【主要护理诊断 / 问题】

1. **低效性呼吸型态**　与呼吸急促、支气管痉挛有关。
2. **活动无耐力**　与缺氧有关。

【护理目标】

1. 改善氧合，提高动脉血氧饱和度。
2. 缓解呼吸困难。

【护理措施】

1. 协助病人取坐位或半坐卧位，安静休息，减少氧耗。
2. 遵医嘱用药及给氧（实施详见鼻导管氧气吸入操作流程及操作要点），并随时观察氧疗效果。
3. 指导病人缩唇呼吸。
4. 密切监测病人生命体征，尤其是血氧饱和度的变化，必要时复查血气分析。
5. 保持大便通畅，多吃粗纤维食物。如有便秘，及时报告医生处理。
6. 做好基础护理，协助活动无耐力的病人如厕，及时更换衣物。

【护理评价】

1. 病人面色转红，血氧饱和度上升到 90% 以上。
2. 病人提肩呼吸消失，呼吸困难有缓解。

【注意事项】

1. 注意用氧安全，切实做好"四防"，即防震、防火、防热、防油。

鼻导管氧气吸入操作流程及操作要点
（中心供氧法）

评估 —— (1) 核对病人信息。
(2) 评估病人意识、呼吸，鼻腔有无出血，鼻黏膜有无糜烂，鼻中隔有无偏曲。

准备 —— (1) 病人准备：取合适体位。
(2) 环境准备：环境安全，远离明火与热源。
(3) 护士准备：着装规范，洗手。
(4) 用物准备：吸氧装置（氧气流量表、湿化瓶）、一次性鼻导管、棉签、纱布、小药杯（内盛冷开水）、手电筒、用氧记录本（图1-2-5）。

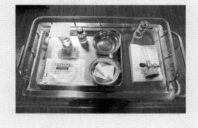

图 1-2-5　氧气吸入用物

给氧 —— (1) 告知吸氧的目的及注意事项，取得病人的配合。
(2) 连接吸氧装置（图1-2-6）：关流量表开关，将流量表与中心供氧终端连接，再连接湿化瓶（内盛1/2～2/3满湿化液）。
(3) 清洁鼻腔：用棉签蘸清水清洁鼻腔。
(4) 连接鼻导管：将鼻导管与氧气流量表连接（图1-2-7），开流量表开关，将鼻塞没入冷开水中，看是否有气泡冒出。
(5) 调节氧流量：遵医嘱正确调节氧流量。
(6) 插入与固定：将鼻导管轻轻插入病人鼻腔，并固定导管。
(7) 记录与观察：记录用氧时间，观察缺氧情况是否好转。

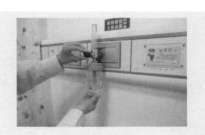

图 1-2-6　连接吸氧装置

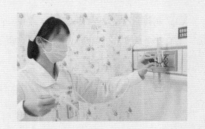

图 1-2-7　连接鼻导管

停氧 —— (1) 评估病人缺氧改善情况。
(2) 向病人说明停止吸氧的理由。
(3) 拔出鼻导管，清洁鼻腔。
(4) 关流量表开关，分离鼻导管。
(5) 取下流量表与湿化瓶。

整理 —— (1) 协助取舒适体位，整理床单位。
(2) 分类处理用物。
(3) 记录停氧时间。

2. 用氧前，应检查氧气装置有无漏气，氧气管是否通畅。

3. 使用氧气时，应先调好氧流量，再插鼻导管；停用氧气时，应先拔出鼻导管，再关氧流量；中途改变吸氧流量时，应先分离鼻导管，调整流量后再接上。

4. 用氧过程中，密切观察病人的缺氧症状是否改善。

5. 持续吸氧的病人，保持鼻腔和鼻导管的清洁与通畅。

6. 常用的湿化液有冷开水、蒸馏水。急性肺水肿病人可选用 20% ~ 30% 的乙醇湿化。

7. 使用氧气筒给氧时，氧气筒外应悬挂"空"或"满"的标志。氧气筒内气体不可用尽，至少要保留 $5kg/m^2$ 的压力，以免灰尘进入筒内，再充气时引起爆炸。

【实训拓展】

1. 功能性呼吸困难如何分级？

（1）0 级：除非剧烈运动，无明显呼吸困难。

（2）1 级：快走或上缓坡时气短。

（3）2 级：因呼吸困难而比同龄人步行慢，或者以自己的速度在平地上行走时需要停下来呼吸。

（4）3 级：在平地上行走 100 米或数分钟后需要停下来呼吸。

（5）4 级：明显的呼吸困难而不能离开房间或者穿脱衣服即可引起气短。

2. 慢性呼吸衰竭者如何实施长期家庭氧疗（LTOT）？

LTOT 可提高慢性呼吸衰竭病人的生活质量和生存率。LTOT 的主要指征是 $PaO_2<55mmHg$ 或 $SaO_2<88\%$，一般采用鼻导管吸氧，氧流量控制在 1 ~ 2L/min，每日吸氧时间 10 ~ 15 小时。氧疗目标是使 $PaO_2 \geqslant 60mmHg$ 和（或）使 $SaO_2>90\%$。

3. 如何指导病人做腹式、缩唇呼吸？

（1）病人取半卧位屈膝或立位靠墙。

（2）情绪稳定，全身肌肉放松，平静呼吸。

（3）呼气时缩拢嘴唇，腹肌收缩，腹壁下陷，使肺内气体经口徐徐呼出，然后经鼻吸气。

（4）吸气时腹肌放松，腹部鼓起。

（5）呼吸时应使胸廓保持最小活动度，呼与吸比为 2：1，频率为 10 次 / 分。

（6）每日训练 2 ~ 3 次，每次 10 ~ 15 分钟，熟练后可增加次数。

技能实训六　吸入剂的使用

◇ 临床情境

病人吸氧后仍感觉呼吸困难，气喘，吸气时明显，双肺呼吸音粗，可闻及少许干、湿啰音，有散在哮鸣音，心音低。家属看着病人吸氧后仍透不过气来，心里非常焦急，请求医生尽快采取措施，减轻气喘的症状。

实训任务：给予沙美特罗丙酸氟替卡松吸入剂平喘。

【护理评估】

1. 健康史　病人吸氧后仍感觉呼吸困难，气喘。

2. 身体状况 意识清醒，精神差，食欲缺乏。T 38.2℃，P 104 次 / 分，BP 150/85mmHg，R 23 次 / 分，呼吸急促，桶状胸，肋间隙增宽，双肺语颤减弱，叩诊呈过清音，听诊：两肺呼吸音粗，呼气延长，可闻及少许干湿啰音，有散在哮鸣音，心音低。

3. 心理 - 社会状况 病人情绪低落，平时性格内向，脾气较固执，不愿麻烦别人。

4. 实验室检查 血常规示白细胞 $11.2 \times 10^9/L$，N 82%；血气分析：pH 7.4，$PaCO_2$ 45mmHg，PaO_2 65 mmHg，SaO_2 76%。

【主要护理诊断 / 问题】

气体交换受损 与有效呼吸面积减少、肺弹性减退等有关。

【护理目标】

1. 病人气喘症状改善。
2. 病人缺氧症状改善。

【护理措施】

1. 保持呼吸道通畅 ① 指导病人深呼吸和有效咳嗽；② 胸部叩击；③ 气道湿化和雾化；④ 必要时机械吸痰。
2. 遵医嘱给予祛痰、平喘（实施详见吸入剂使用操作流程及操作要点）和抗感染治疗药物。
3. 给氧，及时评估氧疗效果。
4. 营养支持 ① 保证足够的热量、蛋白质和维生素；② 避免食用产气食物使膈肌上抬而影响呼吸；③ 少量多餐。
5. 休息和活动 取半坐卧位或端坐位。

【护理评价】

1. 病人气喘症状显著缓解，晚上能平卧。
2. 病人缺氧症状缓解，血氧饱和度在 90% 以上。

【注意事项】

1. **遵医嘱正确用药** 不可随意加大吸入剂量，或擅自停药或减量。
2. **掌握使用技巧** 掌握干粉吸入器的使用要领，以避免使吸入不到位而降低疗效。
3. **清洁和保存** 用干布或干纸巾把吸嘴外侧擦拭干净，严禁用水或其他液体擦洗吸嘴，亦不能放入冰箱中保存。
4. **密切观察** 观察病人气喘症状是否改善及生命体征的变化。
5. **用药后漱口** 每次吸入后漱口，预防口腔感染。

【实训拓展】

1. 有气喘症状的慢性阻塞性肺疾病（COPD）病人，为什么要使用沙美特罗替卡松粉吸入剂？

沙美特罗替卡松粉吸入剂包含沙美特罗和丙酸氟替卡松两种成分，其中沙美特罗为长效 β 受体激动剂，能显著对抗组胺、白三烯等炎症因子的释放，从而扩张支气管。丙酸氟替卡松作为糖

吸入剂使用操作流程及操作要点

评估 —— （1）核对病人信息。
（2）评估病人意识、呼吸，口腔有无异常，用药史及过敏史。

准备 —— （1）病人准备：体位舒适。
（2）环境准备：整洁安静。
（3）护士准备：着装规范，洗手。
（4）用物准备：沙美特罗替卡松粉吸入剂一套（含准纳器）、水杯（内盛温开水）、记录本（图1-2-8）。

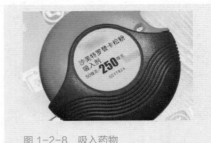

图1-2-8　吸入药物

实施 —— （1）告知吸入的目的及方法，取得配合。
（2）打开外盖：一手握住外壳，另一手的大拇指放在拇指柄上（图1-2-9），向外推动拇指直至盖子完全打开（图1-2-10）。
（3）准备吸药：握住准纳器使吸嘴对着自己。向外推滑动杆直至发出咔哒声。表明准纳器已做好吸药的准备。
（4）吸入之前，轻轻地呼出一口气，注意勿对瓶口吹气。
（5）将吸嘴含于两唇间，深深快速地吸气，即完成一次吸入动作（图1-2-11）。深吸气的目的是要让药粉可以深入肺部，达到良好的治疗效果。
（6）吸入药粉后，移开吸嘴，屏气约5～10秒，然后缓缓呼气。
（7）若需要吸入第二个剂量，应等候1～2分钟后再重复上述步骤。
（8）将瓶盖归位旋紧。
（9）指导病人漱口。

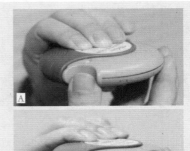

图1-1-9　手握外壳方法绍

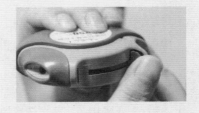

图1-2-10　外推滑动杆方法

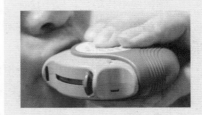

图1-2-11　吸入方法

整理 —— （1）协助取舒适体位，整理床单位。
（2）整理用物。
（3）记录药物使用的时间与效果。

皮质激素制品，具有抗炎、平喘的作用，且不会抑制肾上腺皮质激素分泌。

2．COPD 的诊断与治疗要点有哪些?

COPD 的诊断主要根据吸烟等高危因素史、临床症状和体征及肺功能检查等综合分析确定。不完全可逆的气流受限（吸入支气管舒张剂后 $FEV_1/FVC<70\%$ ）是 COPD 诊断的必备条件。

控制感染是 COPD 急性加重期首要的治疗措施；急性加重期氧疗的原则是持续低浓度吸氧，稳定期 $PaO_2<55mmHg$ 的病人应给予长期家庭氧疗。

3．病情稳定后如何向病人进行健康教育?

（1）适当运动，避免受凉感冒。

（2）不去人多的场所，保持室内定时通风换气。

（3）每天坚持做缩唇呼吸锻炼，每天 2 次，每次 10～15 分钟。

（4）注意口腔卫生，早上、睡前、饭后漱口，尤其是使用吸入剂后一定要漱口，预防口腔真菌感染。

（5）定期复诊，如果出现呼吸困难、胸闷、口唇发绀等立即就诊。

（徐　云）

第三节　上消化道出血病人护理技能实训

○ **病例摘要**

病人，男性，48 岁。因黑便 7 天，加重 3 天，呕血 3 次入院。病人 7 天前出现黑色大便，近 3 天黑便次数增多，最多可达 5～6 次 / 天，有胃部烧灼感，偶有反酸、耳鸣、腹胀、乏力。今晨呕吐暗红色液体 3 次，每次约 100ml。病人有乙肝病史 4 年，曾因肝硬化于当地医院住院治疗，具体不详。

体格检查：意识清醒，贫血貌，皮肤黄染，颈静脉充盈、怒张，前胸腹及两侧胸壁均可见静脉曲张，未见明显肝掌、蜘蛛痣；呼吸音粗，右肺可闻及湿啰音，无胸膜摩擦音；心前区无异常隆起，无震颤，心界正常，HR 103 次 / 分，心律规则，无杂音，无周围血管征；腹部略膨隆，无胃肠型蠕动波，腹壁柔软，无压痛，无反跳痛，无包块，Murphy 征阴性，肝、脾脏未触及，肝区叩痛，移动性浊音（＋），肠鸣音较活跃，约 6 次 / 分，双下肢轻度水肿。

实验室检查：血常规示 Hb 90g/L，PLT 67×10^9/L，WBC 2.78×10^9/L，N 55.5%；凝血常规示血浆纤维蛋白原 1.4g/L，活化部分凝血活酶时间 43.50 秒，活动度 58.00%，凝血酶原时间 15.2 秒；D- 二聚体 5.36mg/L；肝炎六项示乙型肝炎病毒核心抗体定量 3.1COI，乙型肝炎病毒表面抗体定量 219.5mIU/ml；肝功能示丙氨酸氨基转移酶 67.2U/L，门冬氨酸氨基转移酶 58U/L，总胆红素 27.2μmol/L，直接胆红素 15.3μmol/L， γ- 谷氨酰基转移酶 260U/L；心肌酶示肌酸磷酸激酶同工酶 46U/L。

诊断：乙肝后肝硬化（失代偿期），食管胃底静脉曲张破裂出血，腹腔积液。

技能实训七　生命体征测量

◇ 临床情境 ···

病人入院后，责任护士协助其卧床休息，准备做入院评估。交谈中病人对护士的病史采集过程不太配合，"我来你们医院就是想尽快输液治疗，帮我解决胃部的不适感和排黑色大便的问题，你怎么老是问些没用的问题，我在县医院已经被问过一遍，你直接看病历就好，不要反复问了。"病人不耐烦地说。责任护士面带微笑地说："大叔，您的心情我们非常理解，正是为了尽快帮您减少痛苦，恢复健康，我们才需要详细了解您过去的情况。您先休息一下，等会儿我帮您测量一下生命体征，看看您目前的基本情况。"

实训任务：测量生命体征。

【护理评估】

1. **健康史**　病人7天前解黑色大便，近3天黑便次数增多，5～6次/天；今晨呕血3次，为暗红色，每次约 100ml；既往有乙肝和肝硬化。

2. **身体状况**　病人意识清醒，精神差，腹部略膨隆，无胃肠型蠕动波，腹壁柔软，无压痛和反跳痛，无包块，Murphy 征阴性，肝、脾脏未触及，肝区叩痛，移动性浊音（＋），肠鸣音较活跃，约6次/分；双下肢轻度水肿。

3. **心理 - 社会状况**　病人为农民，儿女均在上学，经济负担重。近半年来明显感觉自己体力不支，近日病情加重，丧失劳动能力，非常焦虑。

4. **实验室检查**　Hb 90g/L，PLT 67×10^9/L，WBC 2.78×10^9/L，N 55.5%；血浆纤维蛋白原 1.4g/L，凝血酶原时间 15.2S；D- 二聚体 5.36mg/L；乙型肝炎病毒核心抗体定量 3.1COI，乙型肝炎病毒表面抗体定量 219.5mIU/ml；丙氨酸氨基转移酶 67.2U/L，门冬氨酸氨基转移酶 58U/L。

【主要护理诊断 / 问题】

1. **不依从行为：拒绝采集病史**　与生命或健康受到威胁有关。
2. **焦虑**　与心理 - 社会因素有关。

【护理目标】

1. 增加病人依从性。
2. 缓解病人焦虑情绪。

【护理措施】

1. 解释各项检查、治疗措施的目的，听取并解答病人或家属的疑问，鼓励病人表达其对治疗的期望。

生命体征测量操作流程及操作要点

 评估 ——— （1）核对病人信息。
（2）评估病人的病情、意识、肢体活动情况。
（3）评估病人有无运动、进食、冷热饮及情绪激动。

准备 ——— （1）病人准备：卧位舒适（坐位或卧位）。
（2）环境准备：整洁、安全、舒适。
（3）护士准备：着装规范，洗手。
（4）用物准备：体温计、消毒液、纱布、卫生纸、弯盘、记录本、笔、棉签、秒表、听诊器、血压计、垫巾。

 测量 ——— （1）测体温（以测腋温为例）：擦干腋窝汗液，将体温计水银端放于腋窝中紧贴皮肤，屈臂过胸，夹紧（图1-3-1），10分钟后取出体温计，用消毒纱布擦拭体温计，读取体温数据，消毒体温计。
（2）测脉搏：以示指、中指、无名指的指端按压一侧桡动脉，测量30秒（图1-3-2）。
（3）测呼吸：保持诊脉手势，观察病人胸部或腹部起伏，测30秒（图1-3-3）。
（4）测血压：保持血压计零点、肱动脉与心脏同一水平，露出一侧手臂，伸肘，手掌向上，开开关→缠袖带→放听诊器（置于肱动脉处）→关气门→注气→放气→听搏动音→看刻度→放余气，解袖带→关开关→盖盒（图1-3-4）。

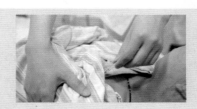

图1-3-1 测腋温

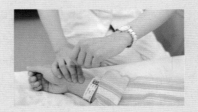

图1-3-2 测脉搏

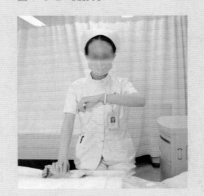

图1-3-3 测呼吸

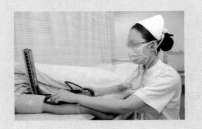

图1-3-4 测血压

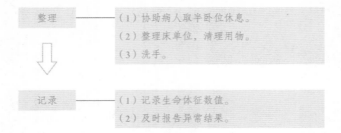

整理 —— （1）协助病人取半卧位休息。
（2）整理床单位，清理用物。
（3）洗手。

记录 —— （1）记录生命体征数值。
（2）及时报告异常结果。

2. 测量生命体征（实施详见生命体征测量操作流程及操作要点），观察病人意识、饮食、大小便等情况。

3. 遵医嘱用药，观察药物治疗效果及不良反应。

4. 经常巡视病房，了解病人心理变化，尽量满足其合理要求，与其讨论成功案例，增加其战胜病魔的信心。

【护理评价】

1. 病人了解疾病有关知识，理解医护工作，配合治疗。

2. 病人焦虑缓解，情绪稳定。

【注意事项】

1. **为病人测量体温时，应注意以下几点：**

（1）直肠或肛门手术、腹泻、心肌梗死者不宜测量肛温。

（2）婴幼儿、危重病人、躁动病人，应设专人守护，防止意外。

（3）婴幼儿、精神异常、昏迷、口腔疾患、口鼻手术、张口呼吸者不宜采用口腔测温。

（4）腋下有创伤、手术、炎症，腋下出汗较多者，肩关节受伤或消瘦夹不紧体温计者不宜测量腋温。

（5）若病人不慎咬破体温计，首先应及时清除玻璃碎屑，再口服蛋清或牛奶，若病情允许，可服用粗纤维食物，加速汞的排出。

（6）避免影响体温测量的各种因素，如运动、进食、冷热饮、冷热敷、洗澡、坐浴、灌肠等，若有上述情况应休息 30 分钟后再测量。

（7）发现体温与病情不相符时，应在病床旁监测，必要时做肛温和口温对照复查。

（8）甩体温计时腕部用力，避免触及他物，以防撞碎；切忌把体温计放在热水中清洗或沸水中煮，以免爆裂。

2. **为病人测量脉搏时，应注意以下几点：**

（1）勿用拇指诊脉，因拇指小动脉的搏动较强，易与病人的脉搏相混淆。

（2）测量脉搏前如病人有剧烈运动、紧张、恐惧、哭闹等，应安静休息 30 分钟后再测。

（3）测量脉率时应同时注意节律、强弱等情况。脉搏细弱难以触诊时，应测心尖搏动 1分钟。

（4）正常脉搏测量 30 秒 ×2，异常脉搏及危重病人应测量 1 分钟。脉搏短绌者，应有两名护士同时测量脉率与心率 1 分钟，由听心率者发出"开始"和"结束"的指令。

（5）为偏瘫病人测量脉搏，应选择健侧肢体。

3．为病人测量血压时，应注意以下几点：

（1）测量前应检查血压计及听诊器是否符合要求。

（2）测量血压前，如病人有运动、情绪激动、吸烟、进食等，应安静休息 30 分钟后再测。

（3）对需密切观察血压者，应做到四定，即定时间、定部位、定体位、定血压计。

（4）正确选择测量肢体，有偏瘫者应选择健侧肢体；一侧肢体正在输液或施行过手术，应选择对侧肢体测量。

（5）发现血压听不清或异常，应重测。重测时，待水银柱降至"0"点，让病人休息 2～3 分钟再测量，必要时，作双侧对照。

（6）充气不可过猛、过高，放气不可过快、过慢，以免读值误差。

4．为病人测量呼吸时，应注意以下几点：

（1）测呼吸前如有剧烈运动、情绪激动等，应休息 30 分钟后再测。

（2）呼吸受意识控制，因此测量呼吸前不必解释，在测量过程中不使病人察觉，以免紧张，影响测量的准确性。

（3）危重病人呼吸微弱，可用少许棉花置于病人鼻孔前，观察棉花被吹动的次数，应计时 1 分钟。

（4）呼吸不规律的病人及婴儿，应当测量 1 分钟。

【实训拓展】

1．如何根据周围循环状况判断血容量有无不足？

周围循环衰竭的临床表现对估计出血量有重要价值，关键是动态观察病人不同体位的心率、血压和伴随症状。如果病人由平卧位改为半卧位时，出现头晕、出汗，甚至晕厥，血压下降幅度 >15～20mmHg、心率增快 >10 次 / 分，则表示出血量大，血容量已明显不足；如病人烦躁不安、面色苍白、四肢湿冷提示微循环灌注不足；如病人皮肤逐渐转暖，出汗停止则提示微循环灌注好转。

2．如何判断活动性或再次消化道出血？

（1）反复呕吐，甚至呕吐物由咖啡色转为鲜红色。

（2）黑便次数增多且粪质稀薄，色泽转为暗红色，伴肠鸣音亢进。

（3）周围循环衰竭的表现经充分补液、输血而改善不明显，或好转后又恶化，血压波动，中心静脉压不稳定。

（4）血红蛋白浓度、红细胞计数、血细胞比容持续下降，网织红细胞持续增高。

（5）在补液足够、尿量正常的情况下，血尿素氮持续或再次增高。

3．临床上常见的热型和伴随疾病有哪些？

（1）稽留热：体温持续在 39～40℃左右，达数天或数周，24 小时波动范围不超过 1℃。常见于肺炎球菌肺炎、伤寒等。

（2）弛张热：体温在 39℃以上，24 小时内温差达 1℃以上，体温最低时仍高于正常水平。常见于败血症、风湿热、化脓性疾病等。

（3）间歇热：体温骤然升高至 39℃以上，持续数小时或更长，然后下降至正常或正常以下，经过一个间歇，体温又升高，并反复发作，即高热期和无热期交替出现。常见于疟疾等。

（4）不规则热：发热无一定规律，且持续时间不定。常见于流行性感冒、癌性发热等。

技能实训八　粪便标本采集

✧ **临床情境**　···

入院当天下午，病人再次排出黑色稀便，病人妻子精神紧张，呼叫医护人员，护士到场后查看大便颜色为黑色柏油样，量约 300ml。病人诉有轻微头晕、心慌，并且感觉大便未排尽，肛门部有轻微的坠胀感，肛周发红。护士协助其卧床休息，安抚病人家属，采集粪便标本进行化验。

实训任务：采集粪便标本。

【护理评估】

1. **健康史**　病人排柏油样稀便，约 300ml。

2. **身体状况**　病人 T 36.9℃，P 103 次 / 分，R 24 次 / 分，BP 111/64mmHg ；意识清醒，轻微头晕、心慌；腹部略膨隆，无胃肠型蠕动波，腹壁柔软，无压痛和反跳痛，肠鸣音较活跃，约 8 次 / 分；肛周发红。

3. **心理 – 社会状况**　病人妻子精神紧张，一方面担心丈夫病情恶化，另一方面牵挂女儿高考，感觉力不从心，压力很大。

4. **实验室检查**　血常规: Hb 90g/L，PLT 67×10^9/L，WBC 2.78×10^9/L ；凝血常规：血浆纤维蛋白原 1.4g/L，凝血酶原时间 15.2 秒。

【主要护理诊断 / 问题】

1. **有体液不足的危险**　与多次呕血、黑便有关。
2. **照顾者角色紧张**　与心理 – 社会因素有关。

【护理目标】

1. 病人体液平衡。
2. 缓解病人家属紧张情绪。

【护理措施】

1. 嘱病人暂时禁食，卧床休息，注意保暖。
2. 观察病人精神和意识状态，皮肤颜色、温度和甲床色泽，以及周围静脉特别是颈静脉充盈情况。
3. 观察粪便的性质、颜色及量，遵医嘱留取粪便标本（实施详见粪便标本采集流程及操作要点）。
4. 排便后嘱病人家属用柔软的纸巾轻轻擦拭或用温水清洗肛周，及时清除血迹和污物，减少对病人及其家属的不良刺激。
5. 按医嘱用药，在适当的情况下，鼓励病人及其家属参与治疗护理过程。
6. 协助病人获得其他社会资源的帮助，减轻其经济负担。

粪便标本采集流程及操作要点

评估 —— （1）核对病人信息。
（2）评估病人病情、治疗及排便情况。
（3）评估女性病人是否在月经期。

准备 —— （1）病人准备：卧位舒适。
（2）环境准备：安静整洁，隔帘遮挡。
（3）护士准备：着装规范，洗手、戴口罩。
（4）用物准备：检验单或检验标签、手套、速干手消毒液、检验容器（内附棉棒或检便匙）。

实施 —— （1）用检便匙取粪便中央部分约 5g（图 1-3-5）。
（2）放入标本容器内（图 1-3-6），旋紧密闭，送检。

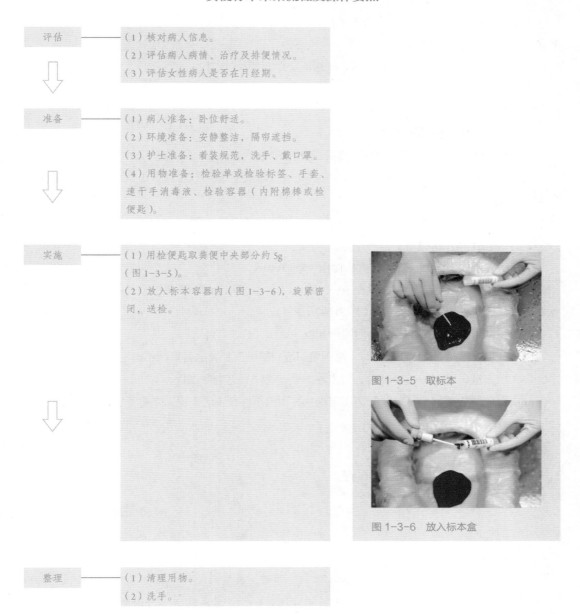

图 1-3-5 取标本

图 1-3-6 放入标本盒

整理 —— （1）清理用物。
（2）洗手。

【护理评价】

1. 病人生命体征平稳。
2. 病人妻子情绪稳定，理解并配合治疗。

【注意事项】

1. 采集标本时，应选取中央部分或含有黏液、脓血部分。
2. 灌肠后的粪便不宜作为检查标本，标本不可混入尿液或其他杂物。
3. 采集粪便培养标本 嘱病人排便于消毒便器内，用无菌棉签取中央或黏液脓血部分 2～5g 置于培养瓶内，盖紧瓶塞送检。
4. 采集寄生虫及虫卵标本 需取不同部位带血或黏液部分 5～10g 送检；如检查蛲虫，嘱病人睡觉前或清晨未起床前，将透明胶带贴于肛周，粘有虫卵后贴在载玻片上或将透明胶带对合立即送检；如检查阿米巴原虫，应将便器加温至接近人体的体温，排便后连同便器立即送检。

5. 隐血试验时应避免在检验前 3 天服用大量维生素 C，禁食肉类、肝类、血类食品，并禁服铁剂、铋剂，避免混入经血。

6. 服驱虫药或血吸虫孵化检查时，应留取全部粪便及时送检。

【实训拓展】

1．粪便检查的目的是什么？

（1）根据粪便的性状，间接判断胃肠、胆胰等功能状态。

（2）根据粪便中有无炎性有形成分（细胞、结晶及寄生虫卵或虫体等）病理状况，间接或直接判断胃肠道疾病的类型。

（3）根据粪便隐血实验结果，间接判断消化道溃疡及恶性肿瘤。

2．如何估计出血量？

（1）大便隐血实验阳性提示每天出血量 >5 ~ 10ml。

（2）出现黑便表明每天出血量在 50 ~ 100ml 以上，一次出血后黑便持续时间取决于病人排便次数，如每天排便 1 次，粪便色泽约在 3 天后恢复正常。

（3）胃内积血量达 250 ~ 300ml 时可引起呕血。

（4）一次出血量在 400ml 以下时，可因组织液与脾贮血补充血容量而不出现全身症状。

（5）出血量超过 400 ~ 500ml 时，可出现头晕、心悸、乏力等症状。

（6）出血量超过 1000ml 时，临床即出现急性周围循环衰竭的表现，严重者引起失血性休克。

技能实训九　密闭式静脉输液

◇ **临床情境**

护士夜间巡视病房时发现病人呕吐出大量鲜红色液体，含血凝块，量约 500ml。病人精神紧张、面色苍白、大汗、皮肤湿冷，自述头晕、心悸、乏力。病人妻子手脚慌乱地帮忙清理呕吐物，并不时落泪。护士立即协助病人取中凹卧位，头偏向一侧，取负压吸引器清理病人口鼻腔内的分泌物、血液及呕吐物，遵医嘱建立静脉通路，快速补液。

实训任务：建立静脉通路，纠正体液不足。

【护理评估】

1．**健康史**　病人呕吐出约 500ml 鲜红色液体，含血凝块。

2．**身体状况**　病人精神紧张、面色苍白、四肢湿冷、口唇发绀；T 35.4℃，P 117 次 / 分，R 27 次 / 分，BP 90/52mmHg。

3．**心理 - 社会状况**　病人及其妻子均表现出精神紧张，不知所措。

4．**实验室检查**　急查血常规示 Hb 75g/L，RBC 2.50×10^{12}/L。

【主要护理诊断 / 问题】

1．**血容量减少性休克**　与大量出血有关。

2．**有误吸的危险**　与呕血有关。

3. 恐惧 与担心疾病加重有关。

【护理目标】

1. 病人血容量不足得到纠正。
2. 病人未发生误吸现象。
3. 病人恐惧减轻。

【护理措施】

1. 迅速建立静脉通路（实施详见密闭式静脉输液操作流程及操作要点），遵医嘱快速输血、输液，补充血容量及止血。
2. 协助病人取中凹位，头偏向一侧，及时清理口腔及鼻腔呕吐物和分泌物，保持呼吸道通畅。遵医嘱吸氧。
3. 出血期间暂禁食，做好口腔护理。
4. 擦干汗液，加盖棉被，调节室温进行保暖。
5. 陪伴病人，冷静、快速地进行各项操作，鼓励病人及其家属表达自我感受，指导放松技术，如慢速有节律的呼吸、肌肉群的逐步放松等，减轻恐惧。
6. 密切观察监测生命体征，病人的意识、面唇色泽、肢端皮肤颜色及温度。
7. 准确记录出入量，必要时测定每小时尿量及尿比重。

【护理评价】

1. 病人 T 36.4℃，P 98 次 / 分，R 20 次 / 分，BP 100/60mmHg，尿量 >30ml/ 小时。
2. 病人没有再次呕血，呼吸道通畅。
3. 病人情绪稳定。

【注意事项】

1. 严格执行无菌操作及查对制度，预防感染及差错事故发生。
2. 对需要长期输液的病人，要注意合理使用静脉，一般从远端小静脉开始（抢救时可例外）。
3. 根据病情需要合理安排输液顺序，并根据治疗原则，按急缓及药物半衰期等情况合理输入药物。
4. 输液前要排尽输液管及针头内空气，药液滴尽前及时更换输液瓶或拔针，避免空气栓塞。
5. 输注 2 种以上药液时，注意药物的配伍禁忌。
6. 对于刺激性强或特殊药物，应确认输液管道在血管内方可输入。
7. 输注需要避光的药物，应选择避光输液器。
8. 合理调节输液速度，对有心、肺、肾疾病的病人，老年病人、婴幼儿及输注高渗、含钾或升压药液的病人，要适当减慢输液速度；对严重脱水、心肺功能良好者可适当加快输液速度。
9. 输液过程中要加强巡视，注意观察下列情况：
（1）滴入是否通畅，针头或输液管有无漏液，针头有无脱出、阻塞或移位，输液管有无扭曲、受压。
（2）有无药物渗出或外渗，注射局部有无肿胀或疼痛。

评估	（1）核对病人信息。

（2）评估病人意识、药物过敏史。
（3）评估病人穿刺侧肢体活动情况、穿刺部位皮肤情况及血管弹性。

准备	（1）病人准备：卧位舒适。

（2）环境准备：整洁安静，室温合适。
（3）护士准备：着装规范，洗手、戴口罩。
（4）用物准备：治疗盘、棉签、消毒液、输液标签、液体及药物、止血带、胶布（或输液敷贴）、静脉小垫枕、输液器、输液卡、无菌手套、速干手消毒液、弯盘、笔。

检查药液	（1）双人核对床号、姓名、药名、浓度、剂量、用法及时间，将输液标签贴在输液瓶上。

（2）检查液体及药物有无浑浊、沉淀、絮状物、变色及过期（图1-3-7）。

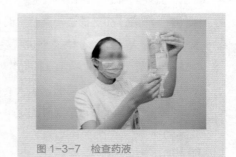

图 1-3-7　检查药液

配药	（1）揭开液体瓶盖，消毒瓶塞。

（2）根据医嘱加入药物，签名。
（3）请另一名护士核对。
（4）检查输液器有无过期和漏气，将输液管和通气管针头同时插入瓶塞直至针头根部，关闭调速开关。

穿刺	（1）协助病人取舒适体位，选择血管。

（2）挂输液瓶于输液架上，排气至过滤网连接处（图1-3-8）。
（3）在穿刺部位下方垫小枕，消毒皮肤，在穿刺点上方6～8cm处扎止血带，再次消毒，待干。
（4）排气至针头处，嘱病人握拳，一手绷紧皮肤，一手持针头与皮肤呈15°～30°角刺入静脉（图1-3-9），见回血后再进入少许，松止血带、松拳、松调节器。

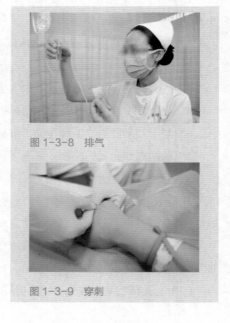

图 1-3-8　排气

图 1-3-9　穿刺

（5）见液体滴入通畅后固定（图 1-3-10）。
（6）调节滴数（图 1-3-11）。
（7）再次核对药液及病人信息，签名。

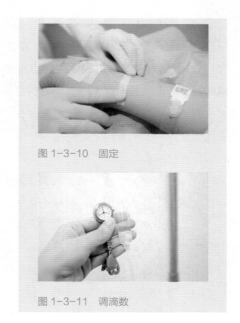

图 1-3-10 固定

图 1-3-11 调滴数

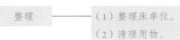

整理 ——————— （1）整理床单位。
（2）清理用物。

（3）有无输液反应，如病人出现发热、寒战、心悸、咳粉红色泡沫痰等情况，应立即减慢或停止输液，通知医生，及时处理。

【实训拓展】

1．外周静脉输液选择穿刺部位时应注意哪些问题？

（1）选择粗直、弹性好、易于固定的静脉，避开关节和静脉瓣。

（2）不宜常规选择下肢静脉或头皮进行穿刺。

（3）避免使用血管透析的端口或瘘管的端口。

（4）长期输液时，应从远心端静脉开始，有计划地更换输液部位，保护静脉。

2．对休克病人如何进行合理补液？

（1）临床上可根据动脉血压与中心静脉压 2 个参数作综合分析，判断发生休克的原因并作相应处理（表 1-3-1）。

表 1-3-1 中心静脉压与补液的关系

中心静脉压	血压	原因	处理原则
低	低	血容量严重不足	充分补液
低	正常	血容量不足	适当补液
高	低	心功能不全或血容量相对过多	给强心药，纠正酸中毒，舒张血管
高	正常	容量血管过度收缩	舒张血管
正常	低	心功能不全或血容量不足	补液实验

（2）补液实验：取 0.9% 氯化钠注射液 250ml，于 5～10 分钟内经静脉快速输注，若血压升高而中心静脉压不变，提示血容量不足；若血压不变而中心静脉压升高 3～5cmH_2O，提示心功能不全。

3．该病人在输液过程中突然出现呼吸困难、胸闷、咳嗽、咳粉红色泡沫痰，听诊肺部布满湿啰音，心率快且节律不齐，请分析可能的原因并给予正确处理。

原因分析：由于输液速度过快，短时间内输入过多液体，使循环血量急剧增加，心脏负荷过重而引起。

护理措施：

（1）立即停止输液并通知医生，进行紧急处理。如果病情允许，协助病人取端坐位，双腿下垂，以减少下肢静脉回流，减轻心脏负担。同时安慰病人以减轻其紧张心理。

（2）给予高流量吸氧，一般氧流量 6～8L/min，以提高肺泡内压力，减少肺泡内毛细血管渗出液的产生。同时湿化瓶内加入 20%～30% 的乙醇溶液，以减轻肺泡内泡沫表面的张力，使泡沫破裂消散，改善气体交换，减轻缺氧症状。

（3）遵医嘱给予镇静、平喘、强心、利尿、扩血管药物，以稳定病人紧张情绪，扩张周围血管，加速液体排出，减少回心血量，减轻心脏负荷。

（4）必要时进行四肢轮扎。用橡胶止血带或血压计袖带适当加压四肢以阻断静脉血流，但动脉血仍可通过。每 5～10 分钟轮流放松一个肢体上的止血带，可有效减少回心血量。待症状缓解后，逐渐撤除止血带。

（徐　丽）

第四节　急性肾炎病人护理技能实训

○ 病例摘要

　　病人，女性，20 岁。因眼睑及双下肢水肿 1 周入院。病人半个月前出现咽痛、发热，无咳嗽、咳痰，体温最高 39℃。于当地诊所对症治疗（具体治疗过程及用药不详）后好转，约一周后病人出现眼睑及双下肢水肿，于门诊就诊。给予阿莫西林胶囊、肾康宁胶囊等对症治疗后水肿未见明显消退，为求进一步诊治住院治疗。病人既往体健，无其他病史，起病以来饮食、睡眠可，大便正常，偶有尿急、无尿频、尿痛，无夜尿增多，尿色正常，尿量约 1000ml/d。

　　体格检查：T 36.5℃，P 80 次／分，R 18 次／分，BP 120/80mmHg，意识清醒、精神欠佳，眼睑水肿，浅表淋巴结未扪及肿大，双肾区无叩击痛，双下肢轻度凹陷性水肿。

　　实验室检查：尿蛋白 +++，RBC 4～7 个/HP，WBC 21 个/HP；Cr 112μmol/L，ALB 32.9g/L，TP 64.2g/L。

　　诊断：急性肾小球肾炎。

技能实训十　尿常规标本采集

✧ 临床情境 ···

　　病人由家属轮椅推入病房，给予各项护理评估及健康宣教，T 36.5℃，P 80 次 / 分，R 18 次 / 分，BP 120/80mmHg，意识清醒、精神欠佳、睡眠可，眼睑及双下肢轻度凹陷性水肿。遵医嘱为病人完成下一步的检验标本采集及治疗措施。

　　实训任务：留取尿常规标本。

【护理评估】

1. **健康史**　病人咽炎 1 周后出现眼睑及双下肢轻度凹陷性水肿，饮食、睡眠可，大便正常，偶有尿急，无尿频尿痛，无夜尿增多，尿色正常，尿量约 1000ml/d。既往体健，无其他病史。

2. **身体状况**　T 36.5℃，P 80 次 / 分，R 18 次 / 分，BP 120/80mmHg，双眼睑水肿，浅表淋巴结未扪及肿大，双肾区无叩击痛，双下肢轻度凹陷性水肿。

3. **心理 - 社会状况**　病人情绪稳定，为家中独女，社会支持和家庭经济状况良好。

4. **实验室检查**　尿常规 + 尿沉渣镜检：尿蛋白 +++，RBC 4 ~ 7 个 /HP，WBC 21 个 /HP；肝肾功能：ALB 32.9g/L，TP 64.2g/L，Cr 112μmol/L。

【主要护理诊断 / 问题】

1. **体液过多**　与肾小球滤过率下降导致水钠潴留和蛋白尿有关。
2. **有皮肤完整性受损的危险**　与皮肤水肿、营养不足有关。

【护理目标】

1. 病人的水肿减轻或完全消退。
2. 病人无皮肤破损或感染发生。

【护理措施】

1. 遵医嘱留取尿常规标本（实施详见尿常规标本采集操作流程及操作要点），密切关注尿液颜色及成分的异常。

2. 饮食护理　严格限制钠的摄入，以减轻水肿和心脏负担。每天食盐摄入量应小于 3g。病情好转，水肿消退后再由低盐饮食改为正常饮食。另外应适量限制水的摄入，减轻水肿；如果出现尿量减少，应限制钾的摄入，减少含钾丰富的食物摄入（如香蕉、橘子等）。如出现氮质血症时，应减少蛋白质摄入，同时补充足够的热量和维生素。

3. 休息与活动　卧床休息，待病情稳定后可逐渐增加活动量。

4. 皮肤护理　注意观察皮肤的完整性，有无红肿、破溃和化脓等情况发生；指导病人衣着柔软、宽松、舒适，清洁皮肤时动作应轻柔，防止皮肤破损而感染。

5. 病情观察　密切监测病人的生命体征，观察有无急性左心衰和高血压的表现；准确记录 24 小时出入水量；观察水肿的消长情况，定期测量体重；观察有无胸腔、腹腔和心包积液；密切监测实验室检查结果，如尿常规、肾小球滤过率、血尿素氮、血肌酐、血浆白蛋白、血清电解质等。

尿常规标本采集操作流程及操作要点

评估 —— (1) 核对病人信息。
(2) 评估病人的病情、意识状态、排尿情况及配合程度，女性病人是否在月经期。

⬇

准备 —— (1) 病人准备：体位舒适。
(2) 环境准备：温度适宜、隔帘遮挡。
(3) 自身准备：着装规范、洗手、戴口罩。
(4) 用物准备：速干手消毒液、贴好检验单或检验标签的一次性尿杯（图1-4-1），必要时备便盆或尿壶。

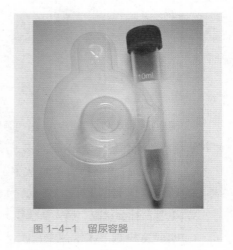

图1-4-1 留尿容器

⬇

核对 —— (1) 核对医嘱并打印检验标签，将标签贴在留取标本的容器上（图1-4-2）。
(2) 核对病人床号、姓名。

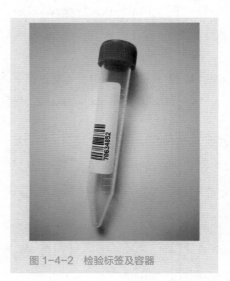

图1-4-2 检验标签及容器

⬇

留取标本 —— (1) 能自理的病人，给予标本容器，嘱其将晨起第一次尿留在容器内。
(2) 不能自理的病人，协助病人在床上使用便器，收集尿液于标本容器中。
(3) 留置导尿的病人，先放空尿袋中的尿，待重新有尿排出后于集尿袋开口处收集尿液。

⬇

整理 —— (1) 协助病人取舒适卧位。
(2) 及时送检，洗手。

【护理评价】

1. 病人水肿无明显消退。
2. 病人未发生皮肤破溃、感染。

【注意事项】

1. 宜留取晨尿，因晨尿浓度高，未受饮食的影响，所以检验结果较准确。
2. 女性病人月经期不宜留取尿标本。
3. 会阴部分泌物过多时，应先清洁或冲洗再收集。
4. 为不能自理病人留取尿标本时，应注意保护病人隐私。

【实训拓展】

1. 如何留取 24 小时尿标本?

（1）在集尿瓶上注明病人信息及留取尿液的起止时间，一般为早 7 点至次日晨 7 点，共 24 小时。

（2）嘱病人于早 7 点排空膀胱，将 7 点以后至次晨 7 点所有的尿液均收集在集尿瓶内。

（3）集尿瓶应放于阴凉处，集尿瓶内留第一次尿液后，根据检验目的，添加相应防腐剂。

（4）留取最后一次尿液后，测量总量并记录，充分混匀后，取适量（一般为 10ml）送检。

2. 临床常用的防腐剂有哪些?

（1）甲苯 5～10ml：适用于肾病全套、电解质等。

（2）浓盐酸 5～10ml：适用于内分泌系统的检查，如 17- 酮类固醇，17- 羟类固醇等。

技能实训十一　留置导尿

◇ 临床情境 ....

病人入院后完善相关检查及对症支持治疗，症状未见明显改善，为进一步明确病人肾小球肾炎的临床分型，医生为其行肾活检术。术后病人绝对卧床，8 小时后病人诉腹胀，排尿困难，膀胱高度充盈，诱导排尿无效，遵医嘱给予留置导尿。

实训任务：留置导尿，解除尿潴留。

【护理评估】

1. **健康史**　病人诉腹胀，排尿困难。既往无留置导尿的病史。
2. **身体状况**　病人膀胱高度充盈、会阴部皮肤黏膜无破损。
3. **心理 - 社会状况**　病人缺乏留置导尿相关知识，心情紧张、焦虑，家属陪伴。

【主要护理诊断 / 问题】

1. **尿潴留**　与病人排尿模式改变有关。
2. **焦虑**　与病情迁延及有创性检查有关。

【护理目标】

1. 减轻病人尿潴留不适。

2. 缓解病人焦虑情绪。

【护理措施】

1. 嘱病人绝对卧床 24 小时，腰部严格制动 4 小时，用沙袋压迫穿刺部位，禁止翻身及扭动腰部。

2. 尿潴留时应用热敷、听流水声、冲洗会阴部、放松及想象疗法诱导排尿，必要时予留置导尿（实施详见导尿操作流程及操作要点）。

3. 指导病人多饮水，以防血块堵塞尿路。

4. 密切观察生命体征，尿液引流情况、性状及量。

5. 向病人讲解留置导尿的目的和注意事项，倾听病人的想法，给予相应的指导，缓解病人的紧张、焦虑情绪。

导尿操作流程及操作要点（以女性病人为例）

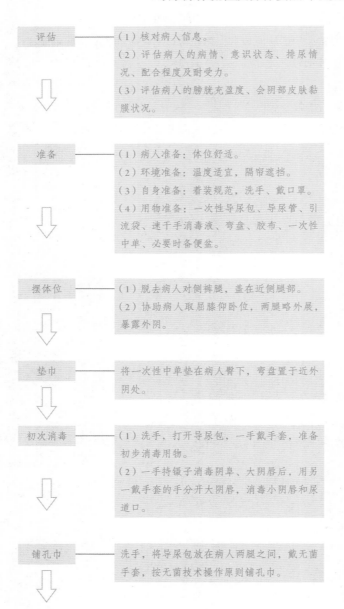

评估 ——
（1）核对病人信息。
（2）评估病人的病情、意识状态、排尿情况、配合程度及耐受力。
（3）评估病人的膀胱充盈度、会阴部皮肤黏膜状况。

准备 ——
（1）病人准备：体位舒适。
（2）环境准备：温度适宜，隔帘遮挡。
（3）自身准备：着装规范，洗手、戴口罩。
（4）用物准备：一次性导尿包、导尿管、引流袋、速干手消毒液、弯盘、胶布、一次性中单、必要时备便盆。

摆体位 ——
（1）脱去病人对侧裤腿，盖在近侧腿部。
（2）协助病人取屈膝仰卧位，两腿略外展，暴露外阴。

垫巾 ——
将一次性中单垫在病人臀下，弯盘置于近外阴处。

初次消毒 ——
（1）洗手，打开导尿包，一手戴手套，准备初步消毒用物。
（2）一手持镊子消毒阴阜、大阴唇后，用另一戴手套的手分开大阴唇，消毒小阴唇和尿道口。

铺孔巾 ——
洗手，将导尿包放在病人两腿之间，戴无菌手套，按无菌技术操作原则铺孔巾。

| 检查、润滑、连接 | （1）将生理盐水注入水囊，检查水囊完整性，再将生理盐水完全回抽至注射器内。
（2）用液状石蜡棉球润滑导尿管前段。
（3）将导尿管连接引流袋，并保证引流袋处于密闭状态。 |

| 再次消毒 | 一手分开小阴唇，一手持镊子夹取消毒棉球，分别消毒尿道口、小阴唇、尿道口。 |

| 导尿 | （1）将弯盘置于孔巾口旁边，嘱病人张口呼吸。
（2）一手分开小阴唇，一手用镊子夹持导尿管，轻轻插入尿道 4～6cm，见尿后再插入 1cm 左右（图 1-4-3）。 |

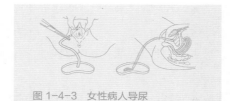

图 1-4-3　女性病人导尿

| 固定 | （1）向气囊内注入适量生理盐水，轻拉有阻力感。
（2）撤下孔巾，外固定导尿管（图 1-4-4、图 1-4-5）。
（3）妥善固定引流袋于床沿下，开放引流管。 |

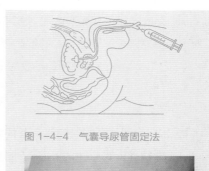

图 1-4-4　气囊导尿管固定法

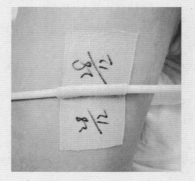

图 1-4-5　高举平台法外固定导尿管

| 整理 | （1）将导尿用物弃于医用垃圾桶内，撤除一次性中单。
（2）协助病人穿好裤子，取舒适体位，整理床单位。
（3）洗手，记录并做好尿管标识（图 1-4-6）。 |

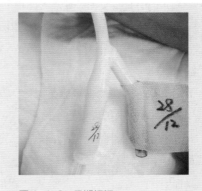

图 1-4-6　日期标识

【护理评价】

1. 病人已行导尿，引流通畅。
2. 病人焦虑缓解。

【注意事项】

1. 严格遵守无菌操作技术原则。
2. 充分润滑导尿管前端，操作轻柔，避免尿道损伤及感染。
3. 如导尿管触及尿道口以外的区域，或误入女性病人阴道，应重新更换导尿管。
4. 病人阴唇水肿时，可由助手戴无菌手套协助分开阴唇，充分暴露尿道口，防止导尿管误入阴道内。
5. 如使用导尿包之外的导尿管，可由助手按照无菌技术操作原则，将导尿管放入无菌区域内。
6. 导尿过程中应注意询问病人的感受，注意保暖。
7. 为膀胱过度充盈的病人导尿时，放出尿液的速度不宜过快，首次放出尿液不可超过1000ml，大量放尿可使腹腔内压急剧下降，血液大量滞留在腹腔内，导致血压下降而虚脱；另外膀胱内压突然降低，还可导致膀胱黏膜急剧充血，发生血尿。
8. 老年女性尿道口回缩，插管时应仔细观察、辨认，避免误入阴道。

【实训拓展】

1. **留置导尿管期间的护理要点有哪些？**

（1）保持导尿管通畅，防止导尿管扭曲、打折、受压。

（2）密切观察尿液的颜色、性状、量。若尿液出现混浊、沉淀、有结晶时及时通知医生，给予对症处理。

（3）确保导尿管妥善固定，防止翻身、活动时牵拉导尿管，引起尿道损伤。

（4）下床活动时，集尿袋不得超过膀胱高度，防止尿液反流，引起逆行感染。

（5）留置导尿管期间，每天给予两次会阴护理，保持尿道口清洁。

（6）每周更换集尿袋1~2次，若有尿液性状、颜色改变，需及时更换。定期更换导尿管，根据导尿管材质，一般1~4周更换一次。

（7）采用间歇性夹管方式，每3~4小时开放1次，以训练膀胱的反射功能。

（8）病人病情允许时，鼓励病人每日摄入水2000ml以上。

2. **为男性病人导尿时，需注意的要点有哪些？**

（1）消毒时应注意男病人包皮和冠状沟易藏污垢，应仔细擦拭，避免感染。

（2）插管时，一手持无菌纱布固定阴茎并提起，使之与腹壁成60°角，使耻骨前弯消失，利于插管。

（3）插管时，动作要轻柔，因为男性尿道有三个狭窄，切忌用力过猛而损伤尿道黏膜。

3. **肾活检术护理要点有哪些？**

（1）穿刺前准备：穿刺前向病人说明操作目的和程序，清洁穿刺部位的皮肤，让病人练习屏气及床上排尿，以配合穿刺；避免进食易产气的食物，减少肠胀气；遵医嘱完善血型、血小板、出凝血时间、B超等检验、检查；术前3天肌注维生素K₁，停用抗凝剂；严重肾衰竭病人应于穿刺前透析数次，穿刺前24小时停止透析；有严重高血压时先控制血压。

（2）术后的观察和护理：穿刺后，绝对卧床24小时，腰部严格制动4小时，用砂袋压迫穿刺部位，禁止翻身及扭动腰部；注意血压、脉搏变化，每2小时测量生命体征1次，加强巡视，注意观察尿液颜色、性状和有无肉眼血尿；指导病人多饮水，以防血块堵塞尿道；及时处理并发症，如感染、其他脏器损伤、肾撕裂伤、大出血和休克等。

技能实训十二　尿培养标本采集

✧ 临床情境 ··

　　病人肾活检卧床24小时后，遵医嘱拔除导尿管。拔除导尿管1天后病人出现尿频、尿急、尿痛，尿液浑浊，测体温37.8℃，其余生命体征正常，尿常规WBC+++。遵医嘱留取尿培养标本（实施详见尿培养标本采集操作流程及操作要点），并嘱病人适量多饮水。

　　实训任务：采集尿培养标本。

【护理评估】

　　1. **健康史**　病人拔除导尿管后，出现排尿次数增多、尿急、尿痛，病人无泌尿系统畸形、妇科炎症等。既往无尿路感染史。

　　2. **身体状况**　T 37.8℃，P 86次/分，R 18次/分，BP 120/80mmHg；病人肾区无压痛、叩击痛，尿道口轻度红肿。

　　3. **心理–社会状况**　病人出现病情变化，情绪焦虑。

　　4. **实验室检查**　尿常规结果示WBC+++。

　　5. **辅助检查**　B超检查发现双肾大小、形态无异常。

【主要护理诊断/问题】

　　1. **排尿障碍：尿频、尿急、尿痛**　与尿路感染所致的膀胱激惹状态有关。

　　2. **焦虑**　与病情迁延及尿路刺激症状有关。

【护理目标】

　　1. 病人的尿频、尿急、尿痛症状减轻。

　　2. 病人焦虑情绪缓解。

【护理措施】

　　1. **休息**　急性发作期应注意卧床休息，宜取屈曲位，指导病人参加感兴趣的活动，如听音乐、看电视、聊天等，以分散注意力，缓解尿路刺激征。

　　2. **保持皮肤清洁**　保持会阴部皮肤清洁，避免肠道细菌侵入尿路而引起感染。

　　3. **缓解疼痛**　指导病人进行膀胱区热敷或按摩，以缓解局部肌肉痉挛，减轻疼痛。

　　4. **用药护理**　遵医嘱及时留取标本做细菌培养+药敏（实施详见尿培养标本采集操作流程及操作要点），根据药敏结果选择合适的抗菌药，同时碱化尿液，注意观察药物疗效和不良反应。

　　5. **心理护理**　指导正确放松的方法，帮助缓解紧张、焦虑情绪；鼓励支持病人、增强战胜疾病的信心。

评估 —— (1) 核对病人信息。
(2) 评估病人病情、意识状态、排尿情况及配合程度，女性病人是否在月经期。

准备 —— (1) 病人准备：体位舒适。
(2) 环境准备：温度适宜，隔帘遮挡。
(3) 自身准备：着装规范、洗手、戴口罩。
(4) 用物准备：速干手消毒液、检验单、无菌容器（图1-4-7），手套血管钳、棉球、消毒液，必要时备便盆或尿壶。

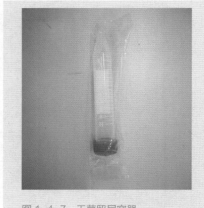

图1-4-7 无菌留尿容器

核对 —— (1) 核对医嘱并打印检验标签，将标签贴在留取标本的容器上（图1-4-8）。
(2) 再次核对病人信息。

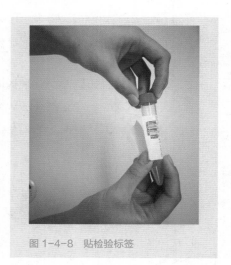

图1-4-8 贴检验标签

留取标本 —— (1) 隔帘遮挡，协助病人取舒适卧位，放好便器。
(2) 戴手套，按导尿术清洁、消毒外阴。
(3) 排尿，将前段尿弃去，留取中段尿10ml，置于无菌容器内。

操作后处理 —— (1) 协助病人取舒适卧位。
(2) 及时送检，洗手。

【护理评价】

1. 病人尿路刺激症状有所减轻。
2. 病人情绪稳定。
3. 尿培养标本采集正确、无污染。

【注意事项】

1. 尿培养标本采集应严格执行无菌操作，防止标本污染，影响检验结果。
2. 女性病人避免经期留取尿标本；避免白带、精液、粪便或其他异物混入标本。
3. 选择应用抗生素前留取尿培养标本。
4. 不能留取尿袋中的尿液标本送检。
5. 留取尿标本前不宜过多饮水。
6. 尿标本留取后及时送检。

【实训拓展】

1. 留置导尿管的病人应如何留取尿培养标本？

留置导尿病人应先夹闭尿管 30 秒，消毒导尿管外部及接口，用无菌注射器通过导尿管抽取尿液，防止带入消毒剂；长期留置导尿管者，应在更换新导尿管后留取尿标本。

2. 留取尿标本有哪几种类型？

（1）晨尿：通常晨尿在膀胱中的存留时间达 6～8 小时，各种成分较为浓缩，已达检测或培养所需浓度。可以用于肾浓缩能力的评价，绒毛膜促性腺激素测定以及血细胞、上皮细胞、管型及细胞病理学等有形成分分析。

（2）随机尿：是指病人无需任何准备，不受时间的限制，随时排出的尿液标本。

（3）计时尿：是指采集规定时间内的尿液标本，如收集治疗后，进餐后，白天或卧床休息后 3 小时、12 小时或 24 小时内的全部尿液。准确的计时和规范的操作是确保计时尿检的结果准确的重要前提。计时尿用于物质的定量测定，肌酐清除率和细胞学研究。

（王爱平）

第五节　糖尿病病人护理技能实训

○ 病例摘要

　　病人，男性，53 岁。因多尿、多饮、多食，体重下降 1 个月入院。病人 1 个月前无明显诱因出现多尿、多饮，饮水量 >2500ml/d，尿量与饮水量相当，自测空腹血糖 8.3mmol/L，餐后 2 小时血糖 16.3mmol/L，自服"拜糖平"控制血糖，未系统监测血糖，为求进一步诊治收入院。起病以来精神、饮食、睡眠可，大便正常，活动少，饮食不规律，近 1 个月体重下降 3.5～4kg。无四肢麻木、双下肢水肿、间歇性跛行等表现。病人为出租车司机，既往体健，否认糖尿病家族史。

体格检查：T 36.8℃，P 80 次 / 分，R 18 次 / 分，BP 130/80mmHg，身高 170cm，体重 80kg。双肺呼吸音清，未闻及干湿啰音，心前区无隆起，心界不大，各瓣膜听诊区未闻及病理性杂音。

实验室检查：病人空腹血糖为 8.6mmol/L，糖化血红蛋白为 8.9%，肾功能正常。

诊断：2 型糖尿病。

技能实训十三　血糖监测

✧ 临床情境

病人意识清醒，自主体位，查体合作，全身皮肤黏膜无异常，浅表淋巴结未扪及，双足背动脉搏动良好。遵医嘱完善糖尿病相关的检验、检查等项目，随机血糖监测为 15.6mmol/L，医嘱血糖监测 4 次 / 天。

实训任务：正确进行血糖监测，为合理饮食、运动和个体化用药提供依据。

【护理评估】

1. **健康史**　病人多尿、多饮、多食，近 1 个月体重下降 3.5 ~ 4kg。无嗜睡、视物模糊、恶心、呕吐等症状，无肢体发凉、麻木、疼痛或间歇性跛行等。病人为出租车司机，作息时间不规律，运动量少，喜油腻食品，摄入蔬菜不足，饮水量 >2500ml/d。身高 170cm，体重 80kg，既往体健，否认糖尿病家族史。

2. **身体状况**　T 36.8℃，P 80 次 / 分，R 18 次 / 分，BP 130/80mmHg，精神可，无视力减退、四肢麻木、双下肢水肿、间歇性跛行等表现。

3. **心理 - 社会状况**　病人家庭收入低，离异，育有一女，在外地读大学，突然被诊断糖尿病，存在焦虑、怀疑等心理反应。

4. **实验室检查**　空腹血糖为 8.6mmol/L，糖化血红蛋白为 8.9%。

【主要护理诊断 / 问题】

1. **营养失调**：高于机体需要量　与胰岛素分泌或作用障碍有关。
2. **知识缺乏**：缺乏糖尿病治疗、护理的相关知识。

【护理目标】

1. 病人高血糖得到有效控制。
2. 病人了解糖尿病的相关知识，学会监测血糖的方法。

【护理措施】

1. 饮食护理　帮助病人制订合理、个性化的饮食计划，并督促病人落实。

（1）制订总热量：① 计算理想体重（简易公式法）：理想体重（kg）= 身高（cm）-105。② 计算总热量：成年人休息状态下每日每千克理想体重给予热量 25 ~ 30kcal，轻体力劳动 30 ~

35kcal，中度体力劳动 35 ~ 40kcal，重体力劳动 40kcal 以上。儿童、孕妇、乳母、营养不良和消瘦以及伴有消耗性疾病者应酌情增加，肥胖者酌减，使体重指数［BMI，kg/（m）²］<24.0。该病人职业为出租车司机，按轻体力劳动计算热量，每日热量为 1950 ~ 2275kcal。

（2）食物的组成和分配

1）食物组成：营养治疗的总原则是控制总热量，合理、均衡分配各种营养素。碳水化合物所提供的热量约占饮食总热量的 50% ~ 60%，蛋白质的摄入量占供能比的 10% ~ 15%，脂肪所提供的热量不超过总热量的 30%，每天胆固醇摄入量宜在 300mg 以下。

2）确定每日饮食总热量和碳水化合物、脂肪、蛋白质的组成后，按每克碳水化合物、蛋白质产热 4kcal，每克脂肪产热 9kcal，将热量换算为食品后制订食谱，每日三餐可按 1/5、2/5、2/5 或 1/3、1/3、1/3 进行分配。

3）注意事项：① 超重者，禁食油炸、油煎食物，炒菜宜用植物油，少食动物内脏、蟹黄、蛋黄、鱼子、虾子等含胆固醇高的食物。② 每天食盐摄入量应小于 6g，限制摄入含盐高的食物，如加工食品、调味酱等。③ 严格限制各种甜食：包括各种糖果、饼干、含糖饮料、水果等。对于血糖控制达标的病人，可在两餐之间、睡前加少量水果，如苹果、梨等。④ 限制饮酒，不宜空腹饮酒。

2. 遵医嘱按时监测血糖（实施详见血糖监测操作流程及操作要点），告知病人血糖监测的注意事项，嘱其密切配合，为个体化治疗提供依据。另外，指导病人学会血糖监测，提高出院后自我管理能力和依从性。

【护理评价】

1. 病人血糖得到有效控制。

2. 病人能合理安排饮食，掌握血糖监测的方法。

【注意事项】

1. 测试前确保采血部位清洁、干燥，检查血糖仪与血糖试纸是否匹配。

2. 宜使用 75% 的乙醇消毒，不宜使用碘酒、碘伏等消毒液。

3. 乙醇消毒待干后再采血，以免造成血糖值不准确。

4. 采血后，建议一次性吸取足量的血样量（某些满足二次加样设计的血糖仪可以允许吸二次血样）；采血量必须能够完全覆盖试纸的整个测试区。血量不足会导致血糖监测失败或测量值偏低。

5. 切勿挤压手指获得血样，在测试中不要按压或移动血糖试纸、血糖仪等，不要触碰试纸的测试区。

6. 血糖监测前，应确认病人的进餐时间。做好宣教，如监测餐后两小时血糖，应告知病人从吃第一口饭开始计时，两小时后测血糖。

7. 如果测试结果可疑，建议重新测试一次。

【实训拓展】

1. 血糖仪和试纸应如何维护和保管？

（1）血糖试纸应干燥、避光和密封保存。

（2）血糖仪测试区内不能有血渍、灰尘等污染物。宜用软布蘸清水轻轻擦拭，不能用清洁剂

评估	（1）核对病人信息。 （2）询问病人病情，评估进食时间以及局部皮肤情况。

准备	（1）病人准备：体位舒适，采血部位清洁。 （2）环境准备：清洁、宽敞、明亮。 （3）自身准备：着装规范，洗手、戴口罩。 （4）用物准备：血糖仪、试纸（在有效期内、无破损、污染）、速干手消毒液、治疗盘、弯盘、棉签、75% 乙醇、采血针数个。

血糖仪准备	（1）血糖仪：电量充足、功能正常和试纸匹配。 （2）试纸插入血糖仪（图 1-5-1）。 （3）血糖仪自动开机，显示屏上会显示一个闪烁的"血滴"图案。

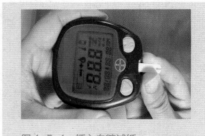

图 1-5-1　插入血糖试纸

测血糖	（1）采血：选择指腹侧面，75% 乙醇消毒 2 遍待干，采血，擦去第一滴血，再将试纸的血样端与血液接触，血液充满试纸测试区（图 1-5-2）。采血针丢入锐器盒。 （2）干棉签按压片刻。 （3）数秒钟显示结果。

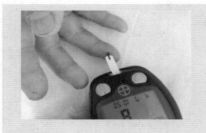

图 1-5-2　吸取血液

操作后处理	（1）测试完毕，取出试纸（图 1-5-3），丢入医疗垃圾桶。 （2）协助病人取舒适卧位，整理床单位，正确处理医用废物，仪器处于备用状态。 （3）洗手，摘口罩。 （4）在血糖监测单上记录。

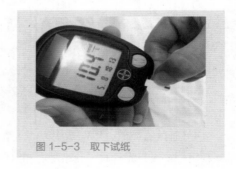

图 1-5-3　取下试纸

或乙醇等有机溶剂清洁。

（3）血糖仪在下述情况时应使用质控液校准：① 第一次使用时；② 使用一瓶新试纸时；③ 怀疑血糖仪或试纸出现问题时；④ 血糖仪摔落后；⑤ 更换电池后。

2. 影响血糖准确性的因素有哪些？

（1）贫血病人用血糖仪测定血糖结果偏高；红细胞增多症、脱水或高原地区人群则会偏低。

（2）消毒后手指未干即进行测量，残余消毒液影响测量值。

（3）病人过度紧张会使血糖升高。

（4）病人使用的某些药物影响血糖测量值，如大量的维生素C、谷胱甘肽等会使测量结果偏低；静脉输注葡萄糖会使结果偏高；大量输液也会影响血糖监测结果。

技能实训十四　胰岛素皮下注射

◇ 临床情境

>　　病人入院后，T 36.4℃，P 78 次 / 分，R 16 次 / 分，BP 135/76mmHg，空腹血糖波动在 7.2 ～ 8.6mmol/L，餐后 2 小时血糖波动在 13.5 ～ 16.8 mmol/L。病人因经济原因，拒绝使用胰岛素笔。医嘱给予胰岛素注射液早餐前 5U、午餐前 6U、晚餐前 5U，餐前 30 分钟皮下注射，密切监测血糖情况。
>
>　　**实训任务**：皮下注射胰岛素，控制血糖。

【护理评估】

1. **健康史**　病人入院后精神、睡眠可，仍有多尿、多饮，血糖偏高。

2. **身体状况**　T 36.4℃，P 78 次 / 分，R 16 次 / 分，BP 135/76mmHg，意识清醒。病人皮下注射的部位如腹部、大腿外侧、上臂外侧、臀部等皮下脂肪较丰富，注射部位皮肤温度、颜色正常、无破损。

3. **心理 – 社会状况**　病人对皮下注射胰岛素知识缺乏，存在抵触、焦虑等心理。病人的家庭经济状况不佳，社会支持较差。

4. **实验室检查**　空腹血糖波动在 7.2 ～ 8.6mmol/L，餐后 2 小时血糖波动在 13.5 ～ 14.8 mmol/L，其他化验检查未见异常。

【主要护理诊断 / 问题】

1. **营养失调**：高于机体需要量　与胰岛素分泌或作用障碍有关。

2. **知识缺乏**：缺乏胰岛素使用及注射方法的相关知识。

3. **焦虑**　与疾病及需要注射胰岛素有关。

4. **潜在并发症**：低血糖。

【护理目标】

1. 病人高血糖得到有效控制。

2. 病人了解皮下注射胰岛素的重要性和必要性，并能积极配合。

3. 病人情绪稳定。

4. 病人未发生低血糖。

【护理措施】

1. 告知病人注射胰岛素的目的，遵医嘱给予病人餐前皮下注射胰岛素（实施详见胰岛素皮下注射操作流程及操作要点）。

2. 预防低血糖发生：① 指导病人定时定量进餐，避免空腹饮酒和酗酒。如餐量减少，应相应减少胰岛素剂量。② 告知病人如果出现出汗、饥饿、心慌、颤抖、面色苍白等症状，应立即监测血糖，如血糖≤ 3.9mmol/L，立即补充 15 ～ 20g 含糖食品，并通知医生。③ 使用胰岛素或胰岛素促泌剂时，应从小剂量开始，并根据血糖调整药物剂量。④ 指导病人在运动量增加时，运动前应适当增加碳水化合物的摄入。⑤ 易发生夜间低血糖的病人，晚餐可适当增加主食或含蛋白质较高的食物。

3. 运动指导

（1）糖尿病病人运动的原则：有氧运动、持之以恒、量力而行。

（2）以中等强度的有氧运动为宜，如快走、慢跑、打太极拳、骑车、球类活动等。中等强度运动的心率简易计算方法为：心率 =170- 年龄。

（3）最佳运动时间是餐后 1 小时（从开始进食计时）。成年糖尿病病人每周运动 3 ～ 7 天，每次进行 30 ～ 40 分钟中等强度的有氧运动，运动前应有 5 ～ 10 分钟准备活动，运动后至少 5 分钟放松活动。

4. 心理护理　耐心向病人讲解糖尿病的相关知识及皮下注射胰岛素、血糖控制达标的重要性，减轻病人由于惧怕每日皮下注射胰岛素而产生的焦虑、抵触心理，帮助其树立增强战胜疾病的信心。

【护理评价】

1. 病人的血糖控制达标。

胰岛素皮下注射操作流程及操作要点

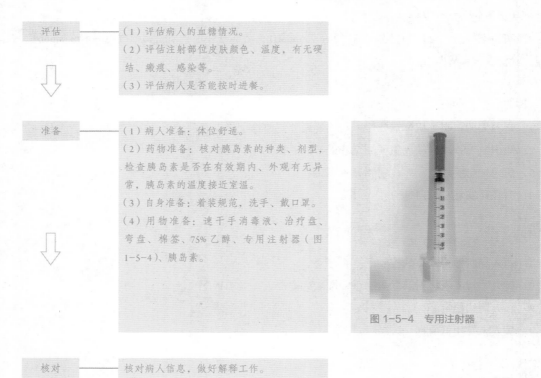

评估 ——— （1）评估病人的血糖情况。
（2）评估注射部位皮肤颜色、温度，有无硬结、瘢痕、感染等。
（3）评估病人是否能按时进餐。

准备 ——— （1）病人准备：体位舒适。
（2）药物准备：核对胰岛素的种类、剂型，检查胰岛素是否在有效期内、外观有无异常，胰岛素的温度接近室温。
（3）自身准备：着装规范，洗手、戴口罩。
（4）用物准备：速干手消毒液、治疗盘、弯盘、棉签、75% 乙醇、专用注射器（图 1-5-4）、胰岛素。

图 1-5-4　专用注射器

核对 ——— 核对病人信息，做好解释工作。

| 选择注射
部位 | —— | 常选择上臂外侧、腹部、大腿外侧、臀部外
上侧（图1-5-5）。 |

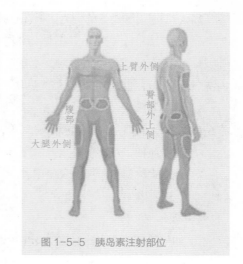

图1-5-5　胰岛素注射部位

| 注射 | —— | （1）75%乙醇消毒注射部位皮肤，待干。
（2）遵医嘱抽取药液，确保剂量准确（图
1-5-6）。
（3）再次核对病人床号、姓名，胰岛素剂
型，剂量。
（4）一手绷紧注射部位皮肤，一手持注射器，
以示指固定针栓，针头斜面向上，与皮肤呈
30°～40°角，快速刺入皮下（图1-5-7）。 |

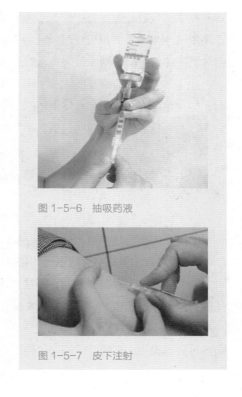

图1-5-6　抽吸药液

图1-5-7　皮下注射

| 拔针、按压 | —— | 注射毕，快速拔针，用无菌棉签按压片刻。 |

| 注射后处理 | —— | 协助病人取舒适体位，整理用物，洗手，记录。 |

2. 病人能配合完成胰岛素注射，知晓胰岛素注射的相关知识。

3. 病人情绪稳定，未发生低血糖。

【注意事项】

1. 确保胰岛素的种类、剂量及注射时间正确。超短效胰岛素需餐前即刻注射，短效胰岛素和预混胰岛素餐前30分钟注射。

2. 长期注射胰岛素的病人，需注意更换注射部位。

3. 混合使用长（中）、短效胰岛素时，应先抽短效胰岛素。

4. 病人在参加运动锻炼时，不宜在大腿、臀部等活动部位注射。注射胰岛素后避免短时间内洗热水浴、过度按压注射部位或热敷。

5. 胰岛素应避免日晒或冷冻。未开封的胰岛素放于冰箱 4～8℃冷藏保存。正在使用的胰岛素在常温下（不超过 28℃）可使用 28 天，无需放入冰箱。

6. 监测血糖，观察胰岛素使用疗效和不良反应。

7. 胰岛素注射器不可重复使用。

【实训拓展】

1. 如何选择胰岛素注射部位及注意事项？

应选取皮下脂肪丰富的部位，包括上臂外侧、腹部、大腿外侧、臀部外上侧。不同注射部位对胰岛素的吸收速度不同，腹部吸收最快，其次为上臂、大腿、臀部。避免在皮下硬结、脂肪组织萎缩或增生、水肿部位注射。注射在肌肉中的胰岛素吸收速率较皮下快，有低血糖的风险，应避免肌内注射。需长期注射胰岛素的病人，要注意轮换注射部位，两次注射点间隔至少 2cm 以上。

（1）腹部：以脐部为圆心，半径 2.5cm 以外的部位注射。应尽量避免靠近腰部两侧的部位注射，即使是肥胖病人，该处皮下组织的厚度也会变薄，容易导致肌内注射。

（2）手臂：上臂注射可选择侧面或者后侧部位，该部位皮下组织较厚，肌内注射的风险较低。

（3）大腿：选择其上端外侧，因为大腿上端外侧的皮下组织较厚，离大血管和坐骨神经也较远，针头导致外伤的概率较低。

（4）臀部：臀部注射时，应选择臀部上端外侧。因为即使是少儿病人或身材偏瘦的病人，该部位的皮下组织仍然丰富，可最大限度降低肌内注射的风险。

2. 胰岛素注射的常见问题及预防措施有哪些？

（1）疼痛：一般轻微疼痛，与注射部位的选择有关；腹部注射疼痛最轻，适合冬季和外出时注射。进针速度宜快、精神放松，可减轻疼痛。

（2）皮下淤血：注射时损伤皮下毛细血管所致，应选择正确的注射部位。皮下淤血一般在 1 周后可自行吸收，未吸收前不能再注射。

（3）皮肤感染：严重感染少见，较常见为注射部位发红，应保持注射部位皮肤清洁，严格执行无菌技术操作原则。

（4）皮下脂肪增生：长期同一部位注射胰岛素，刺激皮下脂肪增生肥大，形成"象皮样"改变，质地硬，或呈瘢痕样改变。应使用纯度高的人胰岛素制剂，每次注射时检查注射部位，规范轮换注射部位，不重复使用针头。

技能实训十五　胰岛素笔的使用

◇ 临床情境 ···

病人皮下注射胰岛素注射液一周后，空腹血糖波动在 6.5～7.9mmol/L，餐后 2 小时血糖波动在 7.2～8.8 mmol/L。病人反映皮下注射胰岛素注射液的方法操作困难。征得其同意后，出院前改门冬胰岛素 30 注射液，用胰岛素笔皮下注射，早餐前 8U、晚餐前 8U。密切监测血糖情况，同时教会病人使用胰岛素笔注射，继续控制饮食，指导合理运动，提高居家护理质量。

实训任务：正确使用胰岛素笔。

【护理评估】

1. **健康史**　病人精神、睡眠可，血糖基本达标。

2. **身体状况**　病人皮下注射的部位如腹部、大腿外侧、上臂外侧、臀部等皮下脂肪较丰富。注射部位皮温、皮色正常，皮肤无破损。

3. **心理 - 社会状况**　病人紧张、焦虑等不良情绪逐渐消失，但病人对应用胰岛素笔皮下注射胰岛素缺乏认识，存在焦虑心理。病人的家庭经济状况不佳，社会支持较差。

4. **实验室检查**　空腹血糖波动在 6.5 ~ 7.9mmol/L，餐后 2 小时血糖波动在 7.2 ~ 8.8mmol/L，其他检验结果未见明显异常。

【主要护理诊断／问题】

1. **营养失调：高于机体需要量**　与胰岛素分泌或作用障碍有关。

2. **知识缺乏**：缺乏胰岛素笔使用及注射方法的相关知识；对糖尿病自我管理知识缺乏。

3. **潜在并发症**：低血糖。

【护理目标】

1. 病人血糖得到有效控制。

2. 胰岛素笔的使用方法正确。

3. 病人未发生低血糖。

【护理措施】

1. 遵医嘱给予病人应用胰岛素笔皮下注射胰岛素（实施详见胰岛素笔使用操作流程及操作要点），并逐步教会病人正确使用胰岛素笔，提高病人出院后自我控制血糖的能力和依从性。

2. 糖尿病为终身性疾病，指导病人做好出院后自我管理。

（1）血糖自我管理：指导病人学会自我监测血糖的方法，并做好记录；指导病人学会使用胰岛素笔；出现血糖持续增高或反复出现低血糖时，及时就诊。

（2）做好糖尿病视网膜病变、糖尿病肾病、糖尿病性心脏病、糖尿病足等并发症的预防和监测。

（3）病人外出时穿舒适鞋子和袜子，保护足部皮肤。随身携带病情卡，合理饮食，规律运动，出现不适及时就医。

3. **心理护理**　帮助病人正确认识糖尿病，鼓励树立良好的心态，增强战胜疾病的信心。

【护理评价】

1. 病人的血糖得到有效控制。

2. 能够正确使用胰岛素笔。

3. 未发生低血糖。

胰岛素笔使用操作流程及操作要点

评估 ——— （1）评估病人血糖情况。
（2）评估注射部位皮肤颜色、温度、有无硬结、瘢痕及感染等。
（3）评估病人是否能按时进餐。

准备 ——— （1）病人准备：体位舒适。
（2）药物准备：检查核对胰岛素的名称、剂型、是否在有效期内，胰岛素的外观有无异常，胰岛素的温度接近室温。
（3）自身准备：护士着装规范，洗手、戴口罩。
（4）用物准备：速干手消毒液、治疗盘、弯盘、棉签、75% 乙醇、胰岛素笔、注射针头、胰岛素。

核对 ——— 核对病人信息，做好解释工作。

选择注射部位 ——— 常选择上臂外侧、腹部、大腿外侧、和臀部外上侧。

注射 ——— （1）消毒皮肤，待干。
（2）充分混匀胰岛素。
（3）安装针头：乙醇消毒笔芯前端，安装新的胰岛素针头，依次取掉外针帽和内针帽。
（4）排气：针尖朝上，排尽空气，每次排气 1~2 个单位，有液体溢出。
（5）进针：旋转剂量调节按钮，遵医嘱调至所需单位数。消毒皮肤，用拇指、示指和中指捏起皮肤（图 1-5-8），然后注射，进针角度与皮肤呈 90°（儿童和消瘦成年人可呈 45°），确保注射针头只达皮下组织层。
（6）注射：注射时缓慢推注，注射完毕，针头须在皮下保留 6~10 秒，再拔出针头（图 1-5-9），再次核对。

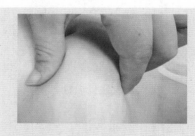

图 1-5-8 捏起皮肤

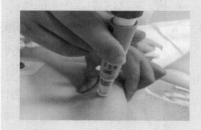

图 1-5-9 注射胰岛素

注射后处理 ——— （1）旋下针头（图 1-5-10），丢入锐器盒，注射后将笔帽盖紧。
（2）向病人交代注意事项，协助其取舒适体位。
（3）整理用物，洗手，记录。

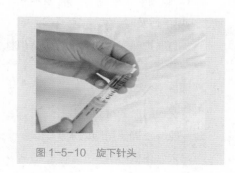

图 1-5-10 旋下针头

【注意事项】

1. 注射前，检查胰岛素种类、剂量、性状和效期，如果是中效或预混胰岛素，应将胰岛素充分混匀。

2. 嘱病人根据胰岛素的起效时间按时进食，以免发生低血糖。

3. 注射应确保在皮下进行，避免误入肌肉层。注射完毕后，应将针头取下，以免温度变化引起药液外渗。

4. 注射部位应该规范轮换。

5. 告知病人正确预防和处理低血糖的方法。

【实训拓展】

1. 胰岛素笔漏液的原因及对策?

（1）注射完毕后，在皮下停留的时间不够，尤其是注射剂量较大时应适当延长停留时间，缓慢拔针以减少漏液现象的发生。

（2）注射完毕后没有将针头及时卸下，当外界温度发生变化时，笔芯内的药液就可能经过针头泄漏出来（由冷到热），或是（由热到冷）空气也可能进入到笔芯中，造成胰岛素污染，所以拔针后及时卸下针头，是避免漏液的有效方法。

（3）漏液的危害：不仅造成药液的浪费和污染，漏出的胰岛素还会堵塞针头，造成注射剂量的不准确，从而影响病人的血糖控制。

2. 如使用中效和预混胰岛素时，如何充分摇匀?

握住胰岛素笔，手臂在 A 与 B 之间上下缓慢摇动（图 1-5-11），使笔芯内的玻璃珠在笔芯两端之间充分滚动。每次注射前，至少重复 10 次，并双手水平滚动胰岛素笔 10 次，直至胰岛素呈白色均匀的混悬液。建议从冰箱取出的胰岛素，在室温下放置 30 分钟后再使用。

3. 如何正确安装胰岛素笔（以诺和笔为例）?

（1）使用时，将笔帽拔出，把胰岛素笔的笔芯架旋开（图 1-5-12）。

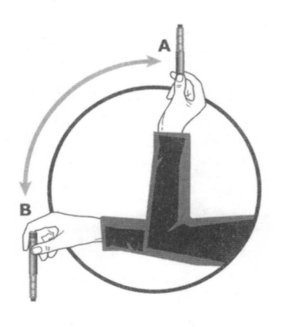

图 1-5-11　摇匀方法

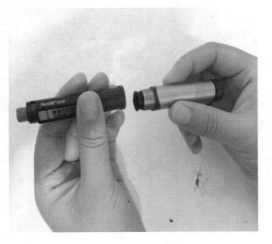

图 1-5-12　旋开笔架

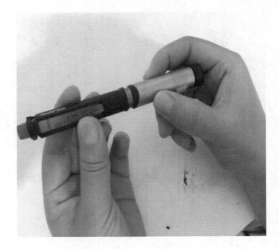

图 1-5-13　安装笔芯

（2）如果活塞杆尚未被推回，用手指直接按压活塞杆顶部，直至活塞杆不能移动，此时会听到或者感觉到"咔嗒"一声。

（3）将笔芯插入笔芯架，再轻轻将笔芯架卡到笔身上，直至听到或感觉到"咔嗒"一声提示音（图 1-5-13）。

（王爱平）

第六节　急性白血病病人护理技能实训

○ 病例摘要

病人，男性，15 岁。因咳嗽、流涕、咽痛 1 周，持续高热 3 天就诊。病人 3 个月前无明显诱因出现乏力，无发热、恶心、呕吐，未予重视。1 周前受凉后出现咳嗽、咽喉肿痛、流涕，涕中带血丝，自行口服"止咳糖浆"后效果差。3 天前病人持续高热不退，且发现左侧颈部肿大，伴轻度压痛，肿大呈进行性加重，遂于社区医院就诊，具体不详，效果不佳，为求进一步治疗就诊。既往体健，无其他病史。

体格检查：T 39.4℃，P 125 次 / 分，R 24 次 / 分，BP 106/57mmHg。扁桃体 Ⅱ 度肿大，可见数个白斑附着，左颈部淋巴结肿大，质硬，活动度差，伴压痛；腹平软，左肋缘处扪及脾脏，轻度压痛。

实验室检查：WBC 77.0×10^9/L，RBC 3.5×10^{12}，PLT 74.0/L，Hb 102g/L。

辅助检查：X 线示肺部弥漫性感染。骨髓象示：原始淋巴细胞 + 幼稚淋巴细胞占 95.6%，成熟淋巴细胞占 4.4%，骨髓增生极度活跃，淋巴细胞恶性增生。

诊断：急性淋巴细胞白血病。

◇ 临床情境 ....

　　病人由其母亲搀扶入院，意识清醒，精神较差，消瘦，畏寒，可见汗湿衣袖，口唇及甲床苍白、干燥，两颊潮红，眼窝凹陷，四肢皮肤有多处散在瘀点，皮肤弹性差。入院 T 39.4℃，WBC 77.0×10⁹/L。查体发现左颈部淋巴结肿大，脾脏轻度压痛。X 线示肺部弥漫性感染。医嘱保护性隔离，物理降温。

　　实训任务：保持手卫生，避免继发感染。

【护理评估】

　　1．**健康史**　病人因 1 周前受凉后出现咳嗽、咽喉肿痛、流涕，涕中带血丝。3 天前病人持续高热不退，发现左侧颈部肿大。自服"止咳糖浆"效果差，于社区医院就诊效果不佳。既往体健，无慢性疾病。

　　2．**身体状况**　T 39.4℃，P 125 次 / 分，R 24 次 / 分，BP 106/57mmHg，SpO$_2$97%，病人意识清醒、精神不佳，皮肤弹性差，眼窝凹陷，口唇、甲床苍白，四肢皮肤多处散在瘀点。

　　3．**心理－社会状况**　病人生活自理能力差，缺乏疾病相关知识，有恐惧情绪。

　　4．**实验室检查**　WBC 77.0×10⁹/L，PLT 74×10⁹/L。

　　5．**辅助检查**　骨髓象示：原始淋巴细胞 + 幼稚淋巴细胞占 95.6%，成熟淋巴细胞占 4.4%，骨髓增生极度活跃，淋巴细胞恶性增生。

【主要护理诊断 / 问题】

　　1．**体温过高**　与感染、肿瘤细胞代谢亢进有关。

　　2．**体液不足**　与体温过高、体液大量丢失有关。

　　3．**有感染的危险**　与消瘦、免疫功能受损有关。

　　4．**恐惧**　与疾病知识缺乏和担心预后有关。

【护理目标】

　　1．病人感染控制，体温下降。

　　2．病人皮肤及黏膜有弹性。

　　3．无其他感染发生。

　　4．恐惧情绪缓解。

【护理措施】

　　1．环境　保持病房整洁、空气流通。病人戴口罩自我防护，有条件者入无菌洁净层流室。严格执行隔离制度，减少探视，防止呼吸道交叉感染。

　　2．防止交叉感染　接触病人及其床单位前后要按七步洗手法洗手（实施详见洗手操作流程及操作要点）。

　　3．遵医嘱用药　及时补液，记录 24 小时出入量；积极控制感染，使体温下降。

　　4．提高病人舒适度　嘱家属陪护，减少活动，保持病人床单位及衣物的干燥整洁；鼓励病

评估 —— 洗手设施是否完好，检查用物是否合格，洗手液（速干手消毒液）是否在有效期内（图1-6-1）。

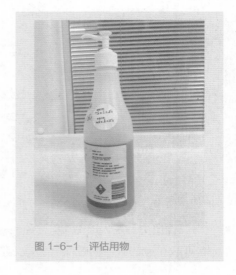

图 1-6-1　评估用物

准备 ——（1）环境准备：宽敞、明亮。
（2）护士准备：着装规范，无长指甲，未佩戴饰物，必要时将卷袖过肘。
（3）用物准备：流动水洗手设施、洗手液或快速手消毒液、干手纸或自动干手机、垃圾桶。

实施 ——（1）用手背取适量洗手液于另一手掌心，双手均匀涂抹至整个手部（图1-6-2）。
（2）掌心相对，手指并拢，相互揉搓（图1-6-3）。
（3）手心对手背，沿指缝相互揉搓，左右手交替进行（图1-6-4）。

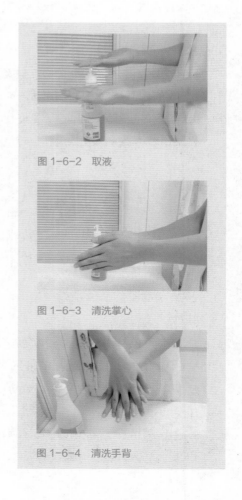

图 1-6-2　取液

图 1-6-3　清洗掌心

图 1-6-4　清洗手背

（4）掌心相对，双手交叉指缝，相互揉搓（图1-6-5）。

（5）弯曲手指，一手揉搓另一手关节面，充分旋转揉搓，左右手交替进行（图1-6-6）。

（6）一手握住另一手大拇指旋转揉搓，交换进行（图1-6-7）。

（7）将五个手指尖并拢放在另一手掌心旋转揉搓，交换进行（图1-6-8）。

（8）一手四指并拢，揉搓另一只手腕（图1-6-9）。

（9）每一步骤至少进行15秒钟，充分清洗双手每一面及指缝等处。

（10）干手纸擦干或感应式干手机吹15～30秒，取适量护手液护肤（备用）。

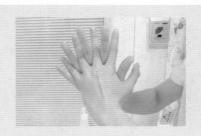

图 1-6-5　清洗指缝

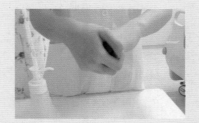

图 1-6-6　清洗关节面

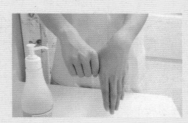

图 1-6-7　清洗大拇指

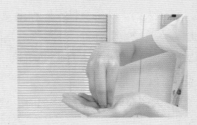

图 1-6-8　清洗指尖

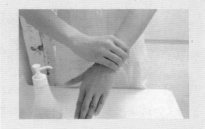

图 1-6-9　清洗手腕

整理 —— 分类处理垃圾。

人咳嗽咳痰，保持呼吸道通畅；体格检查可触及肿大脾脏，取左侧卧位，尽量避免腹部受压，以减轻不适。

    5. 向病人和家属宣教疾病知识，给予心理支持，帮助树立战胜疾病的信心。

【护理评价】

    1. 病人感染控制，体温降低。

    2. 病人皮肤及黏膜弹性可，未诉口干。

    3. 未发生其他感染。

    4. 病人情绪稳定。

【注意事项】

    1. 洗手的 5 个时刻　① 接触病人前；② 接触病人后；③ 进行无菌操作前；④ 接触病人的血液、体液、分泌物后；⑤ 接触病人周围环境后。

    2. 洗手与手消毒的原则　① 当手部有血液或其他体液等肉眼可见的污染时，应用皂液和流动水洗手；② 手部没有肉眼可见污染时，可以使用速干手消毒剂代替洗手液洗手。

    3. 操作前应检查速干手消毒剂或洗手液是否在有效期内。如果操作者手部皮肤受损应注意包扎。

【实训拓展】

    1. 为该病人进行操作前或接触病人前为何要洗手？

    该病人的诊断为急性淋巴细胞型白血病（ALL），ALL 病人的淋巴细胞异常增殖，增生的原始细胞可在骨髓聚集并抑制正常造血功能，引起免疫系统中具有正常功能的 T 淋巴细胞或 B 淋巴细胞减少，造成病人抵抗力低。因此，为病人进行操作前或接触该病人前清洁双手，保护病人，防止交叉感染。

    2. 为该病人进行物理降温时，禁忌冷疗的区域有哪些？原因是什么？

    该病人皮肤散在多处瘀点，且皮肤弹性较差，不宜使用乙醇擦浴降温，应选择冰袋降温。禁忌部位及原因：

    （1）枕后、耳廓、阴囊处：用冷易引起冻伤。

    （2）心前区：用冷可导致反射性心率减慢、心房纤颤及房室传导阻滞。

    （3）腹部：用冷易引起腹泻。

    （4）足底：用冷可导致反射性末梢血管收缩影响散热或引起一过性冠状动脉收缩。

    3. 为该病人测量体温时要注意哪些事项？

    测量体温前，应将腋窝内汗液擦干；病人消瘦，应确保体温计放入腋窝内，嘱病人夹稳或采取合适体位，如加放软枕保证体温计夹紧；进行冰袋降温后 15 ~ 30 分钟后复测体温，并注意放置冰袋后局部皮肤温度会下降，宜选择未放冰袋侧肢体进行测量。

技能实训十七　口腔护理

◇ 临床情境

　　病人住院 1 天后，体温仍波动在 38.5～38.7℃，经过积极补液，病人精神较差，未诉口干。责任护士查房时发现病人口腔有异味，舌苔黄厚，右侧颊面口腔黏膜有 1cm×0.5cm 红肿，但未破溃，刷牙时牙龈偶有出血。诉起病以来食欲明显下降，体重下降约 3kg。医嘱予以抗感染、降温、口腔护理等处理。病人母亲担心孩子营养状况及预后，对白血病病因及治疗方案不了解。

　　实训任务：保持口腔清洁，预防感染，促进食欲。

【护理评估】

　　1. **健康史**　病人 1 周前因受凉后出现咳嗽、持续高热，入院时有脱水征象，经积极补液已经控制。病人目前治疗以降温、抗感染为主。

　　2. **身体状况**　病人体温波动在 38.5～38.7℃，精神状态欠佳，面色苍白，食欲不佳，检查病人口腔有异味，舌苔黄厚，右侧颊面口腔黏膜有 1cm×0.5cm 红肿。

　　3. **心理－社会状况**　病人生活自理能力差，需有家属陪护。病人及家属缺乏疾病相关知识。

【主要护理诊断/问题】

　　1. **口腔黏膜受损**　与白细胞浸润、持续高热、免疫功能低下致口腔黏膜感染有关。

　　2. **营养失调**：低于机体需要量　与机体代谢增加、食欲减退、消化吸收障碍有关。

　　3. **知识缺乏**：缺乏白血病相关知识。

【护理目标】

　　1. 病人口腔无异味，不发生口腔感染。

　　2. 病人食欲改善，体重增加。

　　3. 病人及家属了解疾病相关知识。

【护理措施】

　　1. **饮食护理**　予以高蛋白、高热量、易消化的清淡饮食，保证供给病人足够的营养。鼓励病人多饮水，补充体液。

　　2. **生活护理**　嘱病人注意个人卫生，保持皮肤清洁。进食后漱口，给予口腔护理每天两次（实施详见口腔护理操作流程及操作要点），保持口腔黏膜清洁、湿润。操作时，注意动作轻柔，避免口腔黏膜受伤或出血，根据病情选用合适的漱口液。急性期卧床休息，病情稳定时适度活动。

　　3. **用药护理**　遵医嘱用药，观察用药效果及有无不良反应。

　　4. **健康教育**　向家属及病人进行疾病相关知识宣教，耐心解释治疗方案，及时消除家属疑惑，给予心理支持。指导病人合理休息与活动，遵医嘱按时服药，有问题及时与医生联系。

【护理评价】

　　1. 病人口腔黏膜红肿好转，口腔无异味。

评估

（1）核对病人信息。

（2）评估病人意识、病情、进食时间、合作程度；口唇、口腔黏膜、牙龈、舌苔有无异常；口腔有无异味；评估牙齿有无松动及有无活动性义齿（图1-6-10）。

（3）昏迷病人应评估意识障碍程度、吞咽、咳嗽功能、呼吸音、呼吸道有无痰液潴留或痰鸣音。

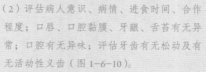
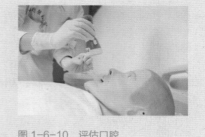

图1-6-10 评估口腔

准备

（1）病人准备：取头高仰卧位，头偏一侧。

（2）环境准备：温度适宜，环境整洁，光线充足。

（3）护士准备：着装规范，无长指甲，洗手、戴口罩。

（4）用物准备：口腔护理包（弯盘、干棉球、压舌板、弯血管钳、镊子、治疗巾）（图1-6-11）、漱口液（图1-6-12）、棉签、液状石蜡、手电筒，必要时备开口器。

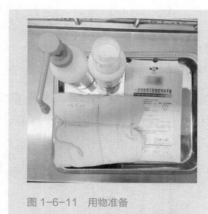

图1-6-11 用物准备

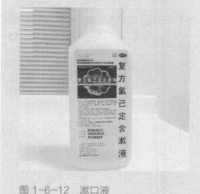

图1-6-12 漱口液

放置用物

（1）核对病人信息，解释口腔护理的目的及配合注意事项。

（2）在病人颌下垫治疗巾，用物置于方便易取处。

（3）打开无菌包，戴手套，弯盘置于病人口角旁（图1-6-13）。

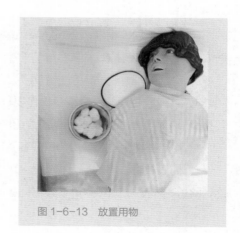

图1-6-13 放置用物

（4）倒漱口液于治疗碗内，将棉球浸湿，拧干至不滴水（图1-6-14），清点棉球数量。

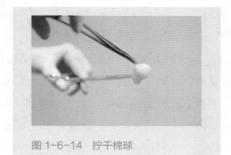
图1-6-14　拧干棉球

实施
（1）漱口：湿润口唇，协助病人用吸水管吸温开水。
（2）检查：嘱病人张口，一手用压舌板撑开面颊部，一手用手电筒检查口腔有无出血、溃疡等。如有活动性义齿则取下，浸没于冷开水中。
（3）按顺序擦洗口腔（图1-6-15）：
①嘱病人将上下牙齿咬合，用压舌板撑开颊部，用弯血管钳夹住湿棉球擦洗牙齿左外侧面，按顺序由磨牙向门齿方向纵向擦洗。同法擦洗右外侧面。②嘱病人张口，依次擦洗牙齿左上舌面→左上咬合面→左下舌面→左下咬合面→弧形擦洗颊部。同法擦洗对侧。③最后擦洗舌面、硬腭部和舌下。
（4）擦洗过程中观察病人反应。擦洗完毕，再次清点棉球数。
（5）再次漱口，撤去弯盘。

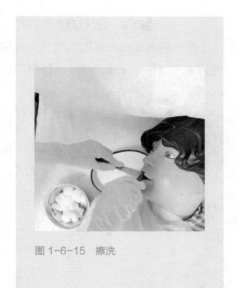
图1-6-15　擦洗

观察记录
（1）擦洗完毕，观察病人口腔黏膜有无破损。
（2）整理床单位，垃圾分类处理，洗手。
（3）记录口腔异味、溃疡等情况。

2. 病人食欲改善，但体重增加不明显。

3. 病人及家属掌握疾病和口腔护理相关知识。

【注意事项】

1. 操作应轻柔，金属钳端可用棉球包裹，避免钳端直接触碰牙齿、损伤黏膜及牙龈，对凝血功能差、放射治疗的病人应特别注意。

2. 擦洗时须用止血钳夹紧棉球，每次1个，防止棉球遗留在口腔内，操作前后仔细清点棉球数量。使用开口器时，将前端用双层纱布包裹闭合，从病人臼齿处放入后固定，缓慢打开开口器，取出时将前端闭合取出。操作中勿打湿病人衣被，勿使病人呛咳。昏迷病人应注意棉球的干湿度，禁止漱口。

3. 操作过程中注意观察病人反应和病情变化。

4. 对于长期应用抗生素者，应注意观察口腔黏膜有无真菌感染。

【实训拓展】

1．如何正确选择漱口液？

一般情况可用生理盐水或清水漱口，生理盐水能清洁口腔，但无杀菌作用。复方硼砂含漱液、复方氯己定含漱液可用于口腔、牙龈炎症者。口腔糜烂、口臭可选择 1%～3% 过氧化氢，2%～3% 硼酸溶液，0.02% 呋喃西林。真菌感染用 1%～4% 碳酸氢钠溶液。0.1% 的醋酸溶液可用于铜绿假单胞菌感染。临床上多采用复方氯己定含漱液，其主要成分是葡萄糖酸氯己定、甲硝唑等，葡萄糖酸氯己定有广谱抗菌作用，甲硝唑作用于厌氧菌的 DNA 代谢过程，抑制细菌的脱氧核糖核酸的合成，干扰细菌的生长、繁殖，最终导致细胞死亡。

2．如何指导病人进行口腔护理？

指导病人养成良好的口腔卫生习惯，如嘱其多饮水，餐前、餐后、睡前用漱口液漱口，指导病人选择软毛牙刷刷牙，保持口腔清洁；定期进行口腔的自我检查，发现异常及时报告医务人员。

技能实训十八　静脉血液标本采集

◇ 临床情境

病人经 1 周的护理和用药后，体温逐渐控制在 36.8～37℃左右，扁桃体Ⅰ度肿大，左颈部淋巴结肿大较前减轻。今晨无明显诱因，又出现高热伴抽搐，几分钟后缓解。T 39.1℃，P 121 次 / 分，R 22 次 / 分，BP 110/62mmHg，意识清醒，口腔皮肤、黏膜无破损，无咽痛、寒战等表现，四肢仍可见散在瘀斑，仍能触及肿大的脾脏。医嘱查血常规、肝肾功能；责任护士为病人采集静脉血标本送检。病人家属对其病情变化很担忧。

实训任务：正确采集静脉血液标本。

【护理评估】

1．健康史　病人经 1 周护理和治疗后，病情暂稳定，体温逐渐控制在 36.8～37℃。今晨无明显诱因出现高热，体温达 39.1℃，伴抽搐，几分钟后缓解。

2．身体状况　T 39.1℃，P 121 次 / 分，R 22 次 / 分，BP 110/62mmHg，意识清醒，扁桃体Ⅰ度肿大，四肢仍可见散在瘀斑，体格检查能触及肿大的脾脏。

3．心理 – 社会状况　病人病情变化较快，家属担心其预后。

【主要护理诊断 / 问题】

1．有受伤的危险　与高热引起抽搐有关。

2．体温过高　与感染、肿瘤细胞代谢亢进有关。

3．活动无耐力　与机体代谢增高、贫血、体弱有关。

【护理目标】

1. 病人住院期间不发生意外伤害。

2. 病人体温逐渐降低，趋于正常。

3. 病人体力逐渐恢复。

【护理措施】

1. **安全的护理**　病人取舒适体位，及时更换床单被服，保持皮肤清洁干燥。该病人意识清醒，留家属陪护。曾发生抽搐，抽搐发作时避免舌咬伤，必要时，经家属同意签署知情同意书后可使用约束带进行保护。

2. **正确采取静脉血标本**　采集静脉血标本送检（实施详见静脉血液标本采集操作流程及操作要点）。病人血小板低，静脉采血后，穿刺处应按压 5 分钟以上，防止出血。

3. **用药护理**　遵医嘱用药，观察药物疗效及不良反应，合理选择和使用静脉血管。

4. **心理护理**　耐心向家属和病人介绍下一步治疗方案，给予心理支持，帮助树立战胜疾病的信心。

静脉血液标本采集操作流程及操作要点

（1）核对病人信息。

（2）评估病人病情、意识及合作程度、是否空腹。

（3）评估穿刺部位皮肤、血管状况和肢体活动度（图 1-6-16）。

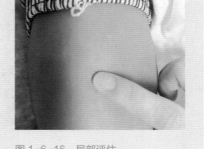

图 1-6-16　局部评估

（1）病人准备：体位舒适，了解采血目的及配合要点。

（2）环境准备：环境清洁，光线充足，室温适宜。

（3）护士准备：着装规范，洗手、戴口罩。

（4）用物准备：一次性采血针、止血带、小枕、棉签、弯盘、络合碘、贴好条码的真空采血管（图 1-6-17）。

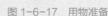

图 1-6-17　用物准备

（1）再次核对医嘱、执行单上病人信息；选用合适的真空采血管，双人床旁核对医嘱、条码、治疗单、手腕带，真空采血管及条形码信息正确。

（2）消毒皮肤：协助病人取合适体位，操作者戴手套后扎止血带，消毒穿刺部位皮肤两遍（图 1-6-18），嘱病人握紧拳头，暴露静脉。

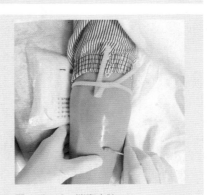

图 1-6-18　消毒皮肤

（3）采血：操作者左手绷紧皮肤，右手持采血针，与皮肤呈30°角快速穿刺（图1-6-19），见回血后将采血针另一端刺入真空采血管（图1-6-20），采血至所需量，解开压脉带，嘱病人松拳。

（4）迅速拔出针头，用无菌干棉签按压穿刺部位片刻（成人按压5～10分钟）（图1-6-21）。

（5）再次核对治疗单、条码、手腕带上的病人信息及采血项目、时间。

（6）记录（或扫描）采集时间，及时送检。

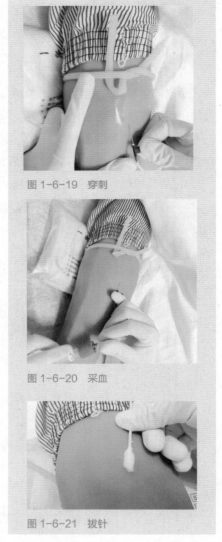

图1-6-19　穿刺

图1-6-20　采血

图1-6-21　拔针

处置 —— （1）整理床单位，垃圾分类处理（图1-6-22），洗手。

（2）记录采血时间、病人情况等。

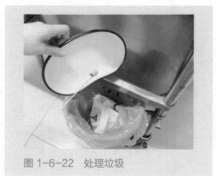

图1-6-22　处理垃圾

5. 健康教育　指导病人合理饮食和休息，发热时观察有无出汗，保持衣服清洁、干燥，更换衣服时避免受凉。

【护理评价】

1. 住院期间未发生意外伤害。

2. 病人体温逐渐降低，基本正常。

3. 病人体力有所恢复。

【注意事项】

1. 采集血标本方法、量、时间要准确。必须空腹采血时，应事先通知病人，以免影响检验结果。血培养标本尽量在使用抗生素、伤口局部治疗前、高热寒战期前采取；成人血培养采血一般 10～20ml，婴儿和儿童 1～5ml。

2. 不在输液同侧、做过乳腺或腋窝淋巴结清扫手术的一侧手臂采血。

3. 严格执行无菌技术操作。

4. 同时采集不同种类血标本时，先采集血培养标本，再采集促凝标本，最后采集抗凝标本。

5. 标本采集后尽快送检，送检过程中避免过度震荡。

【实训拓展】

1. 该病人目前仍高热，若医嘱予以抽血进行细菌培养，应注意哪些问题？

该病人的诊断为急性淋巴细胞性白血病，此类病人起病急，病情发展迅速，常由感染引起。采血时应准确把握采血时间、采血部位、采血量。对于原因不明的发热，应从不同部位采 2～3 套血标本，间隔时间 ≥ 1 小时，并在培养瓶上标明采集部位。采集血培养标本，应尽可能在抗菌药物使用前，尽可能在寒战和发热初起 1 小时内为好。采血须严格按照皮肤消毒步骤操作，避免皮肤表面或环境细菌造成污染，血培养瓶也应消毒两遍。

2. 同时采集多管血标本，采集顺序应该如何安排？

同时采集多管血标本，采集顺序应为：血培养瓶→无添加剂管→促凝管→枸橼酸钠管→肝素管→EDTA 管→草酸盐－氯化钠管。若同时做需氧和厌氧培养，应先将血标本注入厌氧瓶，再注入需氧瓶，有利于更好地分离出真菌、铜绿假单胞菌等。

3. 静脉血液标本采集时核对的时机及内容有哪些？

静脉血液标本采集的核对时机为：采血前核对、采血时核对、采血后核对。

静脉血液标本采集核对的内容为：核对医嘱、执行单、条码信息，如病人床号、姓名、ID 号、采血项目、真空采血管类型、采血量和时间等；采血前反问式询问病人姓名；核对病人手腕带上的信息，如姓名、性别、年龄、床号、ID 号等；核对条码上的项目名称、采血量、真空采血管类型等信息。

（陈　嘉）

第七节　脑出血病人护理技能实训

○ 病例摘要

病人，男性，43 岁。因头痛、恶心、呕吐 3 小时，意识障碍 2 小时入院。病人 3 小时前与邻居争吵，情绪激动，发生肢体冲突后突然出现剧烈头痛，伴有恶心、呕吐，呈喷射状，为胃内容物，随后出现意识障碍。无肢体抽搐，大小便失禁。

既往史：病人既往有高血压病史近 5 年，血压最高达 190/120mmHg，口服降压药硝苯地平缓释片 30mg/d，血压控制不佳；吸烟史 10 余年，每日吸烟数目不详；无饮酒史，否认乙肝、结核等传染病史。

体格检查：T 37℃，P 98 次/分，R 20 次/分，BP 206/112 mmHg。意识模糊，言语不清，能部分理解言语和执行指令；双侧瞳孔等大等圆，直径约 3mm，对光反射灵敏。双侧眼球活动到位，未见眼球震颤、复视。右侧鼻唇沟变浅，口角左歪；伸舌不配合，咽反射无法查；其余颅神经检查不配合；右侧上、下肢肌力 0 级，肌张力增高，腱反射未引出。左侧肢体肌力 5 级，肌张力正常。腱反射（++）；右侧掌颏反射（+），右侧巴宾斯基征（+）；浅、深感觉粗测正常；共济运动：无法查。颈抗约 3 横指。

实验室检查：WBC $15.9 \times 10^9/L$，RBC $3.29 \times 10^{12}/L$，Hb 103g/L；钾 3.13mmol/L。

辅助检查：头颅 CT 显示左侧基底节内囊区高密度影。

诊断：1. 脑出血左侧基底节区，急性期；2. 高血压 3 级极高危组。

技能实训十九　约束带的使用

◇ 临床情境

病人在其家属陪同下由平车送入急诊科。意识模糊，躁动不安；喷射状呕吐，为胃内容物；头痛剧烈，疼痛评分为 7 分。T 37℃，P 98 次/分，R 20 次/分，BP 206/112mmHg。责任护士协助病人卧床，遵医嘱予以禁食，心电监护，20% 甘露醇 100ml 快速静脉滴注，呋塞米 30mg 缓慢静脉推注。

实训任务：行保护性约束，防止意外伤害发生。

【护理评估】

1. **健康史**　病人头痛剧烈，喷射状呕吐，躁动不安。既往有高血压病史，服用降压药但血压控制不佳，有吸烟史 10 余年。

2. **身体状况**　意识模糊，言语不清，右侧上、下肢肌力 0 级，肌张力增高。T 37℃，P 98 次/分，R 20 次/分，BP 206/112 mmHg。

3. **心理-社会状况**　病人育有 2 个子女，妻子无业，经济负担重。

【主要护理诊断/问题】

1. **有受伤的危险**　与脑出血导致脑功能损害、躁动、意识障碍有关。
2. **急性意识障碍**　与脑组织受损有关。

【护理目标】

1. 病人不发生坠床、拔管等意外事件。
2. 病人意识障碍好转。

【护理措施】

1. **保护病人安全** 保持病室环境安静，减少探视，各项治疗集中操作，以减少刺激。床栏保护，防坠床，并进行保护性约束（实施详见约束带使用操作流程及操作要点），留家属陪护。

2. **病情观察** 予以心电监护，密切监测生命体征、意识、瞳孔、肢体功能等变化，发现异常及时告知医生。

3. **基础护理** 病人呕吐，暂禁食，予口腔护理，及时清理口鼻腔分泌物，保持呼吸道通畅，避免各种引起颅内压增高的因素，如剧烈咳嗽、打喷嚏、屏气、用力排便等。

4. **合理用药** 遵医嘱用降颅压的药物，并密切观察用药后反应。

约束带使用操作流程及操作要点

评估 —————
(1) 核对病人信息。
(2) 评估病人病情、意识、活动能力及心理状况（图1-7-1）。
(3) 评估约束部位皮肤情况（图1-7-2）。
(4) 评估约束知情同意书签署情况。

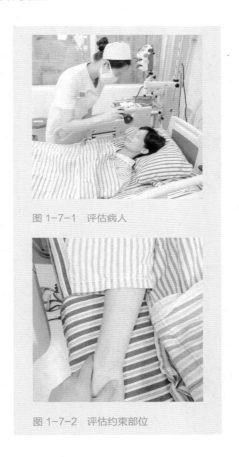

图 1-7-1 评估病人

图 1-7-2 评估约束部位

准备 —————
(1) 病人准备：病人平卧，床栏保护。
(2) 环境准备：环境整洁、安全、宽敞。
(3) 护士准备：护士着装规范，洗手。
(4) 用物准备：约束带、保护垫（棉垫）、约束知情同意书（图1-7-3）。

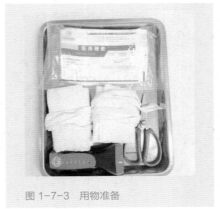

图 1-7-3 用物准备

约束

（1）用保护垫包裹腕部或踝部（图1-7-4）。
（2）将约束带套于保护垫之外，调节松紧度，以能插入1~2指为宜（图1-7-5）。
（3）固定约束带（图1-7-6）。
（4）检查病人被约束肢体的活动程度、范围，以及约束带的松紧度。
（5）调整约束带并向家属交代注意事项。

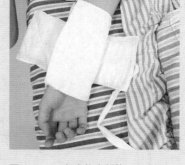

图1-7-4　包裹约束部位

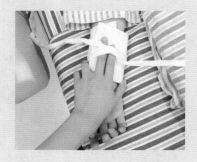

图1-7-5　调节松紧度

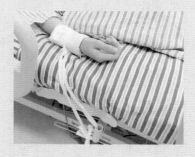

图1-7-6　固定约束带

观察

（1）观察约束带的约束效果。
（2）观察约束部位皮肤完整性及血液循环情况（图1-7-7）。
（3）观察病人生命体征。

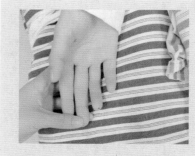

图1-7-7　观察约束部位血液循环情况

记录

（1）记录使用约束带的原因、方法、部位及时间。
（2）记录病人全身和约束部位的皮肤情况。
（3）记录约束带引起相关并发症的处理措施及效果。

【护理评价】

1. 病人未发生坠床、拔管等意外事件。

2. 病人意识清醒。

【注意事项】

1. 实施约束前，应取得病人或家属的同意，签字后方可实施。

2. 约束带使用时间不宜过长，每2小时松解1次，间歇15～30分钟。

3. 实施约束时，将病人肢体处于功能位。

4. 病情稳定或者治疗结束后，应及时解除约束。

5. 极度消瘦、局部血液循环障碍的病人，准备柔软的棉垫垫于约束带内。

6. 约束带系成活结，松紧度以病人活动时肢体不易脱出、不影响血液循环为宜，以能伸进1～2指为原则。

7. 约束带应固定于病床缘、床头或坐椅上（约束背心），不宜系在床栏上。

8. 翻身或搬动病人时，应松解约束带。

9. 松解约束带时，加强看护，防止意外的发生。

【实训拓展】

1. 使用约束带时交接班内容有哪些？

病人病情、约束原因、起始时间、间歇次数、约束部位和局部皮肤有无损伤、皮肤颜色和温度、约束肢体末梢循环状况等。

2. 约束带过松或过紧对病人有什么影响？

约束带过松会使病人容易挣脱，发生拔管、坠床等危险行为的几率增加；过紧会阻碍约束部位的血液循环，造成局部皮肤压红，甚至发生压力性损伤（压疮）。

3. 约束时如何观察肢体末梢循环情况？

每2小时观察约束肢体的皮肤颜色、温度、动脉搏动、毛细血管充盈时间、是否出现水肿等情况，并及时记录。当约束部位出现皮肤苍白、发绀、麻木、刺痛、冰冷时，应立即放松约束带，必要时行局部按摩。

技能实训二十　床上洗头

◇ 临床情境　...

　　病人经急诊紧急降颅压处理后转至神经内科继续保守治疗，遵医嘱绝对卧床休息，抬高床头15°～30°，采用降温毯及冰帽进行全身和头部降温，减轻脑水肿。目前病人意识清醒，未诉头痛，无呕吐，右侧肢体肌力1级，绝对卧床，重度依赖。T 36℃，P 86次/分，R 18次/分，BP 150/80 mmHg。病人诉头皮瘙痒，行床上洗头，保持头部清洁卫生。

　　实训任务：床上洗头，保持头部清洁卫生。

【护理评估】

　　1. **健康史**　病人意识清醒，未诉头痛，无呕吐，右侧肢体肌力1级，绝对卧床，重度依赖，头皮瘙痒。

2. 身体状况 T 36℃，P 86 次 / 分，R 18 次 / 分，BP 150/80 mmHg。

3. 心理 – 社会状况 病人担心疾病预后，精神状态不佳。

【主要护理诊断 / 问题】

1. 自理缺陷 与脑出血所致绝对卧床、偏瘫有关。

2. 有发生压力性损伤的危险 与长期卧床、活动受限有关。

【护理目标】

1. 病人清洁、舒适。

2. 病人不发生压力性损伤。

【护理措施】

1. 基础护理 予以床上洗头（实施详见床上洗头操作流程及操作要点）及擦浴，及时更换衣物，保持床单位平整、清洁；睡气垫床，定时翻身，预防压力性损伤。

2. 饮食 给予清淡、易消化、营养丰富的流质饮食，补充足够的水分和热量。

3. 功能锻炼 将病人的瘫痪侧肢体置于功能位置，指导和协助病人进行被动运动，预防关节僵硬和肢体挛缩畸形。

【护理评价】

1. 病人头发清洁易梳理。

2. 病人未发生压力性损伤。

【注意事项】

1. 病情危重和极度衰弱者不宜洗发。

2. 洗发时间不宜过久，避免引起病人头部充血或疲劳不适。

3. 操作时注意节力。

4. 操作时注意与病人沟通，观察病人的病情变化，如有异常，应停止操作。

5. 操作时注意控制室温和水温，避免弄湿衣物和床单位，防止病人受凉。

6. 操作时注意保持病人舒适体位，保护伤口及各种管路，防止水流入耳和眼。

7. 头发如有打结，可用 30% 乙醇溶液辅助梳理。有头虱者行灭虱处理。

【实训拓展】

1. 床上洗头的适应证有哪些?

（1）长期卧床病人，如年老体弱，脑梗死后遗症等。

（2）关节活动受限，如肢体偏瘫、上下肢骨折牵引、高位截瘫等。

（3）肌力降低，如重症肌无力、低钾血症等。

（4）共济失调，如小脑肿瘤、帕金森综合征。

2. 床上洗头的禁忌证有哪些?

（1）需绝对卧床的病人，如急性心肌梗死等病情危重的病人。

评估

（1）核对病人信息。
（2）评估病人病情、意识、心理状态、配合程度。
（3）评估病人头发卫生及头皮情况。

准备

（1）病人准备：仰卧位。
（2）环境准备：病房温度适宜，光线充足。
（3）护士准备：着装规范，修剪指甲，洗手。
（4）用物准备：橡胶单或一次性中单、浴巾、毛巾、别针、眼罩或纱布、耳塞或棉球（以不吸水棉球为宜）、洗发液、梳子、橡胶马蹄形卷或自制马蹄形垫、水壶（内盛43～45℃热水）、脸盆、电吹风等（图1-7-8）。

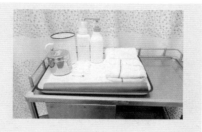
图1-7-8 用物准备

实施

（1）将病人衣领松开向内折，将毛巾围于颈下，别针固定。
（2）将中单及浴巾垫于枕下（图1-7-9），移枕头于病人肩下，置马蹄形垫于病人后颈下，病人颈部枕于马蹄形垫的突起处，头部置于水槽中。
（3）用棉球或耳塞塞好双耳，用纱布或眼罩遮盖双眼。
（4）用温水（43～45℃）充分湿润头发。
（5）取适量洗发液于掌心，均匀涂遍头发，由发际至脑后部反复揉搓，同时用指腹轻轻按摩头皮。
（6）温水冲洗头发，直至洗净。
（7）解下颈部毛巾，擦去头发水分。取下眼部的眼罩和耳内的棉球。用毛巾包好头发，擦干面部。

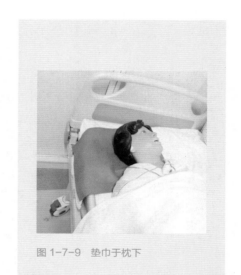
图1-7-9 垫巾于枕下

整理

（1）撤去洗发用物。
（2）用毛巾擦头发。用电吹风吹干头发，梳理成型。
（3）协助病人取舒适卧位，整理床单位。洗手，记录。

（2）需安置特殊体位的病人，如颈椎骨折病人。

3．为什么在洗头过程中要注意防止水流入耳和眼？若水流入耳和眼内该如何处理？

（1）耳朵进水可引起外耳道和鼓膜感染，如外耳道炎、外耳道疖肿、耵聍堵塞、鼓膜炎、化脓性中耳炎。处理方法：① 将头偏向有水的一侧，用手掌压紧有水的耳朵，嘱病人屏住呼吸，迅速把手拿开，反复做几次把水吸出来。② 用棉签小心伸进有水的耳朵去吸。如小孩需家属固定好头部，防止棉签深入过长损伤鼓膜。③ 必要时使用抗生素。

（2）眼睛进水易引发结膜炎。处理方法：① 用滴眼液滴眼；② 注意用眼卫生。

技能实训二十一　卧床病人更换床单法

◇ 临床情境

　　　　病人目前意识清醒，生命体征平稳，仍需卧床休息，右侧肢体肌力2级，尚不能自主完成进食、穿衣、如厕等日常活动。责任护士巡视时发现病人床单位有污渍，予以更换，保持床单位整洁干燥。
　　　　实训任务：更换床单位，使病人舒适。

【护理评估】

　　1. **健康史**　病人卧床休息，重度依赖。

　　2. **身体状况**　意识清醒，生命体征平稳，右侧肢体肌力2级。

　　3. **心理－社会状况**　病人情绪较低落，担心右侧肢体恢复，并希望尽快出院以减轻家庭经济负担。

【主要护理诊断／问题】

　　1. **舒适的改变**　与床单位不清洁有关。

　　2. **有废用综合征的危险**　与偏瘫有关。

【护理目标】

　　1. 病人床单位干燥、清洁。

　　2. 病人肢体功能逐渐恢复。

【护理措施】

　　1. 更换床单位（实施详见卧床病人更换床单位操作流程及操作要点），保持床单位平整、清洁。

　　2. 指导病人和家属进行被动运动，在专业人员的指导下进行康复训练。

　　3. 介绍疾病相关知识，帮助病人树立信心。

【护理评价】

　　1. 病人床单位整洁、舒适。

　　2. 病人右侧肢体肌力3级。

【注意事项】

　　1. 操作时注意省时、节力。

　　2. 注意保护各种管道，避免移位、折叠、扭曲或脱出，必要时暂时夹闭。

　　3. 勿过多暴露和翻动病人，以免受凉，及时拉上床栏，防止坠床。

　　4. 随时观察病人的生命体征及病人反应，及时处理异常情况。

　　5. 带有气管插管或气管切开连接呼吸机者，在更换床单变更体位时，能脱离呼吸机的病人，

卧床病人更换床单法操作流程及操作要点

评估

（1）核对病人信息（图1-7-10）。

（2）评估病人病情、意识、心理状态、配合程度。

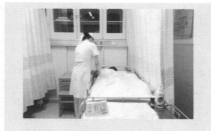

图 1-7-10　核对病人信息

准备

（1）病人准备：病人卧位舒适。

（2）环境准备：室温适宜，同病室内无病人进行治疗或进餐等。

（3）护士准备：着装规范，修剪指甲，洗手，戴口罩。

（4）用物准备（图1-7-11）：大单、中单、被套、枕套、床刷及床刷套。

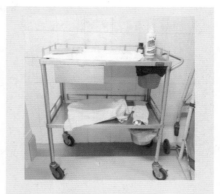

图 1-7-11　用物准备

换床单

（1）移开床旁桌20cm，床旁椅15cm（图1-7-12），拉隔帘遮挡。

（2）协助大小便（图1-7-13），妥善固定病人身上的管道。

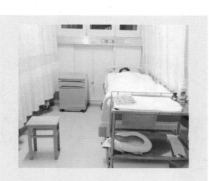

图 1-7-12　移桌椅

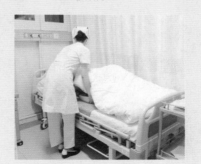

图 1-7-13　协助大小便

（3）放下近侧床栏，拉上对侧床栏。

（4）松开床尾盖被，将枕头移向对侧，协助病人侧卧至对侧，背向护士。

（5）从床头至床尾将各层污单从床垫下拉出，床单污染面向内翻卷塞入病人身下（图1-7-14、图1-7-15）。

（6）用床刷清扫近侧床褥（图1-7-16），铺近侧大单、中单（图1-7-17、图1-7-18），近侧部分大单和中单塞于床垫下，对侧部分内折后卷至床中线处，塞于病人身下。

（7）将枕头移向近侧，协助病人侧卧于已铺好床单的一侧，拉上近侧床栏。

（8）同法铺对侧大单、中单。

（9）协助病人平卧，将枕头移向床中间。

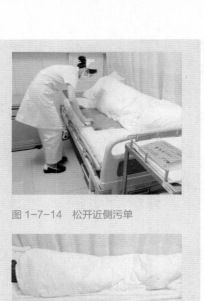

图1-7-14 松开近侧污单

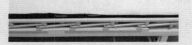

图1-7-15 卷近侧污单

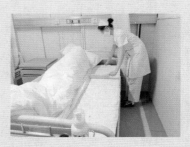

图1-7-16 清扫床褥

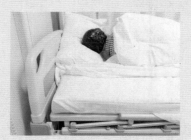

图1-7-17 铺近侧大单

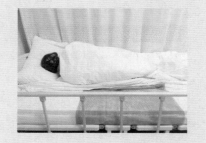

图1-7-18 铺近侧中单

换被 / 枕套 —— （1）将清洁被套平铺于盖被上。
（2）自污被套内取出棉胎，放在清洁被套上，按照卷被筒法更换被套（图1-7-19）。
（3）将棉胎展平，系好被套尾端开口处系带。
（4）撤出污被套。
（5）折被筒，床尾余下部分塞于床垫下（图1-7-20）。
（6）轻抬起病人头部，拿出枕头，更换枕套（图1-7-21）。

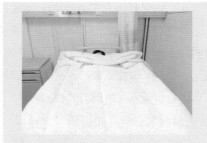

图 1-7-19 换被套

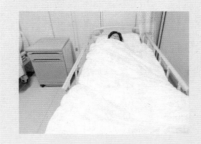

图 1-7-20 折被筒

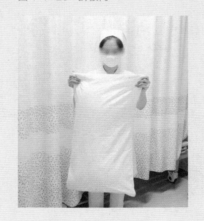

图 1-7-21 更换枕套

整理 —— （1）移回床旁桌、床旁椅。
（2）观察病人病情变化，根据病人病情，摇高床头或膝下支架，酌情开窗通风。
（3）整理用物，洗手。

尽量卸下呼吸机装置后翻身；不能脱离呼吸机的病人，将呼吸机连接管与病人头颈部和气管导管同步移动，避免气管导管过度牵拉扭曲而导致气道阻塞或意外脱管。

【实训拓展】

1．肌力如何分级？

肌力程度一般分为6级。0级：完全瘫痪、肌力完全丧失。1级：可见肌肉轻微收缩，但无肢体运动。2级：可水平移动，但不能抬高。3级：肢体能抬离床面，但不能对抗阻力。4级：能做对抗阻力的运动，但肌力减弱。5级：肌力正常。

2．如何对病人实施被动运动防止废用综合征？

根据病人目前的肌力情况，可先对病人进行肌肉的等长练习，待肌力进一步恢复再逐渐过渡到等张练习。以膝关节为例：将其完全伸直，做股四头肌的收缩松弛运动，收缩 10 秒，松弛 10 秒，收缩 10 次为 1 组，每次功能锻炼重复 10 组。

3．该病人可能的并发症有哪些？应如何预防？

可能发生泌尿系统感染、便秘、下肢深静脉血栓、压力性损伤等并发症。应指导病人多喝水，多吃蔬菜、水果，保持大便通畅，必要时使用缓泻剂，注意观察尿液的颜色、量、性状，有无沉淀，浑浊等；多做被动运动训练，观察肢体有无肿胀，疼痛等异常，必要时可使用气压治疗和血栓弹力袜预防深静脉血栓；勤翻身，使用气垫床，保持床单位整洁，保持皮肤清洁，预防压力性损伤的发生。

（陈　嘉）

内科护理综合实训病例

○ 病例摘要

单先生，男性，50 岁。因双下肢水肿 3 个月，腹泻 3 天，呕血 1 天入院。病人 3 个月前双下肢明显水肿，3 天前出现腹泻，进食量少，昨天进食坚果类食物后，出现大量呕血，呕吐物为深红色血性内容物，量约 600ml，于 20：10 分急诊入院。既往史：5 年前自感腹胀，食欲减退，乏力，牙龈出血，当地医院诊断为"乙醇性肝硬化"，经戒酒、保肝等治疗后症状改善。否认"肝炎"、"结核"等传染病史，否认外伤、输血史，无药物、食物过敏史；不吸烟，酗酒 26 年，每天半斤白酒，5 年前已戒酒。

体格检查：T 36.2℃，P 126 次 / 分，R 26 次 / 分，BP 85/57mmHg，发育正常，体型消瘦。面色晦暗，皮肤未见出血点，浅表淋巴结无肿大；心肺听诊未闻及异常，腹部膨隆，腹壁未见曲张静脉，肝脾未触及，移动性浊音（＋），肠鸣音减弱；双下肢中度凹陷性水肿。

实验室检查：Hb 90g/L，RBC 3.1×10^{12}/L，WBC 4.6×10^9/L，PLT 160×10^9/L，ATL108U/L，AST 162 U/L；清蛋白 21.4 g/L，清蛋白 / 球蛋白 0.8，血尿素氮 8mmol/L。

辅助检查：胃镜：① 食管下段静脉曲张（中度）；② 门脉高压性胃病（中度）。腹部 B 超：肝脏缩小，伴少量腹水，符合肝硬化诊断。

诊断：上消化道出血，肝硬化。

病人急诊入院，入院时面色苍白，四肢湿冷，HR 126 次 / 分，R 26 次 / 分，BP 85/57mmHg，遵医嘱给予输血、输液、止血治疗等措施后，经胃镜检查提示食管下段静脉曲张（中度）伴破裂出血，为病人放置三腔二囊管进行压迫止血，置管后转入消化内科继续治疗，遵医嘱禁食、禁饮24 小时，并做好相关的基础护理。

【护理评估】

1．**健康史**　不吸烟，酗酒 26 年，每天半斤白酒，5 年前已戒酒。一天前进食坚果类食物。

2．**身体状况**　进食坚果类食物后，出现大量呕血，呕吐物为深红色血性内容物，量约600ml。T 36.2℃，P 126 次 / 分，R 26 次 / 分，BP 85/57mmHg，意识清醒，移动性浊音（+），肠鸣音减弱；双下肢中度凹陷性水肿。

3．**心理 - 社会状况**　病人神情紧张，恐惧，担心再次出血，危及生命。

4．**实验室检查**　Hb 90g/L，RBC 3.1×10^{12}/L，血清蛋白 21.4 g/L，清蛋白 / 球蛋白 0.8，ATL108U/L，AST 162 U/L。

5．**辅助检查**　胃镜：① 食管下段静脉曲张（中度）；② 门脉高压性胃病（中度）。腹部 B超：肝脏缩小，伴少量腹水。

【主要护理诊断 / 问题】

1．**体液不足**　与消化道大出血导致的失血过多、以及呕吐、腹泻有关。

2．**有窒息的危险**　与呕吐时，血液或分泌物反流入气管有关。

3．**有电解质失衡的危险**　与低蛋白血症及禁食禁饮有关。

4．**活动无耐力**　与肝功能减退、呕吐导致水、电解质丢失有关。

5．**有皮肤完整性受损的危险**　与营养不良、水肿、长期卧床活动减少有关。

6．**潜在并发症**：肝性脑病。

7．**知识缺乏**：缺乏肝硬化相关知识。

【护理目标】

1．维持有效血液循环。

2．有效避免窒息发生。

3．维持电解质平衡。

4．保持皮肤完整性。

5．预防并发症。

【护理措施】

1．立即卧床休息，取中凹体位保证脑部供血，定期翻身，保持皮肤清洁、干燥，避免损伤。

2．保持呼吸道通畅，清除口鼻分泌物，鼻导管给氧。呕吐时头偏一侧。

3．建立至少两路静脉通路，准确实施输血、输液、各种止血治疗等。

4．严密监测病情，观察意识、生命体征和周围循环状况，观察呕血、黑便情况，准确记录出入水量，及时复查血清电解质和血常规等。

5. 禁食禁饮，必要时给予胃肠外营养。

【护理评价】

1. 血压维持正常。

2. 未发生窒息。

3. 电解质维持平衡。

4. 皮肤完整，未发生相关并发症。

临床情境二

病人住院第 3 天，仍未排大便。因出现少尿遵医嘱口服使用氢氯噻嗪，每日 2 次，每次 25～50mg。住院第 5 天，家属发现病人答非所问，性格大变，行为异常，有暴力倾向，继而出现嗜睡、躁动不安、少尿等。体格检查：可引出扑翼样震颤，腱反射亢进、肌张力增高、Babinski 征阳性。实验室检查：血氨浓度为 55μg/dl，脑电图显示 δ 波节律变慢，每秒 4 次。护士发现病人的病情变化后，告知医生，进行一系列的护理措施。家属情绪紧张。

【护理评估】

1. 健康史　第 5 天，家属发现病人答非所问，性格大变，行为异常，出现暴力倾向。

2. 身体状况　住院第 3 天，未解大便。可引出扑翼样震颤，腱反射亢进、肌张力增高、Babinski 征阳性。

3. 心理 - 社会状况　家属情绪紧张。

4. 实验室检查　血氨浓度为 55μg/dl。

5. 辅助检查　脑电图显示 δ 波节律变慢，每秒 4 次

【主要护理诊断 / 问题】

1. 意识障碍　与血氨浓度增高、干扰脑细胞能量代谢和神经传导有关。

2. 便秘　与肠蠕动减弱、长期卧床有关。

3. 营养失调：低于机体需要量　与肝功能衰竭致低代谢紊乱、限制蛋白摄入有关。

4. 有皮肤完整性受损的危险　与病人水肿，不能自主调整体位有关。

5. 照顾者角色紧张　与照顾者缺乏有关照顾经验，应对能力不足及经济负担过重等有关。

6. 潜在并发症：脑水肿、感染等。

【护理目标】

1. 病人意识转清醒。

2. 大便正常。

3. 营养维持机体需要。

4. 保持皮肤完整。

5. 家属能胜任照顾者角色。

6. 预防并发症发生。

【护理措施】

1. 提供安全舒适的环境　保证病人卧床休息。躁动不安的病人，注意安全保护，必要时使用约束带。如使用约束带，需要签署知情同意书。

2. 病情观察　评估病人意识障碍的程度，观察病人思维及认知的改变，监测病人瞳孔及生命体征，定期复查肝肾功能、血氨、电解质等。

3. 遵医嘱纠正电解质和酸碱平衡紊乱，止血和清除肠道积血，预防和控制感染，及早识别并去除肝性脑病发作的诱因。

4. 保持呼吸道通畅　昏迷病人取仰卧位头略偏向一侧，以防舌后坠阻塞呼吸道；深昏迷者气管切开后做好排痰护理，保证氧气供给。

5. 保持大便通畅，可给予乳果糖，以保证每日排软便 2～3 次。

6. 营养支持的目的在于保持正氮平衡。急性起病数日内禁食蛋白质（1～2 期肝性脑病可限制在 20g／日以内），意识清楚后从蛋白质 20g／日开始逐渐增加至 1g／（kg·d）。植物蛋白较好，因其含支链氨基酸较多，且所含非吸收性纤维被肠菌酵解产酸有利氨的排出。同时应尽量保证热能供应和各种维生素的补充，酌情输注血浆或者白蛋白。

7. 协助病人定期翻身，保持皮肤清洁、干燥，动作轻柔，避免发生皮肤损伤。必要时给予波动式防压疮气垫床，防止压力性损伤发生。

8. 心理护理　关注病人及家属的心理状态，进行有效的沟通，尊重病人的人格，给予情感上的支持，取得信任和合作；制定切实可行的照顾计划，让家属共同参与病人的护理。

【护理评价】

1. 病人意识清楚。

2. 大便正常。

3. 营养维持机体需要。

4. 皮肤完整，未发生压力性损伤。

5. 家属胜任照顾者角色。

6. 未发生其他并发症。

（陈　嘉）

第二章
外科护理综合实训

学习目标

识记　能陈述病人备皮、平车转运、胃肠减压、造口袋更换、机械振动排痰、胸腔闭式引流管护理、吸痰、疼痛护理、病人搬运、压力性损伤（压疮）的预防和处理、留置针静脉输液、24 小时出入量记录、静脉输血、鼻饲、脑室外引流护理、更换引流袋、经外周静脉置入中心静脉导管（PICC）的置管与维护、膀胱冲洗、会阴护理、静脉注射、微量泵使用的操作要点及注意事项。

理解　1. 能理解直肠癌、肺癌、股骨颈骨折、大面积烧伤、颅内肿瘤、乳腺癌、膀胱癌、法洛四联症疾病的临床情境及实训任务。

2. 能解释直肠癌、肺癌、股骨颈骨折、大面积烧伤、颅内肿瘤、乳腺癌、膀胱癌、法洛氏四联症疾病的主要护理问题。

应用　1. 能完成病人备皮、平车转运、胃肠减压、造口袋更换、机械振动排痰、胸腔闭式引流管护理、吸痰、疼痛护理、病人搬运、压力性损伤（压疮）的预防和处理、留置针静脉输液、24 小时出入量记录、静脉输血、鼻饲、脑室外引流护理、更换引流袋、经外周静脉置入中心静脉导管（PICC）的置管与维护、膀胱冲洗、会阴护理、静脉注射、微量泵使用等技能。

2. 能应用所学知识运用护理程序对直肠癌、肺癌、股骨颈骨折、大面积烧伤、颅内肿瘤、乳腺癌、膀胱癌、法洛四联症疾病病人进行护理。

第一节　直肠癌病人护理技能实训

○ 病例摘要

　　病人，女性，57 岁，退休教师。因大便带血 20 天入院。病人 20 天前无明显诱因出现大便带血，为鲜红色血便，伴有便秘，感里急后重，无大便条变细、腹泻、便频、腹痛、腹胀、肛周不适、贫血、排尿困难等情况。病人近 3 个月体重下降约 5kg。既往身体健康，已绝经，否认手术、外伤、输血史。否认家族性遗传病、传染病史。

　　体格检查：T 36.3℃，P 84 次 / 分，R 18 次 / 分，BP 120/70mmHg，意识清醒，精神状况一般。腹部平软，未见肠型及蠕动波，无压痛、反跳痛，移动性浊音阴性，肠鸣音 5 次 / 分，双侧腹股沟未触及肿大淋巴结。

　　辅助检查：直肠指诊距肛门 2 ～ 3cm、胸膝位 3 ～ 8 点位触及菜花样肿物，活动度尚可，与盆腔无粘连，指套染暗褐色血。5 天前于门诊行直肠镜检查显示：距离肛门 2 ～ 6cm 处直肠壁可见一隆起型病变，大小约 4cm×3cm，表面充血、糜烂，质地脆、触碰易出血，血管网模糊。病理结果回报：直肠腺癌。

　　诊断：低位直肠癌。

技能实训一　备皮

◇ 临床情境

　　病人入院后继续完善检查。腹部增强 CT 检查、肠系膜血管重建检查结果回报：直肠癌，突破浆膜层？周围多发淋巴结转移，病灶区由肠系膜下动脉及静脉分支供血。胸部 CT 平扫、血常规、凝血常规、心电图、尿常规、肝肾功能等检查检验结果未见明显异常。拟明日全麻下截石位行腹会阴联合直肠癌根治术，医嘱术前备皮。病人知晓明日手术，愿意接受术后永久性乙状结肠造口，对肠造口手术有一定了解。病人本人目睹了朋友手术后自我照顾的过程，此次手术也得到了该朋友的鼓励与支持。

　　实训任务：完成手术前的皮肤准备。

【护理评估】

　　1. **健康史**　病人 20 天前出现大便带血，为鲜红色血便，伴有便秘，感里急后重。既往身体健康，无家族史。近 3 个月体重下降约 5kg，已确诊直肠癌。

　　2. **身体状况**　病人意识清醒，生活自理，每日清洁会阴部，会阴及肛门周围皮肤无异常。病人无活动性义齿。

　　3. **心理 - 社会状况**　愿意接受术后永久性乙状结肠造口，对肠造口手术及居家护理有一定了解。病人期待手术，积极配合治疗、护理。家属关爱病人，常来探视。

　　4. **实验室检查**　血常规、凝血常规、尿常规、肝肾功能等检验结果正常。

5．**辅助检查**　腹部增强 CT 检查、肠系膜血管重建结果示：直肠癌，突破浆膜层？周围多发淋巴结转移，病灶区由肠系膜下动脉及静脉分支供血。胸部 CT 平扫、心电图检查结果正常。

【主要护理诊断／问题】

1．**知识缺乏**：缺乏手术前准备的相关知识。

2．**有皮肤完整性受损的危险**　与备皮有关。

【护理目标】

1．病人掌握术前准备的相关知识。

2．不发生因备皮导致的皮肤损伤。

【护理措施】

1．**休息和睡眠**　嘱病人术前保证充分的休息和睡眠，尤其是术前晚，必要时遵医嘱使用药物辅助睡眠。指导病人以积极的心态应对手术。

2．**适应性训练**　指导病人在床上调整卧位和翻身，练习咳嗽、咳痰、深呼吸的正确方法。

3．**皮肤准备**　指导或协助病人术前一日沐浴、更衣，避免着凉。做好手术区域皮肤准备（实施详见备皮操作流程及操作要点）。

4．**胃肠道准备**　术前 3 天进半流质饮食，术前禁食 8～12 小时，禁饮 4 小时。实施快速康复者术前禁食 6 小时，禁饮 2 小时。术前 12 小时口服泻药行肠道准备期间，因服泻药致大便频次增加，注意预防跌倒。

5．**病人准备**　嘱病人不化妆、不涂口红，清除指甲油；取下发夹、眼镜、手表、首饰等随身物品。

6．**执行术前医嘱**　遵医嘱留置尿管、留置胃管、肌内注射术前药物，测量生命体征并记录。

7．**心理护理**　支持、鼓励、关心病人，帮助获得家庭支持。

【护理评价】

1．手术区皮肤清洁，毛发已去除。

2．备皮区皮肤无破损。

【注意事项】

1．皮肤准备时应彻底清除手术切口部位和周围皮肤的污垢，保证皮肤充分清洁。

2．术前备皮应在手术当日进行，确需去除手术部位毛发时，应当使用不损伤皮肤的方法，避免使用刀片刮除毛发。

3．备皮时应注意保暖，避免着凉。注意保护病人隐私。

4．若切口不涉及头部、面部、腋窝、会阴，且切口周围毛发稀少、较短时，只须清洁皮肤而不须去除毛发；婴幼儿一般不须去除毛发。

【实训拓展】

1．**对病人进行会阴部皮肤准备时，应注意哪些问题？**

会阴部为个人隐私部位，应向病人做好解释说明，取得病人配合，注意拉隔帘遮挡保护。如

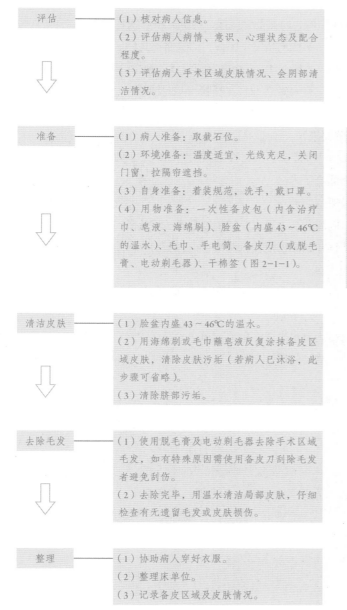

| 评估 | （1）核对病人信息。
（2）评估病人病情、意识、心理状态及配合程度。
（3）评估病人手术区域皮肤情况、会阴部清洁情况。 |

| 准备 | （1）病人准备：取截石位。
（2）环境准备：温度适宜，光线充足，关闭门窗，拉隔帘遮挡。
（3）自身准备：着装规范，洗手，戴口罩。
（4）用物准备：一次性备皮包（内含治疗巾、皂液、海绵刷）、脸盆（内盛 43～46℃的温水）、毛巾、手电筒、备皮刀（或脱毛膏、电动剃毛器）、干棉签（图 2-1-1）。 |

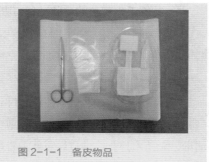

图 2-1-1　备皮物品

| 清洁皮肤 | （1）脸盆内盛 43～46℃的温水。
（2）用海绵刷或毛巾蘸皂液反复涂抹备皮区域皮肤，清除皮肤污垢（若病人已沐浴，此步骤可省略）。
（3）清除脐部污垢。 |

| 去除毛发 | （1）使用脱毛膏及电动剃毛器去除手术区域毛发，如有特殊原因需使用备皮刀刮除毛发者避免刮伤。
（2）去除完毕，用温水清洁局部皮肤，仔细检查有无遗留毛发或皮肤损伤。 |

| 整理 | （1）协助病人穿好衣服。
（2）整理床单位。
（3）记录备皮区域及皮肤情况。 |

果是为异性病人行皮肤准备，应请病人家属陪同。会阴部皮肤褶皱较多，应注意绷紧皮肤，去除毛发时避免损伤。另外，若病人能够自理，应先用温水清洁会阴部，否则护士应协助病人进行会阴部清洁。

2．手术前皮肤准备范围如何确定？

手术前皮肤准备范围以手术切口为中心，周围 15～20cm 范围内的皮肤皆应进行清洁处理。

（1）颅脑手术：去除全部头发及颈部毛发，保留眉毛。

（2）眼部手术：前额发际至鼻孔，保留眉毛，内眼手术应剪睫毛。

（3）颈部手术：唇下至乳头水平线，两侧至斜方肌前缘，保留腋毛。

（4）胸部手术：锁骨上部至脐水平，前至健侧腋前线或超过锁骨中线，后侧超过正中线，包括患侧腋下。乳房手术还应包括同侧上臂 1/3。

（5）上腹部手术：乳头连线至耻骨联合水平，两侧至腋后线，包括去除阴毛，清除脐部污垢。

（6）下腹部手术：剑突至大腿上 1/3 的前、内侧及会阴部，两侧至腋后线。

（7）肾区手术：乳头连线至耻骨联合，两侧均超过正中线，清除脐部污垢。

（8）腹股沟部及阴囊手术：脐部水平至大腿上 1/3，两侧至腋后线，包括会阴部并去除阴毛。

（9）会阴部及肛门手术：髂前上棘连线至大腿上 1/3，包括会阴部及臀部。

（10）四肢手术：以切口为中心包括上下方各超过 20cm，一般超过远、近端关节或整个肢体。

3．特殊手术部位的皮肤准备有哪些要求？

（1）颅脑手术：术前 3 日剪短头发，每日洗头一次（急诊手术例外），用肥皂洗头，戴清洁帽子。剃除头发可在手术前进行，之后即刻手术。

（2）颜面部手术：清洁面部，尽量保留眉毛。

（3）口腔手术：入院后即要保持口腔清洁，入手术室前用复方硼酸溶液漱口。

（4）骨、关节、肌腱手术：术前 3 日开始准备皮肤，第 1～3 日每日用肥皂液洗净，75% 乙醇消毒，无菌巾包扎。术日晨重新消毒包扎。

（5）四肢手术：入院后每日用热水浸泡手足 20 分钟，并用肥皂水刷洗，修剪指（趾）甲和软化的胼胝。

（6）阴囊、阴茎部手术：入院后每日用温水坐浴，皂液洗净，术日晨去除毛发。

（7）小儿手术：一般不剃毛发，只作清洁处理。

技能实训二　平车转运

◇ **临床情境**　..

　　术日晨，病人精神状况良好，稍感紧张，家属陪护在旁。其生命体征平稳，已遵医嘱禁食禁饮。已为病人留置胃管、尿管，术前 30 分钟肌内注射苯巴比妥针 0.1g、阿托品针 0.5mg。护士确认术前准备已经完善并签字，找另一名护士核对后，护送病人入手术室。

　　实训任务：用平车护送病人至手术室。

【护理评估】

　　1．**健康史**　病人术前晚睡眠较好，术日晨精神状况佳，已按医嘱要求禁食禁饮，手术区皮肤准备已完成。

　　2．**身体状况**　病人生命体征平稳，已留置胃管、尿管，妥善固定，术前药物已用。

　　3．**心理－社会状况**　病人精神状况良好，稍感紧张，家属陪护在旁。已有心理准备，愿意接受手术治疗。

【主要护理诊断／问题】

　　1．**活动无耐力**　与病人禁食水、注射术前药物有关。

　　2．**有意外脱管的危险**　与院内转运有关。

　　3．**有坠床的危险**　与平车转运有关。

【护理目标】

1. 顺利运送病人到达手术室。

2. 胃管、尿管未脱出。

3. 不发生坠床。

【护理措施】

1. 嘱病人卧床休息，告知病人平车转运的必要性。

2. 护士做好转运前的准备工作，再次检查平车性能，协助病人过床，平车运送病人至手术室（实施详见平车转运操作流程及操作要点），注意保暖。

3. 转运时注意观察病人病情变化，注意与病人的交流。

4. 妥善固定胃管和尿管，避免转运过程中管道的牵拉、脱出。

5. 转运过程中为病人系好安全带，避免发生坠床。

6. 与手术室护士核对病人信息和手术相关信息后，交接带入手术室的物品、各项医嘱执行情况、检验检查报告等，并双方签字确认。

平车转运操作流程及操作要点

评估 —— (1) 核对病人信息。
(2) 评估病人病情、意识、体重、肢体活动、配合程度。
(3) 检查平车各部件功能的完好性。

准备 —— (1) 病人准备：术前准备完毕，舒适体位。
(2) 环境准备：环境安静、整洁。
(3) 护士准备：着装规范，洗手。
(4) 用物准备：平车（有约束带）、床单、棉被、枕头。

移至平车 —— (1) 将胃管固定于病人衣物上，尿管固定于病人大腿旁。
(2) 将平车推至与病床平行，并紧靠床边，踩制动闸将平车制动，将棉被平铺于平车上（图2-1-2）。
(3) 护士站于平车一侧，协助病人按上身、臀部、下肢顺序向平车挪动。
(4) 协助病人取舒适卧位，盖好棉被。
(5) 系好约束带，拉起护栏。

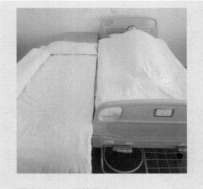

图2-1-2 摆放平车

转运与交接 —— (1) 松开制动，推车护送病人至手术室。
(2) 与手术室护士交接。
(3) 填写转运交接卡，并双方确认签字。

【护理评价】

1. 病人安全到达手术室。

2. 胃管、尿管固定妥善，无脱出。

3. 转运过程中未发生坠床。

【注意事项】

1. 使用前应先检查平车，保证各部件性能完好。

2. 根据病人的病情、活动能力和体重，选用一人搬运法、二人搬运法或三人搬运法从病床转移到平车。

3. 病人上下平车前应先固定平车，上下坡时应使病人头部处于高位。

4. 遵循节力原则，车速适宜。病人头部置于平车的大轮端，推车时小轮在前，以便转向灵活。

5. 护士在转运途中站于病人头侧，便于观察病情。

6. 输液或引流病人在转运过程中，需妥善固定并保持管路通畅。

7. 进出电梯和门洞时注意轻稳，避免碰撞。

【实训拓展】

1. 转运前评估的内容包括哪些?

转运前评估病人以下内容，包括病人的病史、当前生命体征、意识、静脉通路、引流管情况。一般情况下，转运前需使病人的通气和血流动力学情况保持稳定。

2. 在转运过程中，如果管道意外脱出该如何处理?

（1）搬运时应将导管妥善固定，保持一定的活动度，搬运动作轻柔，做好管道保护。

（2）躁动病人应用约束带适当加以约束，以防转运中不配合导致管道脱落。

（3）导管部分脱出时，可先行固定，通知医生，配合重新固定或拔管。导管完全脱出时，有引流口者，可以用无菌纱布保护引流口，通知医生，必要时配合重新置管。

（4）做好病人的安抚工作。密切观察病人的生命体征和伤口情况，并做好详细记录，做好交接班。

技能实训三　胃肠减压

◇ 临床情境

病人术后返回病房，协助取平卧位，予以鼻导管 2L/min 吸氧。腹部及骶尾部切口敷料干燥，腹部用腹带加压包扎；胃肠减压管引流出咖啡色液体约 100ml，肠造口袋引流出少量暗红色液体，骶前引流管引流出少量暗红色液体。术后第一日，病人在床上自主翻身时不慎将胃管拔出，肠鸣音 0 ~ 1 次 / 分，肠造口未排气。病人意识清醒，T 37.5℃，P 80 次 / 分，R 18 次 / 分，BP 112/70mmHg。因手术应激反应，病人可能出现应激性溃疡。

实训任务：继续胃肠减压。

【护理评估】

1. **健康史**　病人为腹会阴联合直肠癌根治术后第一日，床上活动时不慎将胃管拔出，胃肠减压管引流出咖啡色液体，肠造口未排气。

2. **身体状况**　病人意识清醒，有低热，T 37.5℃，口腔黏膜无糜烂，双侧鼻腔通畅，鼻中隔无偏曲，肠鸣音 0～1 次 / 分。

3. **心理 - 社会状况**　病人诉留置胃管不舒服，不太愿意重新插胃管。且感切口疼痛，耐受程度低。

【主要护理诊断 / 问题】

1. **潜在并发症：胃出血**　与手术应激反应有关。
2. **知识缺乏**：缺乏胃肠减压的相关知识。

【护理目标】

1. 顺利重新置入胃管，继续胃肠减压。
2. 胃出血减轻或停止。
3. 病人疼痛缓解，舒适度增加。

【护理措施】

1. 向病人解释需要重新插胃管继续胃肠减压的意义，待胃出血停止后及时撤除。
2. 胃管置入后连接负压引流装置（实施详见胃肠减压操作流程及操作要点），定时回抽胃液和冲洗胃管，保持引流通畅。必须经胃管给药者，在给药后停止减压 2 小时。
3. 妥善固定胃管，观察引流液的颜色、性质和量，引流液异常时应及时通知医生处理。
4. 嘱病人卧床休息。告知病人床上活动时应保护好胃管和其他管道，避免管道意外脱出。
5. 因胃肠减压期间禁止饮水和进食，给予口腔护理，湿润嘴唇。
6. 密切观察病人肠蠕动恢复情况及有无腹胀。

【护理评价】

1. 病人愿意接受重新置入胃管，置管顺利。
2. 胃肠减压持续有效，引流出颜色正常胃液。
3. 病人自我感觉舒适。

【注意事项】

1. 插管前应充分向病人解释并取得病人的配合。
2. 插管过程中如病人出现恶心，应暂停片刻，嘱病人深呼吸后缓慢插入。如出现呛咳、呼吸困难、发绀等情况，应立即拔出，休息后重新插入。
3. 证实胃管位置正确的方法中胸部 X 线检查的准确性最高，不宜单独采用回抽胃液或听气过水声或检测胃液酸碱度的方法确定胃管位置。
4. 冲洗胃管时如遇有阻力，不可强行冲洗，应及时通知医生，查明原因并采取相应措施。

评估 —— （1）评估病人信息。

（2）评估病人病情、意识、心理状态及配合
程度。

（3）评估病人鼻腔是否通畅，鼻腔黏膜有无
糜烂。

准备 —— （1）病人准备：半坐位。

（2）环境准备：温度适宜，光线充足。

（3）护士准备：着装规范，洗手、戴口罩。

（4）用物准备：一次性胃管包（内含治疗
巾、胃管、润滑油、纱布、镊子、别针）、
听诊器、棉签、手套、胶布、负压吸引装
置、注射器、小药杯（盛温开水）。

清洁鼻腔 —— （1）颌下铺治疗巾。

（2）棉签清洁鼻腔。

插胃管 —— （1）测量插管长度，即前额发际到剑突或鼻
尖经耳垂至胸骨剑突处（图2-1-3），做好
标识。成人一般插入长度为45～55cm。

（2）润滑胃管前端，一手持镊子夹住胃管
前端，轻轻插入鼻孔，到咽喉部（插入约
14～15cm）时，嘱病人做吞咽动作，随之
顺势插入。

（3）确认胃管在胃内，用胶布将胃管固定在
鼻翼及面颊部。

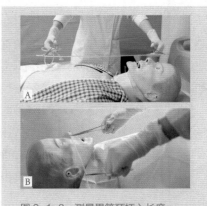

图2-1-3 测量胃管预插入长度

连接负压
引流装置 —— （1）连接负压引流装置，保持负压持续有效。

（2）妥善固定负压引流装置（图2-1-4）。

（3）贴胃管标识，注明插管时间、插管深
度、置管人。

（4）记录病人情况，胃肠减压引流液的颜
色、性质、量。

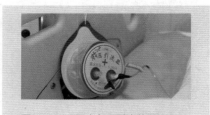

图2-1-4 固定负压引流装置

拔管 —— （1）先将吸引装置与胃管分离，捏紧胃管
末端。

（2）嘱病人吸气后屏气，用纱布包裹鼻孔处
的胃管，边拔边擦拭，胃管尖端至咽喉处时
迅速拔出。

（3）清洁病人鼻部、面部。

（4）记录拔管时间及病人情况。

【实训拓展】

1. 什么是胃肠减压术？

胃肠减压术是利用负压吸引或虹吸的原理，经鼻胃管将积聚于胃肠道内的气体及液体吸出体外的一种常见外科技术。目的是减轻胃肠道的张力，防止胃过度膨胀；解除梗阻；减少肠腔内的细菌和毒素，改善肠壁血运。

2. 术后当日，病人胃管引流出咖啡色液体 100ml，护士应如何处理？

护士床旁安慰病人，测量生命体征，立即通知医生。遵医嘱给予胃黏膜保护剂和止血、补液等处理。密切观察病人的病情变化。若胃管引流液颜色转为鲜红、血压下降，应警惕低血容量性休克的发生，加快补液速度，必要时输血。及时倾倒引流液，记录引流液的颜色、性质及量。

技能实训四　造口袋更换

◇ 临床情境 ··

　　病人术后第三日，胃管引流出少量黄色胃液，胃出血停止，遵医嘱予以停止胃肠减压，拔除胃管。病人肠鸣音 4～5 次 / 分，当日进少量流质饮食，造口袋胀气明显，见黄色稀便约 50ml，造口肠黏膜红润。病人和家属表现出紧张情绪，不知如何处理，向护士咨询。

　　实训任务： 正确护理肠造瘘口。

【护理评估】

1. **健康史**　病人行腹会阴联合直肠癌根治术后第三日，肠蠕动恢复，已停止胃肠减压，进食少量流质饮食。

2. **身体状况**　病人意识清醒，肠鸣音 4～5 次 / 分，造口袋内有气体，有黄色稀便约 50ml，造口肠黏膜红润。

3. **心理 – 社会状况**　病人和家属不知如何处理造口排气、排便情况，迫切希望得到护士的帮助。

【主要护理诊断 / 问题】

1. **知识缺乏**：缺乏造口自我护理的相关知识。

2. **自我认同紊乱**　与排便方式改变有关。

【护理目标】

1. 病人或家属正确掌握肠造口护理的方法。

2. 病人接受造口，并能正确认知。

【护理措施】

1. **指导病人正确更换造口袋**　根据底盘的浸渍程度适时更换造口袋。如造口底盘松脱，应予以及时更换（实施详见造口袋更换操作流程及操作要点）。袋内排泄物容量超过 1/3 时，应及时倾倒。

2. **观察造口及周围皮肤**　注意观察造口肠黏膜的颜色，周围皮肤有无发红、溃烂。每次更换造口袋时用生理盐水棉球清洁造口和周围皮肤（造口周围的切口愈合后可用温水清洁），干燥后涂造口护肤粉、皮肤保护膜，预防浸渍性皮炎的发生。

3. 观察造口排气排便情况　每日观察造口排出物的颜色、量、性质及气味，观察不同食物种类、量与排便的关系。

4. 保护腹壁切口　肠造口开放后协助病人取侧卧位，避免粪便漏出污染腹部切口。

5. 指导病人合理饮食　进食高蛋白、高热量、高维生素的饮食，避免食用产气或强刺激性气味的食物。

6. 指导病人正视造口　护士应帮助病人正确认识并参与造口的自我护理，住院期间教会病人和家属掌握造口袋的更换方法，使病人逐渐适应自我护理，尽快恢复日常生活，鼓励参加适量的运动和社交活动。

【护理评价】

1. 病人或家属已掌握造口袋的更换方法。
2. 病人已能正确对待造口，日常生活如前。

造口袋更换操作流程及操作要点

评估	（1）核对病人信息。 （2）评估病人病情、意识、自理能力、配合程度、心理、家庭支持程度、经济状况。 （3）评估病人造口情况，选择合适的造口袋及其他造口产品。

准备	（1）病人准备：病人平卧，暴露造口。 （2）环境准备：温度适宜，光线充足，关闭门窗，拉屏风遮挡。 （3）自身准备：着装规范，洗手、戴口罩。 （4）用物准备：造口袋（图2-1-5、图2-1-6，此处以两件式造口袋替换一件式造口袋为例）、造口量度表、棉球或纱布、生理盐水或温水、手套、治疗包（内备剪刀、弯盘、镊子）、治疗巾。

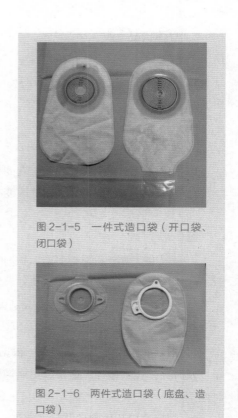

图 2-1-5　一件式造口袋（开口袋、闭口袋）

图 2-1-6　两件式造口袋（底盘、造口袋）

取下造口袋 ——（1）铺治疗巾于造口侧身体下方。
（2）戴手套，一手按压皮肤，一手由上向下揭下原造口袋底盘（图2-1-7），并观察内容物。
（3）用生理盐水或温水棉球清洁造口黏膜、周围皮肤，并观察造口及周围皮肤的情况。

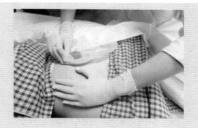

图2-1-7 取下造口袋

更换造口袋 ——（1）用造口量度表测量造口的大小、形状（图2-1-8）。
（2）在新造口袋底盘背面贴纸处按测量结果绘线、修剪（图2-1-9），用棉签抹平锐利的边缘。
（3）撕去底盘贴纸，按照造口位置由下而上将造口袋贴于皮肤上，手掌按压底盘1～3分钟（图2-1-10）。
（4）扣上造口袋，夹闭末端袋夹（图2-1-11）。
（5）必要时使用防漏膏、皮肤保护膜。

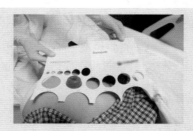

图2-1-8 测量造口

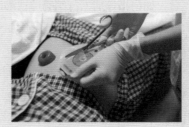

图2-1-9 修剪底盘

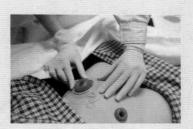

图2-1-10 按压底盘

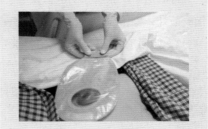

图2-1-11 扣上造口袋、夹闭袋夹

整理 ——（1）协助病人整理衣服。
（2）记录造口及周围皮肤情况，排泄物的颜色、性质、量。

1. 耐心指导病人进行自我护理，积极鼓励病人正视造口。
2. 更换造口袋时应防止内容物污染造口周围皮肤及手术切口。
3. 揭下造口袋时动作轻柔，注意保护皮肤，防止皮肤损伤。
4. 造口周围皮肤不可用乙醇、碘酊、含化学制剂的湿纸巾或其他消毒液清洗。
5. 如造口周围皮肤凹凸不平，可使用防漏膏或防漏条填平后再粘贴造口袋，使用凸面底盘者加腰带固定。
6. 造口袋修剪后用棉签抹平边缘锐利处，以免损伤造口肠黏膜。
7. 贴造口袋前应保证造口周围皮肤干燥，避免底盘粘贴不牢而造成渗漏。
8. 造口袋底盘大小应与造口黏膜之间保持适当空隙（1～2mm），空隙过大则粪便刺激皮肤引起皮炎，空隙过小则底盘边缘与造口黏膜摩擦，导致不适甚至出血。
9. 腹部造口病人避免做增加腹压的运动，以免形成造口旁疝。

【实训拓展】

1. 如何指导病人行结肠造口灌洗？

通过定时结肠造口灌洗可训练病人肠道蠕动规律，利于病人控制排便，使病人尽早恢复日常生活。

结肠造口灌洗可使用专用的灌洗装置（包括灌洗袋、灌洗椎、灌洗套袋、尾夹等），盛38～41℃温水适量，病人端坐于坐便椅上，灌洗袋底部与病人肩部持平。取下原造口袋，将灌洗套管固定于造口上，末端放入坐便内。润滑灌洗椎，将灌洗椎插入造口，缓慢灌入灌洗液，约需灌5～10分钟，保留灌洗椎在原位置至少15秒。一般灌入后45分钟内造口出现流出液，排出肠内容物。待粪便排出后，撤下灌洗套管，戴上新的造口袋。灌洗一般可每日1次或每两日1次，在固定时间进行，餐后或者饮用温／热水后灌洗效果更佳。

2. 如何通过造口扩张以预防造口狭窄？

造口狭窄是肠造口术后常见的并发症之一，多数发生于术后8天到数年不等。造口狭窄是指病人造口皮肤开口细小，难以看到黏膜，或造口皮肤开口正常，而指诊时肠管周围组织紧缩，手指不易进入；临床表现为病人大便变细、排出困难、排便时间延长，伴有腹胀、腹痛。

行肠造口扩张可预防造口狭窄。扩张时戴手套，示指涂抹液状石蜡，缓慢插入造口达第2～3指关节处，停留3～5分钟，每日1～2次，7～10天后可隔日1次，半年后每周1次。

3. 如何预防造口周围发生刺激性皮炎？

（1）指导病人注意坐、卧、弯腰的姿势。

（2）选择合适的造口袋底盘及辅助用品，妥善收集造口内的排泄物；底盘裁剪勿过大。根据需要及时更换造口底盘及造口袋。

（3）使用造口护肤粉、不含乙醇的皮肤保护膜保护造口周围受损的皮肤，必要时使用新型敷料。

（4）皮肤有破损时底盘容易渗漏，建议使用凸面底盘加腰带固定，防止粪便腐蚀皮肤。

（尹　兵）

第二节　肺癌病人护理技能实训

　　病人，男性，58岁。以咳嗽、胸闷2周，痰中带血1周入院。2周前，于傍晚外出散步后出现低热、咳嗽、食欲减退。自认为是由于秋寒露重受凉感冒，自服感冒药，未引起特别重视。1周前，以上症状未见好转，且咳嗽加重，伴咳白色黏痰，量中等，痰中偶见血丝，活动后气促，疲乏无力，食欲与体重无明显改变。为明确诊断，到当地医院就诊。病人既往体健，否认结核病史，无药物过敏史，有吸烟史36年，1～2包/日。

　　体格检查：T 37.7℃，P 88次/分，R 20次/分，BP 110/75mmHg。意识清醒，精神差，查体合作。头颈部未见异常，双侧呼吸运动度相等，胸部叩诊清音，双肺呼吸音粗，右下肺呼吸音低，可闻及少量干啰音及湿啰音。

　　辅助检查：胸部CT结果示右肺上叶后段周围型结节，直径3.0cm，毛刺征阳性，纵隔淋巴结无肿大；右下肺毛玻璃样改变。支气管镜检查结果示，右上叶支气管腔内有新生物。取活组织行病理检查，结果示鳞状细胞癌。

　　诊断：1. 右肺上叶鳞状细胞癌；2. 右下肺感染？

技能实训五　机械振动排痰

◇ 临床情境

　　病人入院后仍咳嗽、咳白色黏痰，量中等，痰难以咳出，呼吸困难。T 37.9℃，P 93次/分，R 23次/分，BP 110/70mmHg。双肺呼吸音粗，右下肺呼吸音减低，可闻及少量干湿啰音及痰鸣音。再次行X线检查，除右肺上叶结节状阴影外，右肺下叶肺纹理稍模糊。考虑右肺下叶感染。为尽早行手术治疗，术前需控制肺部感染，加强痰液引流。

　　实训任务：促进痰液排出，保持呼吸道通畅。

【护理评估】

　　1. 健康史　该病人为右肺上叶鳞状细胞癌，预行右肺上叶切除术加淋巴结清扫术。既往有吸烟史36年，1～2包/日。2周前有受凉感冒，现仍有咳嗽、咳白色黏痰，痰难以咳出，有呼吸困难。

　　2. 身体状况　病人体温T 37.9℃，P 93次/分，R 23次/分，BP 110/70mmHg。双肺呼吸音粗，右下肺呼吸音降低，可闻及少量干湿啰音及痰鸣音。右下肺呼吸音减低，可闻及少量干湿啰音及痰鸣音。

　　3. 心理-社会状况　该病人已经明白吸烟的害处，希望尽快手术治疗，表示愿意戒烟并配合进行振动排痰及体位引流。

4．**辅助检查**　胸部 X 线检查显示右肺上叶结节状阴影，右肺下叶肺纹理稍模糊。

【主要护理诊断／问题】

1．**清理呼吸道无效**　与右下肺感染，分泌物排出困难有关。

2．**体温过高**　与肺部感染有关。

【护理目标】

1．痰液排出顺利。

2．体温降至正常。

【护理措施】

1．密切观察病情　注意病人咳嗽、咳痰情况，并记录痰液的颜色、性质、量。

2．改善呼吸功能　为病人提供安静舒适的病房环境，保持室内空气新鲜、温湿度适宜。劝告并指导病人戒烟。

3．保持呼吸道通畅　促进病人有效咳嗽及排痰（实施详见机械振动排痰操作流程及操作要点）。若效果不佳，可配合雾化吸入。

4．控制感染　遵医嘱给予抗生素、祛痰药物治疗，用药期间注意观察药物的疗效及不良反应。

5．做好口腔护理。

6．促进舒适　若体温过高，可给予物理降温，必要时遵医嘱给予解热镇痛药物。

【护理评价】

1．病人将痰液顺利咳出，呼吸道通畅。

2．病人体温已恢复正常。

【注意事项】

1．振动排痰时应选择较低频率开始，以使病人能够逐渐适应。

2．不同病人使用时，应更换使用一次性叩击头罩，以避免交叉感染。

3．振动排痰宜在餐前 1～2 小时，或餐后 2 小时进行，每日 2～4 次。

4．叩击过程中应缓慢、有序移动，不宜快速、随意移动，以免影响叩击效果。叩击头应避开胃肠、心脏部位。

5．在痰液潴留部位应适当延长叩击时间，并加大压力，以使积蓄的痰液从支气管壁振落，利于痰液排出。

6．痰液黏稠者可在叩击前给予雾化吸入，叩击后进行体位引流，以促进痰液排出。

7．在振动排痰过程中密切监测病人生命体征、意识、耐受程度。若病人出现面色苍白、发绀、冷汗、呼吸困难、心律失常、血压异常或感觉疲乏时应该停止叩击，及时处理。

【实训拓展】

1．**异常呼吸形态有哪些?**

异常呼吸形态包括频率异常、深浅度异常、节律异常、音响异常、形式异常及呼吸困难。

评估	（1）核对病人信息。 （2）评估病人的年龄、病情、意识、心理状态及配合程度。 （3）评估病人呼吸音及痰液潴留的部位。 （4）评估病人胸背部皮肤情况。 （5）评估排痰仪性能。

准备	（1）病人准备：病人取合适体位，协助大小便。 （2）环境准备：整洁安全，温湿度适宜，屏风遮挡。 （3）自身准备：着装规范，洗手、戴口罩。 （4）用物准备：振动排痰仪（包括叩击接合器、合适的叩击头，图2-2-1）、痰盂、卫生纸、听诊器、漱口水、纱布。

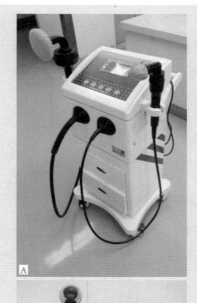

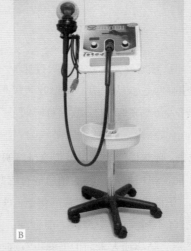

图 2-2-1　振动排痰机

调节仪器	（1）根据病人情况选择合适的叩击头，并套上一次性叩击头罩。 （2）连接电源线，打开电源开关。 （3）根据病人病情、体格、耐受程度选择合适的振动频率（一般15～30Hz）。 （4）调节振动时间（一般10～20分钟）。

振动排痰（1）启动机器开始工作。

（2）一手轻握叩击头手柄，另一手引导叩击头，轻加压力，由外向内、由下向上循环进行叩击振动排痰（图2-2-2）。

（3）操作过程中观察病人的反应，如有不耐受，立即停止操作。

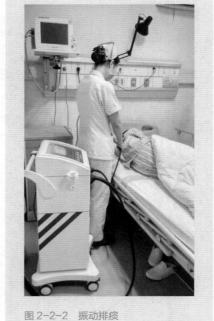

图 2-2-2 振动排痰

整理记录（1）操作结束后放回手柄，关闭电源。

（2）恢复病人体位，洗手。

（3）指导病人深呼吸和有效咳嗽，将痰液咳出。

（4）记录振动频率和时间，记录痰液的颜色、性质及量。

① 频率异常：包括呼吸过速（>24 次 / 分），呼吸过缓（<10 次 / 分）；② 深浅度异常：包括浅快呼吸、深快呼吸、深度呼吸（可伴鼾声）；③ 节律异常：包括潮式呼吸（陈 - 施呼吸）、间断呼吸（毕奥呼吸）、叹气样呼吸；④ 音响异常：包括蝉鸣样呼吸、鼾声呼吸；⑤ 形式异常：包括胸式呼吸减弱并腹式呼吸增强、腹式呼吸减弱并胸式呼吸增强；⑥ 呼吸困难：包括吸气性呼吸困难、呼气性呼吸困难及混合性呼吸困难。

2. 机械振动排痰的禁忌证有哪些?

机械振动排痰的禁忌证包括：① 凝血功能异常；② 胸部外伤、气胸或胸壁疾病；③ 肺部血栓；④ 肺大疱；⑤ 急性心肌梗死；⑥ 接触部位皮肤及皮下感染；⑦ 极度衰弱。

3. 肺癌病人术前护理要点有哪些?

（1）戒烟：劝告病人停止吸烟，术前应戒烟 2 周以上。

（2）保持呼吸道通畅：若呼吸道分泌物过多，可行振动排痰、体位引流、超声雾化等护理；并可遵医嘱应用祛痰药物，以改善呼吸状况。

（3）控制感染：注意口腔卫生及护理，及时治疗口腔疾病；若已发生呼吸道感染，应遵医嘱使用抗生素及雾化吸入治疗。

（4）指导训练：指导病人练习深呼吸、有效咳嗽和翻身，以促进术后肺扩张；练习使用深呼吸训练器，以配合术后康复。

◇ 临床情境 ....

　　病人于住院后第 4 天在全麻下行右上肺叶切除术，手术顺利，术后病人入胸外监护室继续监护治疗。病人麻醉未清醒，持续呼吸机辅助呼吸。体格检查：T 36.8℃，P 90 次 / 分，R 18 次 / 分，BP 95/65mmHg，SpO_2 99%。动脉血气分析结果显示正常。胸部切口敷料干燥。留置右侧胸腔闭式引流管接水封瓶于床旁。

　　实训任务：保持胸腔闭式引流管的通畅，促进肺复张。

【护理评估】

　　1. 健康史　病人手术后当天，麻醉未清醒，持续呼吸机辅助呼吸。胸部切口敷料干燥，右侧胸腔闭式引流管接水封瓶于床旁，水柱波动正常，有血性液体引流出。

　　2. 身体状况　病人呼吸机辅助呼吸，吸氧浓度 40%，自主呼吸 18 次 / 分，血氧饱和度 99%，血气分析结果正常。

　　3. 心理 – 社会状况　该病人仍处于麻醉未清醒状态，不能主动配合护理行为。家属在监护室外焦急等待病人麻醉清醒，很关注病人的手术情况。

【主要护理诊断 / 问题】

　　1. 低效性呼吸型态　与肺叶切除引起通气血流比值失调及胸腔内积气积液有关。

　　2. 急性疼痛　与手术有关。

【护理目标】

　　1. 胸腔闭式引流通畅，胸腔内无积气积液，肺复张良好。

　　2. 及时准确记录胸腔闭式引流情况。

　　3. 病人疼痛缓解。

【护理措施】

　　1. 监测病情　监测并记录生命体征、呼吸次数、深度及呼吸音情况、血氧饱和度和（或）血气分析结果。

　　2. 病人体位　去枕平卧位，头偏向一侧。意识清醒后取半坐卧位。

　　3. 氧疗　根据血气分析的结果和病人意识的变化，及时调整呼吸机参数。病人麻醉清醒后，及时脱机和拔除气管插管。

　　4. 胸腔闭式引流管的护理（实施详见胸腔闭式引流管护理操作流程及操作要点）　妥善固定右侧胸腔闭式引流管，保持引流管的通畅，并定时观察和记录引流液的颜色、性质和量。

　　5. 切口护理　注意观察切口渗血渗液情况，及时换药。

　　6. 减轻疼痛　病人麻醉苏醒后适当给予镇痛药，协助病人翻身，取舒适体位。

　　7. 预防肺部感染　麻醉清醒后指导病人有效咳嗽、排痰，遵医嘱雾化吸入，必要时机械振动排痰。

　　8. 告知家属病人的手术情况，病人麻醉清醒后及时通知家属。

胸腔闭式引流管护理操作流程及操作要点

评估 ——— (1) 核对病人信息。
(2) 评估病人的病情、生命体征、意识、心理状态及配合程度。
(3) 了解病人的手术情况，评估胸部切口情况。
(4) 评估病人胸腔闭式引流管的固定情况及引流情况。

准备 ——— (1) 病人准备：取半坐卧位。
(2) 环境准备：清洁，光线充足，温湿度适宜。
(3) 自身准备：着装规范，洗手、戴口罩。
(4) 用物准备：胸腔闭式引流装置（图2-2-3）、生理盐水、止血钳、疗巾、手套、弯盘、碘伏、棉签。

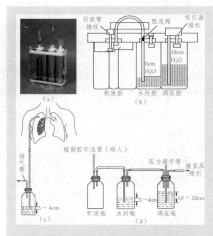

图2-2-3 胸腔闭式引流装置
（a）一次性胸腔闭式引流装置；（b）一次性三腔胸腔闭式引流装置模式图；（c）单瓶水封瓶闭式引流装置；（d）三瓶贮液、水封、调压瓶闭式引流装置

连接引流装置 ——— (1) 病人右侧身下铺治疗巾。
(2) 将胸腔闭式引流装置打开，倒入生理盐水，水平线上注明日期及水量。
(3) 用2把止血钳双重夹闭引流管，消毒引流管衔接处约5cm。
(4) 戴无菌手套，将胸腔闭式引流装置与引流管连接。
(5) 将引流装置放在低于胸腔出口60～100cm的位置，以防意外踢倒或移动床位时碰倒。
(6) 妥善固定引流管，防止管道扭曲、打结。
(7) 松开止血钳开放引流。
(8) 整理床单位及相应物品，脱手套，洗手。

观察记录 ——— (1) 注意观察引流管水柱波动情况，及气泡逸出情况。
(2) 观察置管处敷料是否干燥，及时换药。
(3) 注意观察引流液的量、颜色、性质，及引流气体的情况，并准确记录。

9. 指导病人和家属术后正确饮食，避免辛辣刺激性食物。

【护理评价】

1. 病人术后肺复张良好，肺功能改善，于术后第 3 天顺利拔管。

2. 胸腔闭式引流情况得到准确记录。

3. 病人疼痛得到缓解。

【注意事项】

1. 引流瓶放置应始终低于胸腔引流管出口平面 60 ~ 100cm，以防瓶内液体逆流入胸膜腔。引流连接管长度合适，利于病人翻身和床上活动。

2. 引流瓶的长管应没入水中 3 ~ 4cm，始终保持直立位。引流管周围用纱布严密包盖。搬运病人或更换引流瓶时，用 2 把止血钳夹闭引流管。

3. 保持引流装置无菌，预防感染。引流瓶内引流液达到 2/3 满时进行更换，更换过程严格执行无菌技术操作原则。保持胸壁引流管开口处敷料清洁干燥。

4. 注意避免引流管受压、扭曲、打折或堵塞。如果病人向插管侧卧位，注意妥善处理引流管，以免引流管受压。

5. 当引流液黏稠、有脓块或血块时，由近心端向远心端挤压引流管，以保持引流通畅。

6. 床旁备止血钳，当引流管连接处滑脱或引流瓶损坏可及时夹闭。

7. 如引流量 >4 ~ 5ml/(kg · h)，连续 3 ~ 4 小时无减少，提示活动性出血，立即报告医生处理。

8. 若引流管从胸腔脱出，应立即用手顺皮肤纹理方向捏闭引流管口周围皮肤（注意不要直接接触伤口），消毒后用凡士林纱布封闭伤口，并通知医生，必要时重新置管。

9. 拔管后立即用凡士林纱布和厚敷料封闭胸壁伤口，并包扎固定。

10. 拔管后注意观察病人呼吸及病情变化，如出现胸闷、呼吸困难、发绀、皮下气肿、渗液、出血等情况，及时报告医生处理。

【实训拓展】

1. 如何观察胸腔闭式引流瓶内长管的水柱波动情况?

若引流瓶长管水柱无波动，则提示引流管不通畅或肺已完全复张。但若病人出现胸闷、气促、气管向健侧偏移等症状，应疑为引流管阻塞，需设法挤压或使用负压间断吸引，使其通畅。

若有引流瓶长管内持续性气泡冒出，表示引流系统漏气，应迅速检查引流管的接头等部位是否密闭或有无破孔等。若有气泡快速冒出，则提示有大量气体进入胸膜腔，警惕肺裂伤或支气管胸膜瘘的可能。

2. 肺叶切除术后的并发症有哪些?

（1）胸腔内活动性出血。

（2）心脏并发症，常见的包括心动过速、房颤、室性或室上性期前收缩，还可出现心肌梗死及急性心功能衰竭。

（3）肺部并发症，常见的包括肺炎、肺不张、呼吸衰竭、肺水肿等。

（4）感染。

（5）支气管胸膜瘘，多发生于术后 1 ~ 2 周。

3．若该病人在术中决定行一侧肺全切术，在术后护理中除了肺叶切除术后常规的护理措施之外，还应注意些什么？

（1）术后应避免过度侧卧，宜采取术侧 1/4 侧卧位或半坐卧位。

（2）术后胸腔闭式引流管应处于钳闭状态，以维持两侧胸腔压力平衡。

（3）注意观察并记录气管位置，如气管向健侧偏移，需报告医生调节胸腔引流管的压力，维持气管位置居中。

（4）严格控制钠盐的摄入量，24 小时补液量在 2000ml 以内，输液速度 20～30 滴 / 分。

技能实训七　吸痰

◇ 临床情境 ··

　　手术后第 1 天，经监护治疗后，病人意识清醒，生命体征平稳，予以拔除气管插管。责任护士护送病人回原病房继续治疗。病人由于伤口疼痛不敢用力咳嗽，痰液难以排出，行雾化吸入后改善不明显。手术后第 3 天病人出现呼吸困难，面色发绀，可闻及痰鸣音。体格检查：T 37.2℃，P 85 次 / 分，R 26 次 / 分，BP 105/70mmHg，SpO_2 88%。考虑发生呼吸道分泌物滞留，预行吸痰处理。

　　实训任务：清理呼吸道分泌物，保持呼吸道通畅。

【护理评估】

　　1．**健康史**　病人术后第 3 天，因伤口疼痛而不能有效咳嗽，痰液难以排出，雾化吸入后改善不明显，听诊左肺呼吸音偏低，现有呼吸困难。

　　2．**身体状况**　病人面色发绀，可闻及痰鸣音，T 37.2℃，P 85 次 / 分，R 26 次 / 分，BP 105/70mmHg，SpO_2 88%。

　　3．**心理－社会状况**　病人对疼痛的耐受度低，担心咳嗽会使切口裂开，出现呼吸困难后很焦虑，担心发生肺部感染，积极寻求医护人员的帮助，表示愿意配合吸痰处理。

【主要护理诊断 / 问题】

　　1．**清理呼吸道无效**　与切口疼痛、病人咳嗽无效有关。

　　2．**急性疼痛**　与手术有关。

　　3．**焦虑**　与咳痰困难、担心发生并发症有关。

【护理目标】

　　1. 有效清除痰液，呼吸平稳。

　　2. 疼痛和焦虑缓解。

【护理措施】

　　1．**监测病情**　监测病人的呼吸频率、血氧饱和度和血气分析的变化。

　　2．**保持呼吸道通畅**　遵医嘱行雾化吸入治疗，给予吸痰（实施详见吸痰操作流程及操作要点），必要时留痰标本送检细菌培养。

3. **吸氧** 给予吸氧，遵医嘱调节合适的氧流量，并注意氧气的湿化。

4. **缓解疼痛** 协助病人取舒适体位，咳嗽时协助病人保护切口，必要时遵医嘱使用镇痛药。定时进行疼痛评估，及时告知医生处理。

5. **辅助排痰** 定时协助病人更换卧位，拍背，指导做深呼吸及正确咳嗽的方法。病情稳定后鼓励病人早期下床活动。

6. **加强营养** 鼓励病人进食高蛋白、高热量、丰富维生素、易消化食物，多饮水，增加肌肉力量。

7. **心理护理** 告知病人正确有效的咳嗽不会引起切口裂开，放松心情，掌握正确的咳嗽方法。

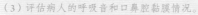

吸痰操作流程及操作要点

评估 ——— （1）核对病人信息。
（2）评估病人的病情、意识、心理状态及配合程度。
（3）评估病人的呼吸音和口鼻腔黏膜情况。
（4）评估吸痰装置性能。

准备 ——— （1）病人准备：病人取平卧位或半坐卧位。
（2）环境准备：整洁安全，温湿度适宜。
（3）自身准备：着装规范，洗手、戴口罩。
（4）用物准备：电动吸引器（图2-2-4）或中心吸引器、治疗盘、有盖无菌容器（分别盛生理盐水及吸痰管）、纱布、止血钳或镊子、手套、治疗巾、弯盘、无菌碗、手电筒，必要时备压舌板、开口器、舌钳、电插板等。

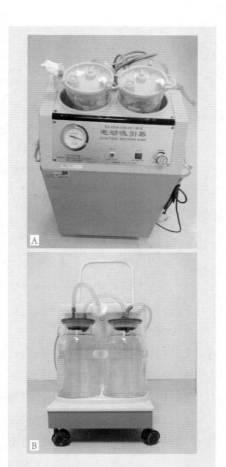

图2-2-4 吸引器

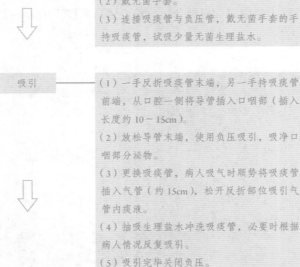

检查 —— （1）再次检查吸引器性能以及连接是否正确。
（2）调节负压至 40 ~ 53.3kPa（儿童 <40kPa）。
（3）检查病人口腔、鼻腔，取下活动性义齿。

连接试吸 —— （1）将病人头偏向操作者一侧，将治疗巾铺于病人胸前。
（2）戴无菌手套。
（3）连接吸痰管与负压管，戴无菌手套的手持吸痰管，试吸少量无菌生理盐水。

吸引 —— （1）一手反折吸痰管末端，另一手持吸痰管前端，从口腔一侧将导管插入口咽部（插入长度约 10 ~ 15cm）。
（2）放松导管末端，使用负压吸引，吸净口咽部分泌物。
（3）更换吸痰管，病人吸气时顺势将吸痰管插入气管（约 15cm），松开反折部位吸引气管内痰液。
（4）抽吸生理盐水冲洗吸痰管，必要时根据病人情况反复吸引。
（5）吸引完毕关闭负压。

整理记录 —— （1）擦净脸部，协助病人取舒适体位。
（2）听诊呼吸音。
（3）脱手套，洗手。
（4）整理床单位并记录。

【护理评价】

1. 听诊肺部未闻及痰鸣音，呼吸频率 21 次/分。

2. 病人血氧饱和度上升到 95%，无缺氧表现。

3. 病人疼痛缓解，能顺利咳出痰液，焦虑缓解。

【注意事项】

1. 吸痰前检查吸引器性能是否良好，连接是否严密、正确。

2. 根据病人情况调节合适的负压。若负压过大，可造成呼吸道黏膜损伤。

3. 吸痰动作轻稳，插管时不可使用负压，不可反复上下提插，以减少对呼吸道黏膜的损伤。

4. 严格执行无菌技术操作原则，每根吸痰管仅可使用一次，连接管应每日更换。

5. 吸痰前后提高吸氧浓度，每次吸痰时间 <15 秒，以免造成病人缺氧。

6. 若痰液黏稠，可配合叩击胸背部或行雾化吸入后再吸痰。

7. 若口腔吸痰有困难，可经鼻腔吸引，插管长度约为 25cm；有人工气道者可直接从人工气道内吸引。

8. 吸痰过程中密切观察病人的病情变化，如出现心率、血压、呼吸、血氧饱和度明显异常时，应立即停止吸痰，同时给予氧气吸入。

9. 储液瓶内应放少量消毒液，液体达到 2/3 满时应及时更换。

【实训拓展】

1．吸痰有哪些并发症?

吸痰的并发症有缺氧、呼吸道黏膜损伤、肺部感染、心律失常等。

2．若病人在紧急情况下发生呼吸困难需要吸痰，但是没有负压吸引装置，应如何处理?

这种情况下可采用 50ml 注射器连接吸痰管进行吸痰，或使用手动吸引器吸痰。

3．改善肺癌手术后病人呼吸状况的护理措施有哪些?

（1）监测并记录病人的生命体征，有无气促和发绀等缺氧征象；呼吸频率、节律及呼吸幅度，听诊呼吸音；监测动脉血气分析。

（2）常规给予鼻导管吸氧 2～4L/min，可根据血气分析结果进行调整。

（3）保持呼吸道通畅。麻醉清醒后采取半卧位；若生命体征平稳，则鼓励并协助病人进行深呼吸及有效咳嗽，协助病人在咳嗽时保护手术切口；若疼痛剧烈影响咳嗽时，可遵医嘱使用镇痛药后进行咳嗽；若呼吸道分泌物黏稠，可给予雾化吸入；若病人咳痰无力、呼吸道分泌物滞留于气道中，则可进行深部吸痰。

（高　睿）

第三节　股骨颈骨折病人护理技能实训

○ **病例摘要**

病人，女性，80 岁。因摔伤致左髋部肿痛伴活动受限 1 天入院。病人 1 天前行走时不慎摔倒，左侧髋部着地，当即感到左髋部剧烈疼痛，伴有局部肿胀，不能站立行走，被家人搀扶到当地医院，行左髋关节 X 线检查，提示"左股骨颈骨折"。病人既往体健，戒烟 10 年，无传染病及其他慢性病史。

体格检查：T 37.2℃，P 98 次／分，R 18 次／分，BP 106/66mmHg。意识清醒，精神差，急性痛苦面容。左下肢屈曲、外旋、短缩畸形，左髋部肿胀，周围皮肤无破溃。左腹股沟中点偏下部位深压痛阳性，左侧大粗隆压痛、叩痛阳性，左下肢纵向叩击痛阳性。左髋关节主动活动受限，被动活动疼痛加重。两侧大粗隆髂前上棘连线未交于腹正中线。下肢感觉正常，踝背伸肌力 5 级，膝关节以上肌力因疼痛无法检测，生理反射存在，病理反射未引出。

辅助检查：骨盆 X 线检查显示左侧股骨颈头下型骨折。

诊断：左股骨颈骨折。

技能实训八　疼痛护理

◇ 临床情境　· ·

　　　　病人在家属的陪同下平车送入病房，责任护士协助病人过床，置患肢于功能位，予以行皮牵引。病人表情痛苦，持续呻吟，诉骨折部位疼痛明显，疼痛评分 8 分。护士安抚病人，报告医生。

　　实训任务：减轻病人疼痛。

【护理评估】

　　1．健康史　病人 1 天前行走时不慎摔倒致左股骨颈骨折，骨折部位疼痛明显。行皮牵引，左髋关节主动活动受限，被动活动疼痛加重。既往体健。

　　2．身体状况　T 37.2℃，P 98 次 / 分，R 18 次 / 分，BP 106/66mmHg。疼痛评分 8 分。左下肢屈曲、外旋畸形，左髋部肿胀，周围皮肤无破溃。

　　3．心理 - 社会状况　病人知晓疼痛的原因，愿意配合治疗，家属非常焦急，希望尽快减轻病人疼痛。

　　4．辅助检查　骨盆 X 线检查显示左侧股骨颈头下型骨折。

【主要护理诊断 / 问题】

　　1．急性疼痛　与骨折及软组织损伤、局部肿胀有关。

　　2．躯体活动障碍　与股骨颈骨折、牵引有关。

【护理目标】

　　1．减轻病人疼痛，增加舒适度。

　　2．定时协助翻身，维持有效牵引。

【护理措施】

　　1．环境舒适　保持环境空气清新，定时开窗通风。

　　2．缓解疼痛　及时疼痛评估，根据疼痛评估结果采取缓解疼痛的措施（实施详见疼痛护理操作流程及操作要点），增加舒适度。

　　3．复位牵引　协助医生行左下肢骨折处复位，并进行皮牵引，保持左下肢外展中立位，床尾抬高 15 ～ 30cm，牵引重锤一般不超过 5kg，保持悬空。牵引期间，牵引方向与肢体长轴保持直线。注意牵引部位的胶布或绷带有无松脱，并及时处理。

　　4．皮肤护理　骨突出处加以衬垫，定时观察牵引部位皮肤情况及患肢末梢循环情况。保持床单位的清洁与平整，防止压力性损伤发生。

　　5．生活护理　定时翻身、拍背，给予病人生活护理，满足病人生活需求。

　　6．心理 - 社会支持　给病人提供相应的心理 - 社会支持。

【护理评价】

　　1．病人疼痛明显减轻。

　　2．牵引持续有效。

评估

（1）核对病人信息。
（2）评估病人的年龄、病情、意识、心理状态及配合程度。

准备

（1）病人准备：平卧位，患肢功能位。
（2）环境准备：整洁安全，温湿度适宜。
（3）自身准备：着装规范，洗手。
（4）用物准备：疼痛评估工具（图2-3-1、图2-3-2、图2-3-3），必要时遵医嘱备镇痛药。

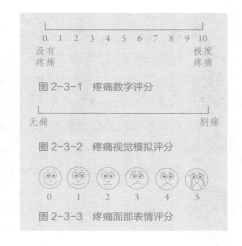

```
0 1 2 3 4 5 6 7 8 9 10
没有                     极度
疼痛                     疼痛
```

图2-3-1　疼痛数字评分

无痛　　　　　　　　　　　剧痛

图2-3-2　疼痛视觉模拟评分

　0　1　2　3　4　5

图2-3-3　疼痛面部表情评分

疼痛评估

（1）评估病人疼痛的部位、持续时间、性质、加重和缓解的相关因素。
（2）评估疼痛对睡眠的影响，有无其他伴随症状（生理、心理、行为）。
（3）选择合适的评估方法和评估工具评估病人疼痛的程度。
（4）评估疼痛对病人功能活动的影响。
（5）记录疼痛评估结果。
（6）指导病人行疼痛的自我评估。

实施镇痛

（1）告知病人及家属疼痛治疗的目的及注意事项。
（2）轻度疼痛的病人，采取非药物镇痛方法，如深呼吸放松、转移注意力、按摩和理疗等。
（3）中、重度疼痛病人，报告医生，积极采取非药物镇痛方法，并遵医嘱使用镇痛药和（或）辅助药，重度疼痛病人首选阿片类镇痛药。
（4）遵医嘱正确使用镇痛药。
（5）注意保持左下肢皮牵引（图2-3-4）的有效性。

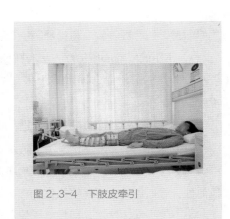

图2-3-4　下肢皮牵引

观察记录

（1）观察镇痛药使用效果及有无便秘、恶心、呕吐等药物不良反应，并记录。
（2）注意观察左下肢功能位维持情况。
（3）定期观察牵引部位及受压部位皮肤情况。

1. 尽量将各项护理操作安排在镇痛药物显效的时段内进行，操作过程中注意监测病人的心率、血压和呼吸情况，如有异常立即停止操作。

2. 注意全面、准确、及时、持续地动态评估病人疼痛。

3. 进行下肢皮牵引时注意保持牵引的有效性，并注意局部皮肤的完整性。

4. 尊重病人对疼痛的主观感受及反应，体现人文关怀，做好相关的知识宣教。

5. 建立正性心理，坚定战胜疾病的信心，促进康复；指导病人/家属进行疼痛的自我评估。

6. 疼痛强度是病人的主观感受，在正确应用疼痛评估方法的基础上，以病人主诉的强度为金标准。应用数字评分法时，切勿将分值给予主观的解释和比喻；应用脸谱法时，切勿用自己所看到的病人的表情代替疼痛强度结果。

7. 在交流障碍或意识不清时，可选用客观评估工具，如行为疼痛评估量表等。精神障碍、重症监护室的病人，用专用的疼痛评估工具行疼痛评估。

8. 保持病室内良好的采光、通风及适宜的温湿度。保持床单位舒适整洁，并尽量使病人采取舒适体位。

【实训拓展】

1. 疼痛的影响因素有哪些？

疼痛是直觉、生理、感觉、情绪及其他反应的相互作用的结果，影响因素较多，主要包括：疾病本身、创伤、手术、年龄、性别、社会文化背景、个人经历、注意力、情绪、疼痛的意义、个体差异、疲劳程度、应对方式、病人的支持系统、治疗及护理等。

2. 镇痛方法有哪些？

镇痛方法包括非药物镇痛和药物镇痛。非药物镇痛方法包括心理治疗、音乐疗法、冷热敷、按摩、调整体位等。药物镇痛方法常包括：口服、皮下注射、肌内注射、静脉内给药、椎管内连续自控镇痛等。镇痛药物包括：非阿片类药物（阿司匹林、对乙酰氨基酚、非甾体抗炎药等）、阿片类药物（吗啡、芬太尼、哌替啶、盐酸布桂嗪、曲马多、羟考酮、可待因等）、辅助药（类固醇激素、抗惊厥药物、抗抑郁药物、局部麻醉药等）。

3. 常用的疼痛心理治疗方法有哪些？

（1）安慰剂治疗，即形式上采用某种治疗措施，而实际上并没有真正给予会产生效果的治疗。

（2）暗示疗法，即通过对病人进行积极暗示来消除或减轻疾病症状的一种治疗方法。

（3）催眠疗法，即通过暗示使病人处于一种介于清醒和睡眠之间的状态的一种方法。

（4）松弛疗法，即通过锻炼放松肌肉，缓解血管痉挛，消除紧张焦虑，普遍降低交感神经系统活性，进而达到缓解疼痛的效果。

（5）生物反馈疗法，即用电子仪器将某些生理功能转化为声光信号，病人根据这些声光信号来进行自我训练。

（6）认知疗法，即病人通过转移注意力、发挥自己的想象力等，进入一种欣悦的状态，进而减轻疼痛的方法。

（7）认知行为疗法，即强调一个人如何想在尽可能大的程度上决定其如何感觉和行为，具体方法包括纠正不良认知、进行行为指导、放松和控制注意力。

（8）群组心理治疗，即由一名医务人员领导，负责指导一组病人的用药等，并鼓励他们每周一次汇报自身改善情况，以帮助病人更好地适应自身状况。

技能实训九　病人搬运

✧ 临床情境

　　　　　由于需要再次确定病人的骨折情况以确定治疗方案，同时为选择人工股骨头型号提供依据，医嘱再次进行 X 线检查。责任护士拟采用平车转运病人去 X 线检查室。病人子女询问在搬运病人的过程中是否会加重病人的伤情，希望有护士帮助和指导。因此责任护士参加并指导陪检人员将病人搬运至平车，并护送病人至检查室。

　　　　实训任务：将病人搬运至平车，并护送病人到 X 线检查室。

【护理评估】

1. **健康史**　病人左侧股骨颈骨折后已行皮牵引，因需再次确定病人骨折情况，为选择人工股骨头型号提供依据，而需复查再次行髋部 X 线检查。

2. **身体状况**　病人体重 65kg，意识清醒，左侧髋关节因股骨颈骨折而活动受限，右下肢活动及肌力正常。疼痛评分 4 分。

3. **心理 - 社会状况**　病人同意由其子女及护士用平车送至 X 线检查室。

【主要护理诊断 / 问题】

躯体活动障碍　与左股骨颈骨折有关。

【护理目标】

1. 病人得到安全运送。
2. 病人安全舒适，无跌倒 / 坠床等不良事件发生。

【护理措施】

1. **固定肢体**　保持骨折侧肢体固定。
2. **平车运送**　将病人搬运至平车（实施详见病人搬运操作流程及操作要点），安全护送病人至 X 线检查室。
3. **观察病情**　注意询问病人感受，观察病人的舒适情况。

【护理评价】

1. 病人被安全送至 X 线检查室。
2. 无不良事件发生，病人自诉安全舒适。

【注意事项】

1. 搬运时注意动作轻稳、准确，确保病人安全、舒适。
2. 搬运病人时注意降低重心，尽量让病人身体靠近搬运者，同时用力，注意节力原则。
3. 使用前应注意检查平车，确保性能完好。平车移动前应先制动。

病人搬运操作流程及操作要点

评估 —— （1）核对病人信息。
（2）评估病人的年龄、体重、意识及合作程度，注意其骨折的部位、病情程度、健侧肢体肌力情况。

准备 —— （1）病人准备：平卧于床上，保持左下肢的外展中立位。
（2）环境准备：整洁安全。
（3）自身准备：着装规范、洗手。
（4）用物准备：平车（图2-3-5），上铺床单放置枕头、盖被。

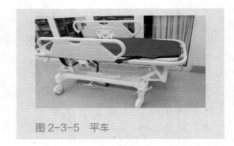

图2-3-5　平车

搬运病人 —— （1）移开床旁桌、床旁椅，松开盖被。
（2）去除病人的皮牵引等用物，协助病人穿好衣服。
（3）将平车推至床旁。
（4）根据病人病情及体重选择挪动法或搬运法：
1）挪动法：推动平车并使其与床平行紧靠，将制动闸制动。护士协助牵引病人肢体并保持外展中立位，嘱病人用健侧（右侧）肢体及上肢用力，将身体逐渐移动至床旁平车。移动顺序依次为上身、臀部、下肢。若两人挪动，则另一人协助托起臀部和大腿上方。
2）搬运法：推平车使大轮端靠近床尾，并使平车与床成钝角，将制动闸制动。嘱病人将上肢交叉于胸前；一护士协助牵引病人左下肢并保持外展中立位，搬运者甲、乙、丙3人站于床两侧；甲、乙一手伸至病人肩、背下方，另一手伸至病人腰部下方；丙一手伸至病人臀部下方，另一手伸至病人膝部下方；四人合力移动病人，同时稳步向平车移动，将病人放置于平车中央。
（5）病人平卧于平车上，注意左侧下肢保持外展中立位。
（6）盖好盖被，边缘部分内折，或用被单包裹病人，先足部，后两侧，头部盖被折成45°角。

铺暂空床 —— 整理床单位，将病床改铺成暂空床。

运送病人 —— 松开平车制动闸，推病人至影像学检查室。

4. 病人运送过程中注意保持下肢的外展中立位，两腿间放置一枕头，防止患肢弯曲及交叉，同时注意观察病人的病情变化。

5. 推行病人时，车速适宜，推行者应站于病人头侧，便于观察病人面色、呼吸等变化。

6. 运送病人上下坡时，注意病人头部处于高处一侧。

【实训拓展】

1. 搬运病人时有哪些方法？如何选择？

搬运病人方法包括：① 挪动法，适于病情允许，能在床上适当配合的病人。② 一人搬运法，适于小儿或体重较轻、不能自行移动的病人。③ 二人搬运法，适于不能活动、体重较重的病人。④ 三人搬运法，适于病情较重或不能活动、体重超重的病人。⑤ 四人搬运法，适于颈椎、腰椎骨折的病人或病情危重的病人。

2. 搬运病人时如何能够更加轻松、安全地帮助病人在床与平车间移动？

可使用过床易。过床易是一种用特殊材料制成的可折叠薄垫，一般规格是 170cm×50cm。使用时将平车与床靠拢，然后将过床易插入病人身体下方的适当位置。轻拉过床易则可使病人平移到需要的床或平车上。

3. 该病人发生股骨颈骨折，为什么考虑人工股骨头置换术？

该病人发生的是股骨头下型骨折，局部血液供应在股骨颈骨折的各种类型中是最差的，易发生股骨头缺血坏死、骨折不愈合。另外，因为病人已 80 岁高龄，身体各种功能都处于衰退状态，若长期卧床，极易发生各种并发症。因此，在病人全身情况许可的条件下，可做人工股骨头置换术，术后拔出引流管即可扶腋杖下地部分负重，可减少并发症的发生。

技能实训十　压力性损伤（压疮）的处理

◇ **临床情境** ······························

病人住院第 3 天上午，在全麻下行左侧人工股骨头置换术。术后卧床休息，病人诉手术部位疼痛，但拒绝使用镇痛药，且不配合翻身。术后第 3 天，责任护士查看病人皮肤时发现骶尾部皮肤有一 2.0cm×3.5cm 大小破溃，基底粉红色，表面无坏死组织，少量渗液。立即进行伤口评估，报告护士长和医生，并留存照片，其他部位皮肤未见破溃及发红等表现。

实训任务：促进皮肤恢复完整性。

【护理评估】

1. 健康史　该病人连续行左下肢皮牵引 3 天，左侧人工股骨头置换术后已持续平卧位休息 3 天，手术部位感疼痛，左下肢皮牵引仍继续，病人拒绝使用镇痛药，不配合翻身。护士交接班时发现骶尾部皮肤有压力性损伤。

2. 身体状况　病人皮肤松弛，弹性降低。骶尾部皮肤可见一 2.0cm×3.5cm 大小破溃，基底粉红色，表面无坏死组织，少量渗液。其余部位皮肤正常。

3. 心理－社会状况　病人不知晓压力性损伤发生的原因，但愿意配合压力性损伤的护理并预防新发损伤，以促进创面愈合，减轻疼痛。

【主要护理诊断／问题】

1. 皮肤完整性受损 与病人骨折后长期卧床导致骶尾部皮肤破溃有关。

2. 疼痛 与骶尾部压力性损伤有关。

【护理目标】

1. 促进病人的压力性损伤创面好转，预防创面感染、防止压力性损伤恶化或新发压力性损伤。

2. 减轻病人骶尾部疼痛。

【护理措施】

1. 环境舒适 保持环境舒适，床单位清洁。

2. 压力性损伤护理 对骶尾部皮肤压力性损伤创面进行换药、减压，促进压力性损伤愈合（实施详见压力性损伤处理操作流程及操作要点）。

3. 心理－社会支持 给病人提供相应的心理－社会支持。

【护理评价】

1. 病人的压力性损伤创面好转或愈合，无创面感染、压力性损伤恶化或新发压力性损伤发生。

2. 病人骶尾部疼痛减轻。

【注意事项】

1. 发现院内或院外发生的压力性损伤，立即上报护士长、护理部及相关部门。

2. 避免压力性损伤局部继续受压，定时更换体位或使用气垫床等减压装置，防止压力性损伤加深或出现新的压力性损伤。

3. 必要时申请 ET 会诊。

4. 判断并根据压力性损伤分期采取相应护理措施：压力性损伤 1 期，局部使用半透膜敷料保护，禁止局部按摩，不使用橡胶圈；压力性损伤 2 期，保护创面，防止感染，使用水胶体敷料或生长因子；压力性损伤 3～4 期，定时换药，清除坏死组织，选择溃疡贴等湿性愈合敷料保护，促进肉芽组织生长，皮肤脆薄者禁用半透膜敷料或者水胶体敷料，必要时配合手术治疗；不可分期，彻底清创后，根据组织损伤程度选择相应的护理方法。

5. 做好病人及家属的健康教育：告知病人及家属发生压力性损伤的相关因素、处理方法及避免压力性损伤加重或出现新的压力性损伤系列措施，指导病人自我观察，发现渗液、出血、疼痛等及时报告医护人员。

6. 密切观察病人压力性损伤进展情况并及时准确记录。

7. 压力性损伤创面处理过程中注意保护隐私，减少不必要的暴露。

【实训拓展】

1. 什么是压力性损伤?

压力性损伤是指局部的皮肤或皮下软组织损伤，通常发生在骨隆突处或与医疗器械相关的位置。压力性损伤是皮肤完整或开放性溃疡的损伤，并可能伴有疼痛。剧烈的或长期的压力，或压

压力性损伤（压疮）处理操作流程及操作要点

评估解释
（1）核对病人信息。
（2）评估病人的年龄、意识、心理状态、合作程度、对止痛药的需求情况及是否有影响压力性损伤愈合的相关因素。

准备
（1）病人准备：协助病人取侧卧位，两腿间夹枕头。
（2）环境准备：清洁安全、室温适宜，拉好隔帘，关闭门窗。
（3）自身准备：着装规范，洗手、戴口罩。
（4）用物准备：清洁手套、无菌手套、测量设备、无菌棉签、安尔碘消毒液、无菌生理盐水或其他所需无菌溶液、无菌容器、敷料（可根据创面情况选择水胶体敷料、泡沫敷料、纱布敷料等）、脸盆、温水、毛巾、治疗巾。

再次评估
（1）根据病人需要应用镇痛药。
（2）病人侧卧位，铺治疗巾于臀下，暴露溃疡局部，盖被遮盖其余部位。
（3）戴清洁手套，去除原有敷料。
（4）评估压力性损伤局部情况，包括损伤的部位、长度、宽度及深度，创面基底及周围组织的情况，如颜色、温度、气味、分泌物，以及是否有水肿、异物、感染等，确定压力性损伤的特点及分期。

换药
（1）用毛巾蘸温水清洁创面周围皮肤，并用毛巾轻轻拍干。
（2）打开无菌包，取出无菌容器，倒入无菌生理盐水或消毒液，取出棉签备用。
（3）摘手套，洗手，更换无菌手套。
（4）根据创面情况，清理伤口。可以应用棉签蘸络合碘消毒创面，待干；或使用无菌生理盐水清洗创面，无菌棉签擦拭创面及渗出液，待干。
（5）根据创面情况选用合适敷料覆盖创面，胶带固定。

整理
（1）为病人穿好衣物，安置舒适体位（平卧位，患肢外展中立位），盖好被褥。
（2）整理床单位，清理换药用物，处置废物。

记录
（1）记录压力性损伤部位、创面情况。
（2）详细记录换药经过、敷料的使用及病人在换药过程中的反应。

力联合剪切力可导致压力性损伤的出现。皮肤软组织对压力和剪切力的耐受性受环境、营养、灌注、合并症和软组织的条件的影响。

2. 压力性损伤如何分期?

压力性损伤共分为6期:①1期,局部皮肤完好,压之不变白的红斑,深色皮肤表现可能不同;指压变白红斑或者感觉、皮温、硬度的改变可能比观察到皮肤改变更先出现。此期皮肤颜色的改变不包括紫色和栗色变化。②2期,部分皮层缺失伴真皮层暴露,伤口床有活性,呈粉色或红色、湿润,也可表现为完整的或破溃的血清性水疱。脂肪及深部组织未暴露,无肉芽组织、腐肉、焦痂。③3期,全层皮肤缺失,常可见脂肪、肉芽组织和边缘内卷,可出现腐肉和/焦痂。不同解剖位置的组织损伤的深度存在差异;脂肪丰富的区域会发展成深度伤口。可能出现潜行或窦道。无筋膜、肌肉、肌腱、韧带、软骨和(或)骨暴露。④4期,全程皮肤和组织缺失,可见或直接可触及到筋膜、肌肉、肌腱、韧带、软骨或骨骼。可见腐肉和(或)焦痂。常常会出现边缘内卷,窦道和(或)潜行,不同解剖位置的组织损伤的深度存在差异。⑤不可分期,全程皮肤和组织缺失,损伤程度被掩盖,不能确认组织缺失的程度。只有去除足够的腐肉和(或)焦痂,才能判断损伤是3期还是4期。足跟的稳定型焦痂(表现为:干燥、紧密黏附,完整无红斑和波动感)不应去除。⑥深部组织压力性损伤,持续的指压不变白,颜色为深红色,栗色或紫色,完整或破损的局部皮肤出现持续的指压不变白深红色、栗色或紫色,或表皮分离呈现黑色的伤口床或充血水疱。疼痛或颜色变化通常先于颜色改变出现。深部皮肤的颜色表现可能不同。该期伤口可迅速发展暴露组织缺失的实际程度,也可能溶解而不出现组织缺失。另有医疗器械相关压力性损伤(根据以上6期分期)和黏膜压力性损伤(无法进行分期)。

3. 在压力性损伤换药中常用的敷料及其作用是什么?

常用的敷料包括:① 传统敷料,如纱布、棉垫等,覆盖在创面表面,起到保护创面、预防污染的作用。② 水胶体敷料,是由弹性的聚合水凝胶与合成橡胶和黏性物混合加工而成的敷料。该敷料吸收渗液后可形成类似凝胶的半固体物质,附着于伤口基部,提供并维持有利于创面愈合的湿性环境并发挥一定的清创功能。③ 泡沫敷料,由水分子材料发泡而成的敷料,表面覆盖一层聚氨酯半透膜。该敷料具有高效渗液吸收及管理能力,可减少伤口粘连的的风险,促进伤口愈合,同时泡沫垫可缓冲外界压力。④ 吸收性敷料或藻酸盐敷料,为海藻酸和钙离子的混合物,与伤口渗液、渗血接触后形成光滑凝胶,保护创面,并有效促进伤口愈合。

技能实训十一 压力性损伤(压疮)的预防

◇ **临床情境**

经过四天的换药治疗后,病人骶尾部压力性损伤逐渐愈合。其子女说前一段时间,因为需要保持皮牵引,不敢让老人在床上活动。老人平卧了三天后,骶尾部就出现了压力性损伤。现在行人工股骨头置换手术后仍然需继续皮牵引治疗,而且仍需要老人卧床休息一周左右。因此病人子女非常担心老人再次发生压力性损伤。

实训任务: 预防压力性损伤。

【护理评估】

1. 健康史 病人左侧股骨颈骨折,曾患骶尾部压力性损伤,已愈合。

2. 身体状况　病人意识清醒，生命体征平稳，左侧下肢运动受限，右侧活动正常。目前病人皮肤完整，无损伤。

3. 心理 - 社会状况　病人及家属清楚病人的患病情况，并因病人曾患压力性损伤，因此对压力性损伤有一定认识，并愿意照顾病人，避免压力性损伤再次发生。

【主要护理诊断／问题】

有皮肤完整性受损的危险　与病人长期卧床、年龄较大有关。

【护理目标】

1. 落实压力性损伤预防措施，避免新发压力性损伤发生。
2. 保持病人皮肤清洁、完整、舒适。

【护理措施】

1. 环境舒适　保持病房、床单位及环境的清洁舒适。

2. 皮肤清洁　保持皮肤清洁，避免局部刺激。

3. 评估危险因素　注意观察病人皮肤情况，应用压力性损伤危险因素评估表 Norton 量表（表 2-3-1）或 Braden 量表进行评估，及时发现皮肤的异常及压力性损伤的早期征象。

4. 保护局部皮肤　采用各种方法减轻局部皮肤受压、促进血液循环，并保护局部皮肤（实施详见压力性损伤预防操作流程及操作要点）。

5. 增强营养　给予病人高蛋白、富含维生素及锌的食物，改善病人的营养状况。

6. 健康教育　为病人及家属提供健康教育，教会病人及家属有关压力性损伤的基本知识及预防压力性损伤的重要性、方法等。

【护理评价】

1. 病人在住院期间皮肤清洁干燥，感觉舒适。
2. 病人未再次发生压力性损伤。

表 2-3-1　Norton 量表

参数	4分	3分	2分	1分
年龄	小于 10 岁	10～30 岁	30～60 岁	大于 60 岁
皮肤情况	一般	鳞屑干燥	潮湿	有伤口，过敏性皮损
身体状况	好	一般	不好	极差
精神状况	清楚	淡漠	谵妄	昏迷
行走能力	可走动	在别人协助下走动	坐轮椅	卧床
活动能力	行动自如	轻微受限	非常有限	不能自主活动
失禁情况	无	偶尔	经常性失禁	大小便失禁
基础病变	无	抵抗力低下、发热、糖尿病	多发性硬化、肥胖	动脉闭塞
依从性	好	一般	较差	差

注：14～18 分为压力性损伤发生的高危病人，9～13 分为压力性损伤发生的极高危病人

评估 —— （1）核对病人信息。

（2）评估病人的年龄、体重、营养状况、意识及合作程度。

（3）评估病人的病情及对皮肤的影响，注意其骨折的部位及术后所需采取的仰卧、左下肢外展中立的体位。

（4）仔细检查骶尾部、枕骨粗隆、肩胛部、肘部、脊椎体隆突处、足跟处部皮肤受压情况。

准备 —— （1）病人准备：舒适体位，左下肢外展中立体位。

（2）环境准备：整洁安全，温度适宜。

（3）自身准备：着装规范，洗手、戴口罩。

（4）用物准备：体位变换卡、清洁皮肤及按摩所需用物。

减轻局部受压 —— （1）定时被动变换体位，病人左侧股骨颈骨折，可采取仰卧位与侧卧位交替进行，每1～2小时变换一次，填写体位变换卡。

（2）若发现受压部位皮肤在解除压力30分钟后红色仍不消退，则需要缩短改变体位时间。

（3）可使用充气气垫床、水床等减压床垫。

（4）骨隆突处使用透明贴或减压贴等减压敷料保护局部。

协助功能锻炼 —— （1）做单桥运动（图2-3-7）：病人健侧足底平踏在床面上，健侧屈髋屈膝，患侧腿伸直，然后伸髋、抬臀，用力使臀部抬离床面，并保持5～10秒。

（2）每次持续练习2～3分钟，每小时做1～2次。

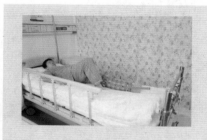

图2-3-7 单桥运动

保护局部皮肤 —— （1）保持床单位清洁干燥、无渣、无皱褶。

（2）温水擦洗皮肤，使皮肤清洁干燥。

（3）肛周及骶尾部皮肤涂抹保护膜。

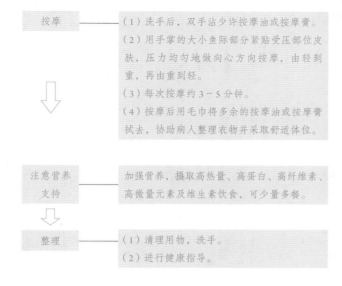

| 按摩 | （1）洗手后，双手沾少许按摩油或按摩膏。
（2）用手掌的大小鱼际部分紧贴受压部位皮肤，压力均匀地做向心方向按摩，由轻到重，再由重到轻。
（3）每次按摩约3~5分钟。
（4）按摩后用毛巾将多余的按摩油或按摩膏拭去，协助病人整理衣物并采取舒适体位。 |

| 注意营养
支持 | 加强营养，摄取高热量、高蛋白、高纤维素、高微量元素及维生素饮食，可少量多餐。 |

| 整理 | （1）清理用物，洗手。
（2）进行健康指导。 |

【注意事项】

1. 清洁皮肤时，避免用肥皂、含乙醇的用品清洁皮肤，以免引起皮肤干燥或碱性物质残留刺激皮肤。可适当使用润肤品。

2. 进行单桥锻炼及按摩等操作时应注意保护病人，防止坠床等意外发生。

3. 按摩应用手掌大小鱼际部分紧贴皮肤进行按摩，按摩力量大小应足够刺激肌肉组织。

4. 若皮肤局部出现压力性损伤的早期症状，则受损部位禁止按摩，可在受损部位外周用大拇指指腹以环状动作向外按摩。

【实训拓展】

1. 哪些病人是压力性损伤发生的高危人群?

压力性损伤发生的高危人群包括：神经系统疾病病人、老年病人、大小便失禁病人、肥胖病人、身体衰弱及营养不良病人、水肿病人、石膏固定病人、发热病人、使用镇静药物病人、疼痛病人、使用矫形器械病人、使用呼吸机辅助呼吸的病人。

2. 压力性损伤的易发部位有哪些?

压力性损伤好发于受压和缺乏脂肪组织保护、无肌肉包裹或肌层较薄的骨隆突处，卧位不同，好发部位不同。① 仰卧位好发于枕骨粗隆、肩胛部、肘部、脊椎体隆突处、骶尾部、足跟部；② 侧卧位好发于耳廓、肩峰、肋骨、肘部、髋部、膝关节内外侧、内外踝；③ 俯卧位好发于面颊部、耳廓、肩部、女性乳房、男性生殖器、髂嵴、膝部、足尖；④ 坐位好发于坐骨结节处。

3. 护士在压力性损伤的预防与护理中应做到的"六勤"指什么?

勤观察、勤翻身、勤擦洗、勤按摩、勤整理、勤更换。

（高　睿）

第四节 大面积烧伤病人护理技能实训

○ **病例摘要**

病人，男性，45 岁，62kg，公司职员。因胸腹背部及双下肢烧伤 3 小时入院。3 小时前，病人工作期间因公司突发大火，在向火场外撤离的过程中，被坠落的房屋横梁压在身上，救出后送往医院救治。病人诉口渴，胸腹部及下肢疼痛剧烈，从烧伤至入院一直未排尿。既往体健，吸烟 23 年，已婚，父母子女体健。

体格检查：T 37.0℃，P 128 次 / 分，R 26 次 / 分，BP 85/50mmHg。病人烦躁不安，精神差，呻吟，口唇干裂。胸腹部及双小腿可见明显肿胀，有大片表皮脱落，局部有较小水疱，破裂处基底创面颜色红白相间，局部痛觉迟钝，有拔毛痛。双大腿创面发黑，干硬，呈焦痂样改变。

实验室检查：WBC 12.0×10^9/L，RBC 4.8×10^{12}/L，Hb 160.0g/L，PLT 86×10^9/L。多普勒超声仪检查双足动脉搏动正常。

辅助检查：多普勒超声仪检查示双足动脉搏动正常。

诊断：火焰烧伤 50%：下肢烧伤（双小腿Ⅱ度烧伤，13%TBSA；双大腿Ⅲ度烧伤，21%TBSA），躯干Ⅱ度烧伤（胸腹及背部，16%TBSA）。以"大面积烧伤"急诊收入院。入院后积极给予吸氧、补液、抗休克、抗感染及处理创面等治疗。

技能实训十二 留置针静脉输液

✧ **临床情境**

火焰烧伤后 3 小时，病人在工友陪同下用平车推送入院。责任护士协助病人卧床，病人烦躁不安，精神萎靡，口唇干裂，未排尿。病人诉口渴，示意要喝水。体查：T 37.0℃，P 128 次 / 分，R 26 次 / 分，BP 85/50mmHg，肢端厥冷。

实训任务：纠正病人体液不足，维持病人体液平衡。

【护理评估】

1. **健康史** 病人由于工作场所失火导致胸腹背部及双下肢等部位发生热烧伤，目前还未进行治疗，既往身体健康，无家族病史。

2. **身体状况** 病人烦躁不安，口渴明显，口唇干裂，P 128 次 / 分，BP 85/50mmHg，肢端厥冷。经计算病人的深Ⅱ度烧伤面积为 29%，Ⅲ度烧伤面积为 21%，总烧伤面积 50%，为特重烧伤。

3. **心理 – 社会状况** 病人烦躁、言语少、恐惧，担心预后，对目前病情的认知不足，无家属陪护，费用由公司支付。Bathel 指数评分 35 分，属于重度功能障碍。

4. **实验室检查** 血常规：WBC 12.0×10^9/L，RBC 4.8×10^{12}/L，Hb 160.0g/L，PLT 86.0×10^9/L。

5. **辅助检查** 多普勒超声仪检查双足动脉搏动正常。

【主要护理诊断／问题】

1．**体液不足**　与烧伤创面渗出液过多导致循环血容量减少有关。

2．**皮肤完整性受损**　与烧伤导致皮肤组织损伤有关。

3．**急性疼痛**　与烧伤导致组织损伤有关。

【护理目标】

1．病人的体液不足得到纠正，顺利度过急性体液渗出期。

2．在病人住院期间，未发生输液反应。

3．病人自述疼痛减轻。

【护理措施】

1．**病人体位**　取中凹卧位。

2．**静脉输液**　迅速建立两路静脉通道，一路输注晶体溶液，一路输注胶体溶液，遵医嘱按输液复苏计划进行静脉输液治疗（实施详见留置针静脉输液操作流程及操作要点），以尽早恢复有效循环血量。

3．**观察病情**　密切观察并记录病人的意识，生命体征，尿量及尿液性状，颜色，烧伤局部渗出情况，肢端末梢血液循环情况等，注意体液不足及脱水等表现有无改善；注意观察病人是否出现输液反应及其他并发症。

4．**创面处理**　协助医生处理胸腹背部及下肢创面，进行创面的清创、保护等。

5．**疼痛护理**　根据病人情况采取相应镇痛措施，减轻疼痛，提高舒适度。

【护理评价】

1．在病人住院期间，生命体征平稳，脉搏 <120 次／分，收缩压 >90mmHg。

2．病人未发生肺水肿、静脉炎、空气栓塞等输液反应。

3．病人未发生心力衰竭、应激性溃疡等并发症。

4．病人疼痛有所减轻。

【注意事项】

1．严格查对制度，避免差错事故发生。

2．严格无菌操作，检查留置针等一次性用物质量，预防感染发生。

3．静脉穿刺点应选择适当部位，距离创面 5cm 以上，周围组织无炎症，注意避开烧伤创面部位。若需要手术植皮，则不宜在供皮区附近穿刺。

4．留置针选择应适合病人血管，若病情严重，需要快速补液时，可选用 16G 留置针。

5．输液前排空输液管路及针头内空气，输液过程中避免液体滴空，及时更换输液瓶或封管。

6．每次输液前后应检查穿刺部位及静脉走行方向有无红、肿、疼痛等异常。若发现异常应及时拔除导管，并做相应处理。

7．每次输液前先抽回血，再用无菌生理盐水冲洗导管。若静脉留置针导管堵塞，不可用注射器用力推注，避免将凝固的血栓推入静脉导致栓塞。

8．每日评估留置针穿刺处局部皮肤情况。

留置针静脉输液操作流程及操作要点

（一）首次输液

 评估 —— （1）核对病人信息。
（2）核对医嘱，评估药液瓶签（药名、浓度、剂量、厂家、批号）、用药时间及方法；检查药液质量；及留置针的情况。
（3）评估病人的年龄、病情、意识、心理状态及合作程度、治疗情况及配合情况，了解穿刺部位皮肤、血管状况及肢体活动情况。

准备 —— （1）病人准备：中凹卧位。
（2）环境准备：宽敞、安全，减少人流走动。
（3）自身准备：着装规范、洗手、戴口罩。
（4）用物准备：络合碘、75% 乙醇、无菌棉签、弯盘、止血带、小垫枕、治疗巾、输液溶液及药物（遵医嘱）、一次性注射器及针头、纱布、输液器、输液敷贴、胶布、静脉留置针（图 2-4-1）、封管液、输液卡、输液记录单、笔、速干手消毒液、剪刀、输液架、必要时备正压无菌接头或肝素帽。

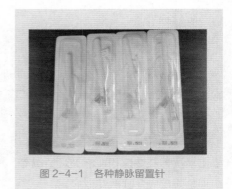

图 2-4-1 各种静脉留置针

配药 —— （1）开启瓶盖，消毒瓶塞。
（2）贴输液瓶签于输液瓶上。
（3）遵医嘱加入药物，再次检查液体并签名。
（4）检查输液器，消毒瓶塞后插入输液器。
（5）按照先晶后胶、先盐后糖、见尿补钾的原则安排各种液体输液顺序。

 输液器排气 —— （1）携带用物至病人床旁，再次核对病人床号、姓名、腕带（图 2-4-2）、药液瓶签（药名、浓度、剂量、厂家）、用药时间及方法。
（2）再次手消毒。
（3）将输液瓶挂于输液架上。
（4）排尽输液管及针头内空气（图 2-4-3）。
（5）输液器末端悬挂于输液架适当位置或置于包装袋内，注意保护针头。

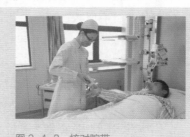

图 2-4-2 核对腕带

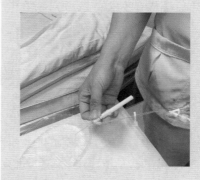

图 2-4-3 排气

留置针连接 —— （1）打开留置针及肝素帽／正压无菌接头。

（2）连接留置针与接头。

（3）连接输液器（图2-4-4）。

（4）再次排气。

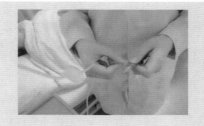

图2-4-4　连接输液器

穿刺部位
选择 —— （1）选择上肢静脉进行穿刺，穿刺部位下方垫小垫枕，铺治疗巾。

（2）穿刺点上方6～8cm处扎止血带。

（3）穿刺部位消毒，范围≥8cm×8cm。

（4）准备胶布及输液敷贴，在敷贴上写上操作者姓名、留置日期和时间。

静脉穿刺 —— （1）再次核对。

（2）取下针套，转动针芯。

（3）再次排气，关闭输液器开关。

（4）嘱病人握拳，左手绷紧皮肤，右手以拇指和示指夹紧导管针的护翼。针头与皮肤呈15°～30°角穿刺，见回血后，降低角度再将穿刺针推进0.2～0.5cm（图2-4-5）。

（5）左手固定导管针、右手拔出针芯0.5～1cm，左手将外套管全部送入静脉后固定，右手迅速抽出针芯。

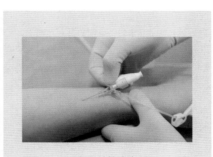

图2-4-5　留置针静脉穿刺

固定 —— （1）松开止血带。

（2）用专用输液敷贴固定导管针（图2-4-6），

（3）固定肝素帽／正压无菌接头。

（4）标注输液日期、时间及操作者姓名（图2-4-6）。

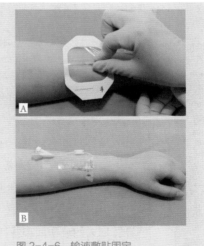

图2-4-6　输液敷贴固定

滴速调节
健康教育 —— （1）根据病人病情、年龄、药物性质调节滴速。

（2）再次核对。

（3）针对留置针保护、输液滴注情况、输液反应等进行健康教育。

用物整理	—	（1）撤去止血带、小垫枕。
		（2）整理床单位。
		（3）将呼叫器放于病人易取处。
		（4）整理用物，洗手，记录。

（二）再次输液

封管	—	（1）拔出输液器针头。
		（2）消毒肝素帽后，用注射器向肝素帽内推注封管液。
		（3）用夹子夹好留置针硅胶管。
		（4）若为正压无菌接头可不封管，但注意输注的最后一瓶液体为等渗液体。

再次输液	—	（1）消毒肝素帽／正压无菌接头。
		（2）松开夹子。
		（3）将装有生理盐水的注射器针头刺入肝素帽，抽回血后注入 5～10ml 生理盐水。
		（4）将静脉输液针头插入肝素帽或使用正压接头无针输液。

输液完毕	—	（1）关闭调节器，去除敷贴及胶布。
		（2）无菌棉签轻压穿刺点上方，快速拔出套管针，按压局部至无出血。
		（3）整理床单位及用物。
		（4）洗手、记录输液的时间、药物名称、剂量、用法、及输液中有无异常情况等。

【实训拓展】

1. 如果常用静脉穿刺部位均被烧伤，请问如何为病人建立静脉通路？

如果常用穿刺部位均被烧伤，可以考虑颈外静脉穿刺或锁骨下中心静脉穿刺置管建立静脉通路。若此二处静脉均被烧伤，无法穿刺，可协助医生行外周静脉切开置管，以建立静脉通路。

2. 判断病人液体复苏有效的指征有哪些？

液体复苏有效的指标为：① 成人每小时尿量为 30～50ml 或 1ml ／（kg·h）；② 病人安静，无烦躁不安；③ 无明显口渴；④ 脉搏、心跳有力，P<120 次／分钟；⑤ 收缩压维持在 90mmHg 以上，中心静脉压为 5～12cmH_2O；⑥ 呼吸平稳。

3. 如何计算病人的烧伤面积并评估其烧伤深度？该病人的烧伤严重程度如何？

烧伤面积可采用中国新九分法计算。将全身体表面积划分为 11 个 9% 的等份，另外加 1%。其中头颈部为 9%（头部、面部、颈部各占 3%），双上肢为 18%（双手 5%，双前臂 6%，双上臂 7%），躯干为 27%（躯干前 13%，躯干后 13%，会阴 1%），双下肢为 46%（双臀 5%，双足 7%，双小腿 13%，双大腿 21%）。

烧伤深度采用三度四分法。Ⅰ度损伤表皮浅层，皮肤红斑，灼痛，无水疱。浅Ⅱ度损伤表皮全层、真皮浅层，红肿疼痛明显，有大小不一水疱，水疱基底创面潮红。深Ⅱ度损伤真皮深层，水肿明显，痛觉迟钝，有拔毛痛，有较小水疱，水疱基底创面发白或红白相间。Ⅲ度损伤皮肤全层、皮下、肌肉或骨骼，痛觉消失，创面无水疱，干燥如皮革样坚硬，呈蜡白或焦黄色甚至炭黑色，可形成焦痂。

本病例中病人为胸腹背部及双小腿共计 29% 深Ⅱ度烧伤，双大腿共计 21% Ⅲ度烧伤，其总烧伤面积为 50%，且Ⅲ度烧伤面积大于 20%，因此为特重烧伤。

技能实训十三　24 小时出入量记录

◇ 临床情境　·············

　　　　经过输液、抗感染、创面换药等治疗，病人诉口渴明显减轻。体格检查：T 37.0℃，P 88 次 / 分，R 16 次 / 分，BP 95/60mmHg，每小时尿量约 50ml，病人较前安静。创面表面有较多渗出。为进一步明确病人的体液平衡状况，以正确指导进一步治疗，需记录 24 小时出入量。

　　　　实训任务：评估 24 小时出入量，指导进一步治疗。

【护理评估】

1. **健康史**　病人由于工作场所失火导致胸腹背部及双下肢等部位发生热烧伤，烧伤后给予输液、抗感染、抗休克、创面换药等治疗，目前可进流质饮食。既往身体健康，无家族病史。

2. **身体状况**　病人生命体征平稳，口渴不明显，每小时尿量约 50ml，伤口创面有较多渗出。

3. **心理 - 社会状况**　病人烦躁有所减轻，Bathel 指数评分 38 分，属于重度功能障碍，家属陪护。

【主要护理诊断 / 问题】

有体液不足的危险　与烧伤创面渗出液过多有关。

【护理目标】

1. 准确记录病人的出入量，为休克复苏提供可靠依据。
2. 病人和（或）家属知晓出入量记录的重要性，配合好。

【护理措施】

1. **环境适合**　保持室内温度在 28 ~ 32℃，相对湿度在 40% ~ 50%。
2. **用药护理**　继续遵医嘱给予静脉输液、抗感染、营养支持等治疗。
3. **创面护理**　协助医生进行创面换药，创面予以包扎，保护创面及减少液体渗出，防止局部创面长时间受压。
4. **观察记录**　密切观察并详细记录病人生命体征、精神状态，同时做好 24 小时出入量记录（实施详见 24 小时出入量记录操作流程及操作要点）。

【护理评价】

1. 病人住院期间 24 小时出入量记录准确及时，输液计划有效执行。
2. 病人和（或）家属配合，液体出入量记录好。

24 小时出入量记录操作流程及操作要点

评估 ——— (1) 核对病人信息。
(2) 评估病人的意识、心理状态及合作程度。
(3) 评估病人平时所用的饮水容器的容量及餐具容积，或使用专用的、可计量的容器。
(4) 向病人解释记录 24 小时出入量的目的是为了更加精确地了解病人机体水平衡状况，及时发现异常，同时告知病人记录的方法及注意事项。

准备 ——— (1) 病人准备：协助病人取舒适体位。
(2) 环境准备：整洁、安静，无异味。
(3) 自身准备：着装规范，洗手、戴口罩
(4) 用物准备：食物含水量表（表 2-4-1）、笔、食物计量秤、带刻度的饮水杯、量筒、量杯或尿壶、专用出入量记录单或特护记录单记录。

测量摄入量 ——— (1) 测量并记录病人每次的饮水量。
(2) 记录病人摄入食物量，并根据食物含水量表（表 2-4-1）计算含水量。
(3) 根据长期及临时医嘱计录输入的液体量及输血量。

测量并记录排出量 ——— (1) 测量病人每次尿量，病人若已留置尿管，则嘱病人在每次排空尿袋时记录尿量。
(2) 估计病人每次大便量，估计大便中的含水量。
(3) 记录病人其他的排出量，包括呕吐量、痰量、各种引流量，均使用带刻度的容器测量。
(4) 根据病人烧伤创面大小计算其额外液体渗出量。

记录 ——— (1) 填写出入量记录单眉栏内容及页码。
(2) 记录数量均以 ml 为计量单位。
(3) 记录同一时间的出入量在同一横格上。不同时间的出入量应各自另起一行记录。
(4) 分别于 12 小时小结一次，24 小时总结一次（烧伤后 48 小时内每 8 小时总结一次）。

保存 ——— 不需要继续记录出入量后，记录单无须保存。若出入量记录在特别护理记录单上，则随病历存档保存。

表 2-4-1 常用食物含水量表

食物	单位	原料重量（g）	含水量（ml）	食物	原料重量（g）	含水量（ml）
米饭	1 中碗	100	240	牛肉	100	69
大米粥	1 大碗	50	400	猪肉	100	29
大米粥	1 小碗	25	200	羊肉	100	59
面条	2 两	100	250	青菜	100	92
馒头	1 个	50	25	大白菜	100	96
花卷	1 个	50	25	冬瓜	100	97
烧饼	1 个	50	20	豆腐	100	90
油饼	1 个	100	25	带鱼	100	50
豆沙包	1 个	50	34	西瓜	100	79
菜包	1 个	150	80	甜瓜	100	66
水饺	1 个	10	20	黄瓜	100	83
蛋糕	1 块	50	25	梨	100	71
饼干	1 块	7	2	橘子	100	54
油条	1 根	50	12	柚子	100	85
煮鸡蛋	1 个	40	30	桃子	100	82
松花蛋	1 个	60	34	西红柿	100	90
藕粉	1 大碗	50	210	樱桃	100	67
鸭蛋	1 个	100	72	苹果	100	68
馄饨	1 大碗	100	350	葡萄	100	65
豆浆	1 大杯	350	330	香蕉	100	60
牛奶	1 大杯	250	217	菠萝	100	86
蒸鸡蛋	1 大碗	60	260	广柑	100	88

【注意事项】

1. 病人饮水时，应注意使用固定的饮水容器，且需每次测量并记录。

2. 各种食物在记录了单位量或重量之后，需要折算出含水量后记录。

3. 烧伤急性体液渗出期记录每小时尿量，后遵医嘱记录。需密切观察尿量的病人最好留置导尿管。

4. 对于不易收集的排出量，可根据定量液体浸湿棉织物情况进行估算。

【实训拓展】

1. 若为婴幼儿记录尿量应如何测量？

为婴幼儿记录尿量可先测量干尿布重量，再测量湿尿布重量后计算两者差值，则为尿量。

2. 烧伤后创面渗出的特点是什么？

烧伤后可立即发生体液从血管中渗出，伤后 2～3 小时最为急剧，8 小时达到高峰，后逐渐减缓，至 48 小时后逐渐稳定并开始回吸收。

3．烧伤后第一个24小时创面体液丢失量如何计算?

成年男性烧伤后第一个24小时创面体液丢失量计算公式为: 体重 (kg) × 烧伤面积 × 1.5。该病人为男性,62kg,烧伤面积为50%。因此其第一个24小时体液丢失量 =62×50×1.5=4650ml。

技能实训十四　静脉输血

◇ **临床情境**

> 病人烧伤后,医护人员对其创面进行了相应处理,并进行了补液、抗感染治疗。大腿部位因Ⅲ度烧伤行切痂术,术后切痂处创面大面积渗血。体查: T 36.8℃, P 98 次 / 分, R 16 次 / 分, BP 90/60mmHg。意识清醒,精神差,面色苍白。血常规显示: WBC 8.8×10^9/L, RBC 3.0×10.0^{12}/L, Hb 90.0g/L, PLT 76.0×10^9/L。医嘱继续补液、抗感染治疗,输同型浓缩红细胞 2.5U。
>
> 实训任务: 实施静脉输血,补充病人血容量

【护理评估】

1．健康史　病人大面积烧伤行切痂术后。既往无输血史及过敏史。

2．身体状况　T 36.8℃, P 98 次 / 分, R 16 次 / 分, BP 90/60mmHg。病人意识清醒,精神差,双下肢切痂创面广泛渗血,双路静脉输液在进行。

3．心理 – 社会状况　病人理解并同意接受输血,已经签署知情同意书。

4．实验室检查　血常规显示: WBC 8.8×10^9/L, RBC 3.0×10^{12}/L, Hb 90.0g/L, PLT 76.0×10^9/L, 急诊查血型为"O"型。血常规未见感染迹象,红细胞及血红蛋白均低于正常参考值。

【主要护理诊断 / 问题】

有体液不足的危险　与创面切痂后大面积渗血有关。

【护理目标】

1. 纠正病人血容量不足,维持有效血容量。
2. 无输血反应并发症发生,输血反应处理及时。

【护理措施】

1. 病人体位　病人采取平卧位,将下肢略抬高。

2. 病情观察　输血前及输血后15分钟内严密监测病人的生命体征、精神及意识状态,注意有无心率加快、心律失常、脉搏细弱、血压降低、嗜睡、烦躁、昏迷等情况。输血过程中观察病人的皮肤及甲床色泽,注意肢体温度及周围静脉充盈情况。准确记录24小时出入量及每小时尿量,及时巡视,鼓励病人在输血期间即输血后有任何不适及时报告。

3. 创面处理　对渗血创面采用加压包扎,减少创面渗血。

4. 应用止血药物　遵医嘱应用止血药物。

5. 静脉输液及输血　遵医嘱给予静脉输液及静脉输血 (实施详见静脉输血操作流程及操作要点),改善病人血容量不足。

静脉输血操作流程及操作要点

评估
(1) 核对病人信息。
(2) 查对病人的原始血型单和交叉配血试验结果。
(3) 评估病人的年龄、病情、意识、心理状态及合作程度、治疗情况、穿刺部位皮肤、血管状况及肢体活动情况。
(4) 向病人解释输血目的，并告知病人穿刺及输血过程中的注意事项，取得病人合作。

准备
(1) 病人准备：排空大小便，取舒适卧位。
(2) 环境准备：整洁安全，光线充足。
(3) 自身准备：着装规范，洗手、戴口罩。
(4) 用物准备：治疗盘内盛一次性输血器、等渗无菌盐水、同型浓缩红细胞、胶布、皮肤消毒剂、无菌棉签、弯盘、输液架、压脉带、无菌手套、交叉合血化验单、病人的原始血型单。

核对
按照医嘱与另外一名护士对血液制品再次进行相应核对。

静脉穿刺
按照周围静脉输液技术，用生理盐水进行静脉穿刺，穿刺成功后输入少量生理盐水。

再次核对
再次核对，确认无误后，轻轻摇匀血袋内的血液。

输血
(1) 再次评估并记录病人生命体征。
(2) 戴手套，打开血袋封口，常规消毒开口处胶管。
(3) 将输血器针头插入胶管内。
(4) 将血袋倒挂于输液架上。
(5) 打开输血调节器，开始输血，调节滴速，注意开始15分钟内速度宜慢。
(6) 输血后观察并记录病人生命体征，若无不良反应，根据病情调节滴速。
(7) 整理床单位，协助病人取舒适卧位。

巡视
(1) 再次核对病人的床号、姓名、住院号、血袋号、血型、交叉配血实验结果、血液种类、血量。
(2) 对病人及家属进行输血相关知识的健康教育，将呼叫器放置于病人床边易于取到处。
(3) 洗手，记录输血情况。
(4) 密切巡视病人情况，观察有无输血反应。

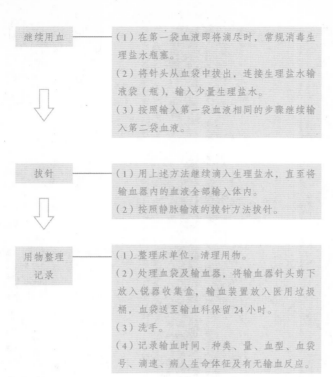

继续用血
(1) 在第一袋血液即将滴尽时，常规消毒生理盐水瓶塞。
(2) 将针头从血袋中拔出，连接生理盐水输液袋（瓶），输入少量生理盐水。
(3) 按照输入第一袋血液相同的步骤继续输入第二袋血液。

拔针
(1) 用上述方法继续滴入生理盐水，直至将输血器内的血液全部输入体内。
(2) 按照静脉输液的拔针方法拔针。

用物整理记录
(1) 整理床单位，清理用物。
(2) 处理血袋及输血器，将输血器针头剪下放入锐器收集盒，输血装置放入医用垃圾桶，血袋送至输血科保留24小时。
(3) 洗手。
(4) 记录输血时间、种类、量、血型、血袋号、滴速、病人生命体征及有无输血反应。

6. 定期复查血常规。

【护理评价】

1. 病人血容量不足得以纠正。
2. 病人未发生输血反应和输血并发症。

【注意事项】

1. 在进行血型鉴定和交叉配血时应分别采集血标本。

2. 在采集血标本配血时应双人核对输血申请单。禁止同时为两名病人采集血标本，以避免发生差错。

3. 在输血过程中注意认真做好无菌操作及查对。查对应包括操作前、操作中、操作后查对，核对内容包括：门急诊／病室、病人姓名、性别、年龄、床号、住院号、血袋号（储血号）、血型、交叉配血试验结果、血液种类及血量，同时检查血液有效期、血液质量、输血装置是否完好。

4. 取血及输血前均需要两人核对。

5. 血液自血库取出后不可剧烈震荡，以免红细胞破坏引起溶血。

6. 库存血不能加温，以免血浆蛋白凝固变性引起不良反应，输注前在室温下放置15～20分钟后再输入。

7. 全血、成分血和其他血制品应从血库取出后30分钟内进行输注，浓缩红细胞出库后应在4小时内输完。

8. 输血用静脉穿刺针最好选用20G以上的留置针或9号以上的钢针针头，以利于红细胞通过，避免红细胞破坏。

9. 输血前后及输入两袋血液之间需要滴入生理盐水冲洗输血器。

10. 输血时应先慢后快，开始时滴速不超过 20 滴 / 分，观察 15 分钟左右若病人未出现不良反应，可根据病人年龄及病情调整滴速，成人一般 40～60 滴 / 分，儿童酌减。并告知病人勿擅自调节滴速。

11. 输入的血液中不可加入其他药品、高渗或低渗液体，以防血液凝集或溶血。

12. 输血期间应严密巡视，观察病人有无输血反应，询问病人有无不适。一旦出现输血反应，立即停止输血，更换输血器，用生理盐水维持静脉通道，通知医生，做好抢救准备。同时保留余血、送检、记录。

13. 输血结束后将血袋送至输血科保留 24 小时，以备病人发生输血反应时检查并分析原因。血袋保留 24 小时后焚毁，并有相关记录。

【实训拓展】

1. 如何确认血液质量良好？

血液在有效期内；血袋完整无破损或裂缝；如为全血，血液分为界限清楚的两层，上层为淡黄色血浆，下层为暗红色红细胞；血液无变色、浑浊、血凝块、气泡和其他物质。

2. 不同血制品的输注速度如何？

（1）输入全血或红细胞：开始输入速度宜慢，观察 10～15 分钟无不良反应，再根据病人情况调节滴速，成人一般 40～60 滴 / 分。若大出血需迅速补充血容量时，可遵医嘱调节滴速。

（2）新鲜冰冻血浆和冷沉淀：融化后尽快输注，以病人可以耐受的较快速度输注。一般 200ml 血浆在 20 分钟内输完，或冷沉淀在 10 分钟内输完。

（3）白蛋白：宜在 1 小时内输完。

（4）纯化凝血因子Ⅷ：快速输注，但最大速率不得超过 6ml/min，输注过程中检测病人脉搏。

（5）血小板：以病人可耐受的较快速度输注。每袋血小板在 20 分钟内输注完毕。

（6）粒细胞：缓慢输注（不得使用白细胞过滤器），在 12 小时内滴完。

3. 常见的输血反应有哪些？如何预防及处理？

（1）发热反应：其预防为：严格管理血库保养液和输血用具，有效预防致热源，严格无菌操作。其处理包括：反应轻者减慢输血速度，症状可自行缓解；反应严重者应立即停止输血，密切观察病人生命体征，给予对症处理，并及时通知医生；必要时遵医嘱给予解热镇痛药物和抗过敏药物，如异丙嗪或肾上腺皮质激素等；将输血器、剩余血液以及血袋一并送血库检验。

（2）过敏反应：其预防为：正确管理血液及血制品；选用无过敏的供血者；供血者在采血前 4 小时宜用清淡饮食或饮糖水，避免高蛋白及高脂食物；对有过敏史的受血者，在输血前应遵医嘱给予抗过敏药物。其处理包括：轻度过敏反应者应减慢输血速度，给予抗过敏药物后症状可缓解；中重度过敏反应者应立即停止输血，通知医生，并遵医嘱给予皮下注射 1 : 1000 肾上腺素 0.5～1ml，或静脉滴注氢化可的松或地塞米松等药物；呼吸困难者给予氧气吸入，严重喉头水肿者给予气管切开；循环衰竭者给予抗休克治疗，必要时进行心肺复苏；监测生命体征变化。

（3）溶血反应：其预防为：认真做好血型鉴定及交叉配血试验；输血前认真查对，避免差错；严格遵守血液保存规则，不使用变质血液。其处理包括：立即停止输血并通知医生；给予氧气吸入，建立静脉通道，遵医嘱给予升压药或其他药物；将剩余的血液、病人的血、尿标本送化验室检验；静脉注射碳酸氢钠，减少血红蛋白在尿液中的沉淀，避免肾小管堵塞；双侧腰部封闭，并用热水袋热敷双侧肾区，解除肾小管痉挛，保护肾脏；密切观察病人生命体征及尿量，对尿少、无尿者按急性肾衰竭处理；若出现休克，则进行抗休克治疗；安慰病人，消除其焦虑、恐惧心理。

（4）与大量输血有关的反应：包括循环负荷过重、出血倾向、枸橼酸钠中毒反应。其预防为：根据病人年龄及病情调整输血速度及输血量，以防止循环负荷过重；每输入 3～5U 库存血时，应间隔输入 1U 新鲜血，以防止出血倾向；每输入库存血 1000ml 应静脉注射 10% 葡萄糖酸钙 10ml，以预防低血钙。其处理包括：密切观察病人意识及生命体征等变化，注意病人有无呼吸困难、发绀、咳泡沫痰、皮肤黏膜出血、手足抽搐，甚至心脏骤停等表现；若出现循环负荷过重，应通知医生，减慢输血速度或停止输血，双下肢下垂，遵医嘱给予吸氧、利尿、镇静等治疗；若出现出血倾向，应根据凝血因子缺乏情况，遵医嘱补充相关成分；若出现枸橼酸钠中毒反应，应给予 10% 葡萄糖酸钙静脉注射。

（5）其他：包括空气栓塞、细菌污染、体温过低、通过血液传染的各种疾病等。

（高　睿）

第五节　颅内肿瘤病人护理技能实训

○ 病例摘要

　　病人，男性，15 岁。因头痛、头晕 2 月余，呕吐、吞咽困难、饮水呛咳 3 天入院。病人 2 个月前无明显诱因出现间歇性后枕部跳痛，多发生于清晨，每次持续约 2～3 分钟，起病以来，头痛逐渐加重，持续时间延长，同时伴头晕，视物模糊，尚可忍受。3 天前开始间断出现呈喷射性呕吐、吞咽困难、饮水呛咳。为求进一步治疗，收住入院。病人既往体健。

　　体格检查：T 36.5℃，P 84 次 / 分，R 18 次 / 分，BP 130/80mmHg。心肺检查未见异常，腹部平软，全腹无压痛、反跳痛，肝脾未触及，未扣及包块，无移动性浊音，肠鸣音 2～3 次 / 分；脊柱四肢无畸形。专科检查：意识清醒，言语含糊，双侧瞳孔等大等圆，对光反射灵敏。思维、定向、理解能力正常。GCS 计分 =14 分。嗅觉正常，左眼视力 1.2，右眼视力 1.0，粗测视野无异常，眼球运动自如，颜面部感觉无异常，舌腭弓、咽腭弓运动稍差，咽反射欠灵敏。耸肩、转颈动作无明显异常，舌肌有萎缩、纤颤，舌伸缩居中；余颅神经检查未见异常，神经系统生理反射存在，未引出病理反射。四肢肌力 5 级，肌张力正常，走一字步不能，指指、指鼻试验阳性。脑膜刺激征阴性。

　　辅助检查：MRI 示第四脑室占位性病变，考虑胶质瘤，髓母细胞瘤可能性大。

　　诊断：髓母细胞瘤。

◇ 临床情境　···

病人在父母陪同下步行入院，T 36.5℃，P 84 次 / 分，R 18 次 / 分，BP 130/80mmHg。入院一周以来病人喝水、进食后出现呛咳，可自行缓解。

实训任务：留置胃管，鼻饲流质。避免病人喝水、进食引起呛咳导致吸入性肺炎。

【护理评估】

1．**健康史**　2 月余前无明显诱因出现头痛、头晕，3 天前出现呕吐、吞咽困难、饮水呛咳。既往体健。

2．**身体状况**　病人意识清醒，T 36.5℃，P 84 次 / 分，R 18 次 / 分，BP 130/80mmHg。双侧肢体无感觉和运动障碍。神经系统检查病人舌腭弓、咽腭弓运动稍差，咽反射欠灵敏。耸肩、转颈动作无明显异常，舌肌有萎缩、纤颤，舌伸缩居中；洼田饮水试验评估吞咽功能为 4 级。

3．**心理 - 社会状况**　病人 15 岁，初三，即将中考，担心住院、手术治疗会影响学业，希望能尽快手术。因为进食呛咳，担心插胃管产生不适。

4．**实验室检查**　血浆白蛋白为 33g/L，生化检查血钾浓度为 3.24mmol/L，血钠浓度为 125mmol/L。

5．**辅助检查**　MRI 检查提示第四脑室髓母细胞瘤可能性大。

【主要护理诊断 / 问题】

1．**有误吸的危险**　与第四脑室髓母细胞瘤刺激与破坏后组脑神经导致吞咽障碍或病人呕吐有关。

2．**焦虑**　与担心插胃管产生不适有关。

【护理目标】

住院期间没有发生误吸。

【护理措施】

1．**体位**　进食时抬高床头须高于 60°，防止食物反流。

2．**心理护理**　对病人和家属进行针对性的心理疏导，解释呛咳的原因、吸入性肺炎的危害和留置胃管的必要性、方法与注意事项。

3．**饮食**　禁止经口进食，饮食以高蛋白、高维生素、无刺激性流质为主，如牛奶、蒸鸡蛋、豆奶、鱼汤、蔬菜汤等，每日总热量 10000 ~ 12000kJ。注意进食的速度，进食量每次不超过 200ml，每次喂食前需确定鼻饲管位置（详见鼻饲操作流程及操作要点）。

4．**密切观察病情变化**　掌握误吸发生的征兆，观察病人有无饮水、进食呛咳或血氧饱和度下降。

5．**健康宣教**　讲解误吸相关知识、临床表现、预防措施，取得病人及家属的理解和配合。禁止家属胃管鼻饲。每日进行至少 2 次的口腔护理。

6．**康复训练**　每天评估吞咽功能，并在护士的指导下进行摄食 - 吞咽功能训练，以达到逐

鼻饲操作流程及操作要点

 评估
     （1）核对病人信息。
     （2）评估病人的病情、吞咽困难的级别、意识、治疗情况、心理状态及合作程度。
     （3）评估病人鼻腔是否通畅、口腔有无残留物。

 准备
     （1）病人准备：取舒适体位。
     （2）环境准备：整洁，光线充足，拉隔帘保护。
     （3）自身准备：护士着装规范，洗手、戴口罩。
     （4）用物准备：治疗巾、弯盘、液状石蜡、棉签、手套、胃管、听诊器、手电筒、50ml注射器、治疗碗（盛温开水适量）、胶布、流汁、纱布、别针、橡皮筋（图2-5-1）。

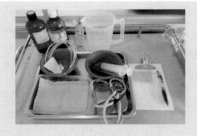
图 2-5-1　留置胃管用物

鼻饲
     （1）测量胃管长度（图2-5-2），留置胃管。
     （2）确认胃管位置（图2-5-3），固定胃管。
     （3）做好胃管标识。
     （4）鼻饲流质前后用10~20ml温开水冲洗胃管。
     （5）别针妥善固定胃管，记录鼻饲时间、种类、量、病人反应，并签名。
     （6）观察留置胃管有无不适感及并发症。

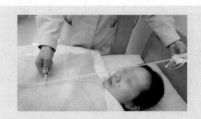
图 2-5-2　测量胃管长度

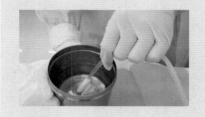
图 2-5-3　确认胃管位置

 拔管
     （1）评估病人吞咽功能和营养改善状态，遵医嘱拔除胃管（图2-5-4）。
     （2）清洁口鼻、面部。
     （3）擦去胶布痕迹，记录拔管时间和病人反应，整理床单位和用物。

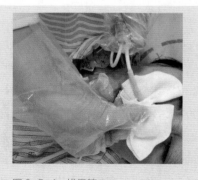
图 2-5-4　拔胃管

评价
     （1）无胃内容物反流、胃潴留并发症。
     （2）无呛咳及血氧饱和度下降等误吸症状。
     （3）营养状态有改善。

渐恢复自主进食的目的。

【护理评价】

病人接受鼻饲，无误吸发生，营养状态良好。

【注意事项】

1. 每次鼻饲前需确定胃管位置，用注射器回抽胃内容物，了解胃排空功能。

2. 鼻饲的食物量　包含喂食前后冲洗胃管约 20ml 的温开水，喂食总量每次 200～250ml。速度不宜过快。

3. 鼻饲的体位　取坐位或半卧位。鼻饲后 1 小时内保持半卧位，以利食物顺利进入十二指肠。

4. 每次鼻饲间隔时间不少于 2 小时，以利胃排空。

5. 鼻饲期间注意观察胃内容物有无胃潴留及反流，有无呛咳及血氧饱和度下降等误吸症状；营养状态是否改善。

【实训拓展】

1. 临床常用的预防误吸的方法有哪些？

（1）鼻饲病人留置胃管尽可能选择小管径胃管。鼻饲病人咽部受到胃管长期刺激引起环状括约肌不同程度的损伤并发生功能障碍，容易引起反流、误吸。而且胃管直径越大，对食管下端括约肌的扩张开放作用越大，误吸风险也相应增加。鼻饲前，确定胃管位置与胃内潴留容量；鼻饲时食物温度不宜过低、鼻饲速度不宜过快，避免胃痉挛、胃内压力过快升高刺激迷走神经及交感神经末梢，产生恶心、呕吐，导致胃内容物反流、呕吐、误吸；若胃潴留量 >100～150 ml 时，暂停 2～8 小时喂食；合理安排护理操作，鼻饲后 1 小时内不进行翻身、叩背、吸痰、口腔护理等护理操作以免引起反流误吸；在条件允许情况下，采用间歇鼻饲以减少胃肠道不良反应。

（2）自行进食病人选择清醒状态下进食，保持环境安静，嘱勿看电视或与人谈话，以免精力分散而引起呛咳；床头摇高 40°～60°，或协助病人取舒适坐位，头稍前屈；依据吞咽功能选择糊状的液体食物。

2. 临床常用哪些方法评估吞咽功能？

（1）空吞咽测试：嘱病人取端坐体位或舒适放松卧位，检查者示指指腹横置于病人甲状软骨上缘，嘱病人尽力反复做吞咽动作。当喉结随吞咽动作上举、越过示指后复位，即判定完成一次吞咽反射。记录病人 30 秒内完成的吞咽次数。如病人做空吞咽时喉结不随吞咽动作上下移动，说明吞咽功能完全丧失，则不能进行洼田饮水试验。

（2）洼田饮水试验：嘱病人取端坐体位，喝 30ml 温开水，观察所需时间及有无出现呛咳情况：1 级（优），能于 5 秒之内顺利地 1 次将水喝完；2 级（良），分 2 次以上，能不呛咳地将水喝完；3 级（中），能 1 次将水喝完，但有呛咳；4 级（可），分 2 次以上将水喝完，但有呛咳；5 级（差），频繁呛咳，不能全部咽下。

3. 神经外科病人误吸发生的高危风险有哪些？

意识状态（GCS 评分小于 12 分）；年龄大于 70 岁或小于 7 岁；吞咽功能 3 级及以上；带气管插管或气管切开机械通气；鼻饲病人胃潴留量超过 100ml；呕吐；进食后伴随咳嗽、声音嘶哑、哮鸣音、流涎、口中有残存的食物，恶心、发绀等。

4．发生误吸后的处理措施有哪些?

食物误吸后可在气道内停留,甚至进入支气管树状解剖结构,导致机械堵塞,易发生呼吸衰竭导致死亡。因此,鼻饲时应注意观察,一旦出现呛咳、呼吸困难应立即停止进食,并采取以下处理措施:

(1)检查并清除口腔、气道异物:检查口腔,发现异物后用纱块包绕手指取出,如有义齿应及时取出,以免损伤口腔。不能取出异物时予病人侧卧拍背,或使用海姆立克急救法,从背后环抱病人,双手一手握拳,另一手握紧握拳的手,放于病人的剑突下向膈肌方向猛力冲击上腹部,造成膈肌突然上升,形成气管内较强气流,协助病人咯出阻塞气道的异物。

(2)及时吸除口鼻咽部分泌物,保持呼吸道畅通。

(3)备齐抢救用物和药物:护士在抢救的同时应立即通知其他医生或护士,尽快备齐抢救药械,必要时行纤维支气管镜下异物取出术。

(4)高流量输氧。

(5)密切观察病人意识、瞳孔、生命体征的变化,尤其是呼吸、血氧饱和度情况。

(6)做好病情记录和对症治疗:常规进行血氧饱和度监测和床边心电监护,准确记录抢救前后的生命体征和临床检测指标。积极进行原发病治疗和相应的心肺复苏、抗休克、抗感染等对症治疗。

技能实训十六　脑室外引流护理

✧ **临床情境** ....

病人头痛频繁发作,伴头晕和恶心、呕吐,食欲差,进食量少。经脱水利尿、限制入量等降颅压处理后疗效欠佳。为减轻颅内高压引起的头痛、呕吐等临床症状,避免发生枕骨大孔疝引起的心跳、呼吸骤停,提高手术耐受性,病人于髓母细胞瘤切除术前1天行脑室外引流术。

实训任务:保持脑室外引流通畅,降低颅内压和预防颅内感染。

【护理评估】

1．**健康史**　2月余前无明显诱因出现头痛、头晕,3天前出现呕吐、吞咽困难、饮水呛咳。既往体健。

2．**身体状况**　病人意识嗜睡,GCS计分=14分,T 36.5℃,P67次/分,R 11次/分,BP 145/95mmHg。头痛部位不确定,从枕部到前额,阵发性跳痛,伴头晕、烦躁、呃逆、呕吐频繁。予以20%甘露醇、呋塞米脱水利尿治疗,限制水分摄入但颅内高压症的改善不明显。医嘱拟行脑室外引流术。

3．**心理-社会状况**　入院初步治疗后头痛、呕吐等颅内高压症状无明显改善,甚至加重,对脑室外引流术等治疗方式不了解,导致病人烦躁不安和焦虑恐惧。

4．**实验室检查**　血浆白蛋白为33g/L,生化检查血钾浓度为3.24mmol/L,血钠浓度为125mmol/L。

【主要护理诊断/问题】

1．**潜在并发症**:颅内出血、脑疝、颅内感染。

2．有体液失衡的危险　与呕吐、应用脱水剂和利尿剂有关。

3．营养失调：低于机体需要量　与呕吐、食欲差、进食量少有关。

4．知识缺乏：缺乏疾病治疗护理知识　与未受过相关健康教育有关。

【护理目标】

1. 颅高压症状明显缓解。
2. 没有发生脑疝、脑脊液漏、颅内感染等并发症。
3. 病人及家属正确配合脑室外引流护理。
4. 术前已纠正低钠、低钾血症，术后体液电解质恢复并维持在正常生理水平。
5. 血浆白蛋白值升高。

【护理措施】

1. 密切观察病人意识、瞳孔、生命体征、肢体活动情况，尤其是体温、呼吸、血氧饱和度情况。
2. 严格记录 24 小时出入水量，严密监测电解质的变化。
3. 遵医嘱静脉滴注甘露醇等脱水剂，观察皮肤黏膜和尿量改变，根据生化结果补充钾、钠等电解质。
4. 保持脑室外引流管通畅，严密观察引流液颜色、量、性状，24 小时引流量不超过 500ml，根据病情调节引流管的高度。
5. 运用画册、模型等教具，向病人家属讲解髓母细胞瘤致颅内高压引起头痛、呕吐等疾病过程知识，解释"脑室外引流术"的目的、手术方式和术后护理要点。介绍治疗成功案例，给予病人和家属心理支持，指导放松技巧。
6. 为病人配制能满足基础能量消耗、活动消耗和手术时能量消耗的肠内营养制剂。蛋白质占能量的 10%～15%，脂肪占能量的 20%～25%，碳水化合物占能量的 60%～70%。

【护理评价】

1. 脑室外引流通畅，颅高压症状明显缓解。
2. 没有发生脑疝、脑脊液漏、颅内感染等并发症。
3. 病人及家属正确配合脑室外引流护理。
4. 术前已纠正低钠、低钾血症，术后体液电解质恢复并维持在正常生理水平。
5. 出院前体重增加 1kg，血浆白蛋白提高至 38g/L。

【注意事项】

1．妥善固定脑室外引流管，防止移位脱落　髓母细胞瘤切除术后麻醉未清醒时酌情使用约束技术，避免意外拔除管道。使用约束技术注意做好病人家属解释说明工作。

2．进行颅内压监测　颅内压（intracranial pressure，ICP）是指颅内容物对颅腔壁产生的压力。持续颅内压监测可直观、连续动态了解病人的颅内压力实时变化与波动状态，能早期发现、及时治疗由颅内压力异常导致的颅内出血等临床问题。引流管接三通接头，一端接引流袋，另一端接压力传感器与心电监护仪，根据颅内压监测值调节引流速度。颅内压过高可降低引流管出口高度或摇高床头以加快引流速度；颅内压过低则可抬高或暂时夹闭引流管。

评估	（1）核对病人信息。 （2）评估病人的生命体征和病情，治疗情况，心理状态及合作程度。 （3）手术同意书是否签署。	

| 准备 | （1）病人准备：备皮，协助病人取平卧位，头稍后仰。
（2）环境准备：清洁、安静，光线充足。
（3）自身准备：护士着装规范，洗手、戴口罩。
（4）用物准备：脑室穿刺包1个、脑室引流装置、一次性三通、引流袋、络合碘消毒液、无菌手套、5ml注射器、1%利多卡因、吸引器（图2-5-5）。 | 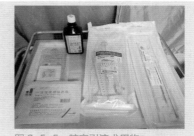
图2-5-5 脑室引流术用物 |

| 实施 | （1）再次核对病人信息。
（2）协助医生进行穿刺部位定位及做好标记。
（3）配合医生施行脑室穿刺术。
（4）协助医生做好引流袋高度的标尺（图2-5-6）。
（5）做好脑室外引流管的护理。
1）监测、记录病人生命体征及颅高压的改善效果。
2）保持引流装置（图2-5-7）高于侧脑室平面10～15cm，侧卧时以正中矢状面为基线，平卧时以耳屏为基线。
3）保持引流管通畅，更换体位或离床活动时夹闭引流管（图2-5-8）。
4）观察、记录引流液的性质、颜色和量，随病情调节引流装置高度，避免引流速度过快或过慢，每日脑脊液引出不超过500ml。
（6）拔管前试夹管。
1）拔管前1天，试行夹闭引流管24小时；
2）密切观察病人生命体征及意识瞳孔变化，如病人出现头痛、呕吐等颅压升高症状应立即中断夹闭引流管，并及时通知医生。
3）记录拔管时间和病人反应。 | 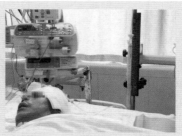
图2-5-6 调节脑室引流袋高度
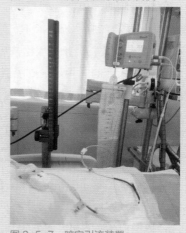
图2-5-7 脑室引流装置
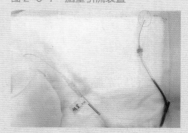
图2-5-8 夹闭脑室引流管 |

3．引流不畅的可能原因与处理措施 ① 因脑室压力低于1.0～1.5kPa所致的引流不畅，可通过降低引流管或摇高床头的方法进行鉴别。若引流液无色透明，CT检查脑室内无积血、积水，可尝试夹闭引流管，为拔管做准备；② 引流管过于深入脑室、盘曲打折，或管口吸附于脑室壁，对照CT

检查，把引流管缓慢向外抽出至有脑脊液流出的位置，重新缝合固定；③ 引流管被小凝血块、脑组织堵塞，严格消毒管口，用无菌注射器轻轻外抽，但不可用生理盐水冲洗。必要时更换引流管。

4. 预防颅内感染　更换引流袋和敷料时严格执行无菌操作。如由于病人躁动不安等原因导致引流管脱落，应立即用无菌敷料覆盖伤口，马上通知医生进行相应处理。

【实训拓展】

1. 病人什么情况下进行术前脑室引流？

当病人病程进展较快，肿瘤压迫周围脑组织、出现严重脑积水，导致颅内压进行性升高，病人出现头痛、呕吐症状。为迅速缓解颅高压症状，避免因肿瘤压迫、小脑扁桃体下疝引发的心跳、呼吸骤停，降低手术风险；改善病人术前营养状态和睡眠质量，增加对手术麻醉和治疗的耐受性，于术前 1～2 天实施侧脑室外引流术，以有效降低颅内压力。

2. 脑室引流的并发症及预防措施？

脑室引流可引起以下并发症：① 颅内感染：是脑室引流术的常见并发症。主要原因有：术前头皮准备或术野消毒不严密；手术操作过程不规范；留置引流管时间过长，细菌等病原微生物沿管道逆行侵入；病人营养不良、免疫功能低下。预防和处理：严格进行头皮消毒；按照规范的手术规程操作，选择合适的引流管，采用电钻钻颅、经皮下隧道置管；鼓励进食高蛋白、高热量、高维生素、易消化饮食，改善营养和机体免疫力；加强基础护理，保持病室环境清洁、做好口腔和皮肤护理；严格执行无菌操作，更换引流瓶或倾倒脑脊液时，留取标本做细菌培养和抗生素敏感试验。② 脑室内出血，主要原因有：穿刺或放置引流管时，损伤脉络丛或脑血管壁；脑脊液引流过快，使扩大的脑室骤然引流出大量的脑脊液后塌陷，导致脑室壁的血管和脉络丛渗血，发生硬膜下或硬膜外血肿；引流过度，使脑室腔负压过大引起出血。预防和处理：穿刺或放置引流管时避免用力过度，脑动脉瘤者不可盲目行脑室外引流；脑室引流速度不可过快，梗阻性脑积水病人的引流速度通常控制在 15ml/h 的水平，24 小时引流量为 350～450ml，不宜超过 500ml。

3. 脑室外引流不畅的原因有哪些？

主要的原因包括：① 手术过程中血液逆流入中脑导水管，或手术创伤及术后引流不畅，硬膜外血液进入术区和脑室，导水管下口、第四脑室出口处发生粘连梗阻，导致蛛网膜下腔和脑底池脑脊液循环不畅、闭塞；② 原有病灶长期压迫，无法完全切除的残存肿瘤组织或脑组织被过度电凝和损伤，导致术后中脑导水管或侧孔粘连；③ 术中为达到良好暴露而过度牵拉造成脑牵拉伤，相关静脉受到损伤、阻断，侧支吻合在术后早期还未完全建立，引起脑组织肿胀、影响脑脊液循环；④ 术中止血不彻底或术后引流不畅导致手术区再出血。

（蓝宇涛）

第六节　乳腺癌病人护理技能实训

○ 病例摘要　‧‧

病人，女性，49 岁。因发现右乳肿块半个月入院。病人半个月前无意中发现右侧乳房外上方有一肿块，无压痛，肿块大小与月经周期无关。病人发病以来无其他部位异常，睡眠、饮食、排泄均无异常，无体重减轻。既往体健，否认手术、外伤、输血史，否认食物、药物过敏史。月经史：初潮 13 岁，7/（23～24）天；月经周期规律，月经量中等，颜色正常，无血块、无痛经；孕 1 产 1，人流 0，顺产 1 男婴，未哺乳。家族史：父母及两位姐姐均身体健康，否认遗传病史。

体格检查：T 36.6℃，P 80 次 / 分，R 20 次 / 分，BP 120/80mmHg。双侧乳房发育正常，对称。表面未见红肿，未见酒窝征，橘皮观，双侧乳头无溢液。右侧乳头凹陷，左侧乳头无凹陷，稍固定。右乳 10 点距离乳头约 2cm 局部可触及一肿块，大小约 3cm×3cm，质硬，活动差，边界不清；左乳未及明显孤立性结节，双侧腋窝及双锁骨上下未及肿大淋巴结。

辅助检查：门诊彩超提示右乳实质性占位伴钙化，双侧乳腺增生。门诊钼靶摄片提示右侧乳腺结节，结构扭曲，双侧乳腺增生。

诊断：1. 右乳肿块：癌？ 2. 双乳腺增生。

技能实训十七　更换引流袋

◇ 临床情境

病人入院后进一步完善检查。X 线胸片：双肺纹理增强，心影增大，请结合临床。心电图：窦性心律，心电轴不偏，正常心电图。超声引导下左乳肿物穿刺，病理诊断：左乳腺浸润性导管癌 SBR 分级为Ⅱ级。血尿常规、肝功能均正常。

入院后第四日，在连续硬膜外麻醉下行右侧乳癌简化根治术，术后胸部弹力绷带加压包扎，留置右腋窝、胸壁引流管各一根。手术顺利，病人生命体征平稳，安全返回病房。现病人意识清醒，平卧位，吸氧 2L/min，胸部切口弹力绷带加压包扎，敷料整洁，右腋窝及胸壁引流管接负压，引流通畅，均为少量血性液，留置导尿通畅，为黄色澄清尿液 200ml。查体：T 36.9℃，P 86 次 / 分，R 18 次 / 分，BP 120/80mmHg，右侧上肢皮肤温度、颜色、感觉同健侧，右侧桡动脉搏动同健侧。病人诉伤口疼痛，家属询问护士术后患侧上肢活动应注意哪些问题。

实训任务：更换引流袋，保持引流通畅，促进伤口愈合。

【护理评估】

1. 健康史　病人中年女性，49 岁，已婚，育有一子，未哺乳，月经初潮 13 岁。既往体健，无过敏史、家族史。自发病以来睡眠、饮食、排泄均无异常，无体重减轻。连续硬膜外麻醉下右侧乳癌简化根治术后当日。

2. 身体状况　T 36.9℃，P 86 次 / 分，R 18 次 / 分，BP 120/80mmHg，病人意识清醒。右侧上肢皮肤温度、颜色、感觉同健侧，右侧桡动脉搏动同健侧。胸部切口弹力绷带加压包扎，敷料整洁，腋窝及胸壁负压引流通畅，固定可靠，均为少量血性液。

3．心理－社会状况　病人享受医保，病人和家属能够积极配合治疗、护理，态度积极。

4．辅助检查　X 线胸片示：双肺纹理增多，心影增大，请结合临床。心电图正常。病理诊断：右乳腺浸润性导管癌，SBR 分级为 Ⅱ 级。血尿常规、肝功能均正常。

【主要护理诊断 / 问题】

1．潜在并发症：出血、感染、皮瓣坏死。

2．有组织完整性受损的危险　与手术组织切除范围大、留置引流管、皮瓣积血积液或感染、患肢静脉及淋巴回流不畅等有关。

3．知识缺乏：缺乏术后患侧上肢康复方面的知识。

【护理目标】

1. 病人未发生并发症，或并发症得到及时发现和处理。

2. 手术创面愈合良好，患肢无肿胀或肿胀减轻。

3. 病人能够复述患侧上肢康复方面的知识，并实施锻炼。

【护理措施】

1．观察皮瓣血运

（1）术后胸部切口弹力绷带加压包扎 7～10 天：加压包扎使皮瓣紧贴胸壁，防止积液、积血，注意松紧适宜，不影响病人呼吸。

（2）观察皮瓣颜色和愈合情况：正常皮瓣温度较健侧略低、颜色红润、紧贴胸壁。若颜色暗红，则提示血运不佳，应及时通知医生，查找原因并处理。

（3）注意患肢远端血运（皮肤颜色、温度、脉搏等）、感觉：若出现患侧手指发麻、皮肤发绀、皮温低，甚至桡动脉搏动扪及不清，提示腋窝部血管受压，应协助医生及时调整绷带松紧。

（4）术后 24～48 小时腋窝顶部、切口局部用砂袋压迫，可以减少渗出，避免皮下积液、积血。术后 3 天内患肢上臂制动，避免外展，以免牵拉皮瓣。

2．保持伤口引流通畅

（1）妥善固定引流管：平卧时引流袋应低于腋中线；站立或活动时，引流袋不可高于切口，防止引流液逆流。

（2）观察、记录引流液的颜色、性质和量：正常术后 1～2 天，每日引流血性液 50～200ml，以后逐渐减少，转为淡黄色浆性液。若发现异常，及时通知医生并协助处理。

（3）定时更换无菌引流袋（实施详见更换引流袋操作流程及操作要点）。

（4）配合拔管：一般在术后 4～5 天，引流液颜色淡黄，每日 10～15ml，可考虑拔管。协助医生拔除引流管，局部继续加压包扎。拔管后观察伤口有无渗出，发现异常及时通知医生。

3．预防患肢肿胀

（1）保护患肢：避免肢体直接受压；平卧位时可用软垫抬高患肢 10°～15°；半卧位时屈肘 90°；下床活动时可使用吊带托住或健侧手扶持患侧上肢于胸前，避免患侧上肢下垂过久。

（2）避免患肢采血、输液、注射、测血压等，出院后避免患肢负重。

4．指导患肢功能锻炼

（1）术后 24 小时：活动患侧手指、腕部。

评估 —— （1）核对病人信息。
（2）评估引流是否通畅。
（3）评估引流液颜色、性质、量。
（4）评估伤口敷料有无渗出。

准备 —— （1）病人准备：平卧，暴露引流管。
（2）环境准备：温度适宜，光线充足。
（3）自身准备：着装规范，洗手、戴口罩。
（4）用物准备：引流袋、0.5％碘伏、棉签、
止血钳、治疗巾、弯盘、无菌手套。

分离 —— （1）铺治疗巾于接口处。
（2）用止血钳夹住引流管末端。
（3）将已更换的引流袋固定于床缘处，关闭
引流袋底部开关（图2-6-1）。
（4）一手捏住引流管，一手捏住原引流袋接
头，分离两者（图2-6-2）。

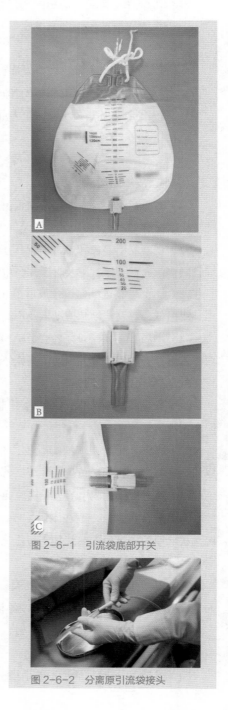

图2-6-1　引流袋底部开关

图2-6-2　分离原引流袋接头

（5）用弯盘垫高引流管管口（图 2-6-3）。

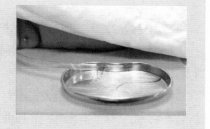
图 2-6-3 弯盘垫高引流管管口

连接
（1）消毒管口边缘及周围 2 遍（图 2-6-4）。
（2）取下新引流袋接头保护帽，插入引流管管口。
（3）松开止血钳，观察有无引流液引出。

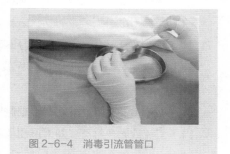
图 2-6-4 消毒引流管管口

整理
（1）协助病人整理衣服，整理用物。
（2）洗手。
（3）记录（引流是否通畅，引流液颜色、性状、量）。

评价
（1）引流持续有效。
（2）无感染、脱管等异常情况发生。

（2）术后 1～3 天：肌肉等长收缩（促进血液、淋巴回流），患肢上肢屈肘、伸臂，肩关节小范围屈伸活动。

（3）术后 4～7 天：日常活动为主，摸健侧肩峰、同侧耳等。

（4）术后 1～2 周：患臂抬高、手指爬墙运动、梳头等，3～4 次 / 天，20～30 分 / 次，循序渐进。

（5）出院后继续进行规律的功能锻炼。

【护理评价】

1. 病人未发生并发症。

2. 引流通畅，手术创面愈合良好，患肢未见肿胀。

3. 病人掌握患侧上肢康复方面的知识，并能够进行功能锻炼。

【注意事项】

1. 更换引流袋时严格无菌操作，切忌未拔下引流袋接头的保护帽直接连接。

2. 观察引流情况，注意有无感染、出血、脱管等并发症。

1．术后病房护士如何与手术室护士交接病人的引流情况？

（1）术后常规接病人：术毕回病室，病房护士与巡回护士按常规交接病人，将引流管标识清楚。

（2）检查引流情况：检查引流管及敷料固定是否牢固，敷料有无渗出，引流袋与引流管连接是否牢固，引流管道有无打折、扭曲、受压，引流管是否通畅（由引流管近心端向远心端顺行挤压），负压是否有效。

（3）观察、记录引流液情况：观察并记录引流液的颜色、性状、量。

（4）妥善固定引流袋：将引流袋妥善固定于床旁，防止病人活动时过度牵拉。

2．如护士发现引流管不通畅，应如何处理？

一般可以顺行挤压引流管，若无效，则应及时通知医生并协助通管，必要时可用注射器进行负压抽吸或用生理盐水低压冲洗。

3．病人术后的伤口引流会出现哪些异常情况？

（1）引流液颜色鲜红，短时间引流液增多，或者发现切口敷料渗血，提示伤口出血。

（2）引流液颜色浑浊，病人伴有发热，提示感染。

（3）引流液突然减少，应检查管道有无扭曲、打折、受压、堵塞，进一步检查引流管是否发生脱出。

技能实训十八　经外周静脉置入中心静脉导管的置管与维护

◇ 临床情境

病人术后切口愈合，按期拔管、拆线。术后病理回报：右乳腺浸润性导管癌（SBR Ⅱ～Ⅲ级），伴高分化导管内癌，大小约 $2cm \times 1.5cm \times 1.5cm$，缺损旁取材未见癌累及，脉管内见癌栓，乳头及乳晕未见癌累及；右腋下淋巴结见转移癌（15/29）。术后病理分期：右乳腺浸润性导管癌伴高分化导管内癌术后Ⅲ C 期（ $pT_{1c}N_{3a}M_0$ ）。

病人术后一个月入住肿瘤科，行首周期辅助化疗。病人精神状态良好，饮食、睡眠如常，大小便正常，体力良好，术后体重未有明显变化。查体：T 36.3 ℃，P 80 次 / 分，R 18 次 / 分，BP 120/80mmHg，胸廓对称，无畸形，胸骨无叩痛，左乳正常，右乳缺如，右侧胸壁见一长约 25cm 瘢痕，已愈合，双侧上肢活动自如，右侧上肢较对侧轻微肿胀。血常规、电解质、肝功能、尿常规、心电图等检查均正常。化疗采用 AC-TH 方案：Q21d；阿霉素 70mg+5%GS 100ml，第一、二天，qd，静脉滴注；环磷酰胺 1000mg+NS 100ml，第一天，qd，静脉滴注。

为保证化疗方案多个疗程的顺利实施，经病人左侧上肢进行外周静脉置入中心静脉导管（PICC）。病人化疗过程中一度出现恶心、呕吐、厌食，并担心 PICC 对日后生活的影响，担心别人注意到自己的胸部不对称。

实训任务：PICC 置管与维护，经 PICC 输入化疗药物，减少并发症。

【护理评估】

1. **健康史** 病人右乳癌简化根治术后 1 个月，饮食、睡眠如常，大小便正常，体力良好，术后体重未有明显变化。

2. **身体状况** 病人右侧胸壁见一长约 25cm 瘢痕，已愈合，右侧上肢活动自如，右侧上肢较对侧轻微肿胀。穿刺侧肢体活动度自如，穿刺血管弹性好，穿刺局部皮肤无瘢痕、硬结等情况，穿刺血管及肢体无外伤史。病人化疗过程中出现恶心、呕吐、厌食。

3. **心理 – 社会状况** 病人担心 PICC 对日后生活的影响，担心别人注意到自己的胸部不对称。

4. **辅助检查** 病理检查示：右乳腺浸润性导管癌（SBR Ⅱ～Ⅲ 级），伴高分化导管内癌，大小约 2cm×1.5cm×1.5cm，缺损旁取材未见癌累及，脉管内见癌栓，乳头及乳晕未见癌累及；右腋下淋巴结见转移癌（15/29）。血常规、电解质、肝功能、尿常规、心电图等检查均正常。

【主要护理诊断 / 问题】

1. **恶心** 与化疗药物副作用有关。
2. **营养失调**：低于机体需要量 与恶性肿瘤消耗、化疗药物副作用有关。
3. **知识缺乏**：缺乏 PICC 自我护理方面的知识。
4. **自我形象紊乱** 与手术切除乳房、术后伤口瘢痕有关。

【护理目标】

1. 病人恶心缓解或消失。
2. 病人营养状态改善。
3. 病人能够掌握 PICC 自我护理方面的知识。
4. 病人能够积极面对形体方面的变化。

【护理措施】

1. **营养支持** 给予高蛋白、低脂肪、易消化的清淡饮食，根据病人的饮食喜好予以调整，增进病人的食欲。出现恶心、呕吐时，可遵医嘱使用止吐剂，保持口腔清洁。必要时给予静脉营养支持。

2. PICC 置管与维护

（1）选择左侧上肢静脉行 PICC（实施详见 PICC 置管与维护操作流程及操作要点）。

（2）记录导管刻度、贴膜更换时间、置管时间，测量双侧上臂臂围并与置管前对照。

（3）输液接头每周更换 1 次，如输注血液或胃肠外营养液，输完后需立即更换。

（4）输入化疗药物前后进行冲、封管（实施详见 PICC 置管与维护操作流程及操作要点），遵循 SASH 原则：即 S—生理盐水；A—药物注射；S—生理盐水；H—肝素盐水；若禁用肝素者，则实施 SAS 原则。

（5）PICC 置管后 24 小时内更换敷料（实施详见 PICC 置管与维护操作流程及操作要点），并根据使用敷料种类及贴膜使用情况决定更换频次（无菌纱布为 1 次 /2 天，无菌透明敷料为 1～2 次 / 周）；渗血、出汗等导致的敷料潮湿、卷曲、松脱或破损时立即更换。

（6）每天对保留导管的必要性进行评估，不需要时应当尽早拔除导管（实施详见 PICC 置管与维护操作流程及操作要点）。

PICC 置管与维护操作流程及操作要点

评估 ———（1）核对病人信息。
（2）评估病人意识、穿刺侧肢体活动。
（3）评估血管及局部皮肤情况。
（4）测量预置导管长度及上臂臂围，并记录。

准备 ———（1）病人准备：已签知情同意书，平卧，暴露穿刺部位，手臂外展与躯干呈 90°。
（2）环境准备：温度适宜，环境宽敞明亮。
（3）自身准备：护士着装规范、洗手、戴口罩。
（4）用物准备：一次性 PICC 导管包（图 2-6-5）、皮尺、络合碘、75% 乙醇、无菌无粉手套、无菌透明敷料、20ml 注射器、0～10U/ml 肝素盐水。

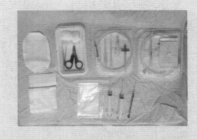

图 2-6-5　一次性 PICC 导管包

消毒 ———（1）按照无菌操作原则，使用无菌隔离衣、无菌无粉手套、帽子、口罩、无菌大单。
（2）消毒范围由内向外，以穿刺点为中心直径 20cm，两侧至臂缘；先用 75% 乙醇顺时针、逆时针依次脱脂 3 遍，待干后，再用络合碘顺时针、逆时针依次消毒 3 遍（图 2-6-6）。

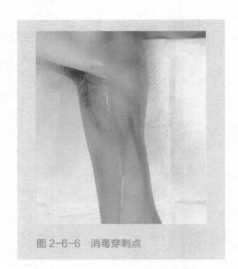

图 2-6-6　消毒穿刺点

置管 ———（1）检查导管的完整性，导管及连接管内注入生理盐水，并用生理盐水湿润导管（图 2-6-7）。
（2）扎止血带，15°～30° 进针穿刺（图 2-6-8），确定回血后，降低角度再进 0.5cm 再送导入鞘，确保导入鞘进入静脉内。

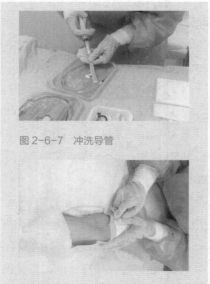

图 2-6-7　冲洗导管

图 2-6-8　静脉穿刺

（3）放松止血带，拔出穿刺针芯（图2-6-9），再送入导管；到相应深度后拔出导入鞘；固定导管，移去导丝，修剪导管末端，安装输液套简。并安装输液接头。

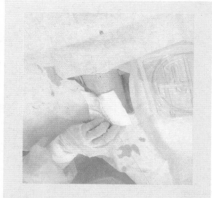

图2-6-9 拔出针芯

固定 ——（1）将体外导管放置呈"S"或"L"形弯曲，用免缝胶带及透明敷料固定。
（2）透明敷料上注明导管置管深度、日期和时间、操作者姓名（图2-6-10）。
（3）X线确定导管尖端位置，做好记录。

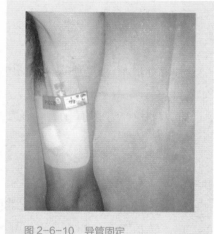

图2-6-10 导管固定

冲、封管 ——（1）输入药物时先抽回血，以确定导管在静脉内。
（2）再用0～10U/ml肝素盐水脉冲式冲洗导管，每8小时一次。
（3）连接输液装置，输入药液。
（4）药液输注完毕，进行封管，使用0～10U/ml肝素盐水脉冲式正压封管，封管液量应2倍于导管＋附加装置容积。

更换敷料 ——（1）由导管远心端向近心端去除无菌透明敷料。
（2）戴无菌手套，以穿刺点为中心由内向外消毒，先用乙醇顺时针、逆时针依次脱脂3遍，待干后，再用络合碘顺时针、逆时针依次消毒3遍，消毒面积应大于敷料面积。
（3）无菌透明敷料无张力粘贴固定。
（4）注明贴无菌敷料的日期、时间、置管深度和操作者。
（5）记录穿刺部位情况及更换敷料的日期、时间。

拔管 —— （1）由导管远心端向近心端去除无菌透明敷料。

（2）戴无菌手套，以穿刺点为中心由内向外消毒，先用乙醇顺时针、逆时针依次脱脂3遍，待干后，再用络合碘顺时针、逆时针依次消毒3遍，消毒面积应大于敷料面积。

（3）一手用纱布或棉球轻压穿刺点，另一手拔管，每次抽出2cm左右。

（4）全部拔出后，按压穿刺点至不出血为宜。

（5）纱布覆盖后固定。

评价 —— （1）导管置入顺利，病人无异常情况。

（2）能够保证药物顺利输入。

（3）无导管相关并发症发生。

（4）拔出的导管完整，无破损。

3. 心理护理　关爱病人，鼓励病人倾诉内心的感受；鼓励家人尤其是丈夫对病人给予支持、理解、关心；向病人介绍合适的义乳，以保持自我形象。

4. 观察化疗药物的副作用，及时通知医生，对症处理。

【护理评价】

1. 病人恶心缓解或消失。

2. 病人摄入足够的营养素，无体重减轻。

3. 病人能够掌握PICC自我护理方面的知识，出院后能实施自我护理。

4. 病人能够接受形体方面的变化。

【注意事项】

1. 置管部位皮肤有感染或损伤、有放疗史、血栓形成史、外伤史、血管外科手术史或接受乳腺癌根治术和腋下淋巴结清扫术后者，禁止在同侧进行置管。

2. 穿刺首选贵要静脉，其次选择肘正中静脉，最后选头静脉。肘部静脉穿刺条件差者可采用B超引导下PICC置管术。

3. 避免使用<10ml注射器给药及冲、封管，使用脉冲式方法，避免回血。

4. 输入化疗药物后，应及时冲管。

5. 常规PICC不能用于高压注射泵推注造影剂。

6. 禁止将导管体外部分人为移入体内。

7. PICC在治疗间歇期间至少每周维护一次。

【实训拓展】

1. 留置PICC期间，应如何指导病人保护肢体？

指导病人留置PICC期间穿刺部位防水、防牵拉；观察穿刺点周围皮肤情况，有异常及时通知护士或就诊；置管手臂不可过度用力，避免提重物、拄拐杖，衣服袖口不可过紧，穿刺侧肢体不可测血压及静脉穿刺；穿刺侧肢体避免盆浴、泡浴。

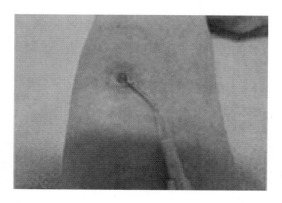

图 2-6-11　导管相关性感染

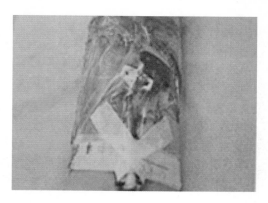

图 2-6-12　穿刺点渗血

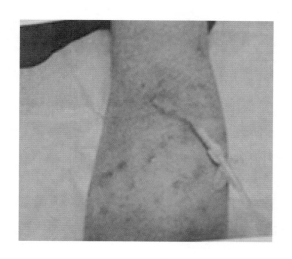

图 2-6-13　局部皮疹

2．留置 PICC 期间，会发生哪些异常情况？

可能发生静脉炎、导管相关性感染（图 2-6-11）、导管堵塞、导管内自发回血、穿刺点渗液和渗血（图 2-6-12）、导管损伤、局部皮疹（图 2-6-13）、导管异位、导管脱出等情况，应严密观察，一旦发现，及时通知医生。

3．使用 75% 乙醇脱脂时应注意什么问题？

更换敷料和拔管时应避开穿刺点和导管，以免引起化学性静脉炎或损坏导管。

（尹　兵）

第七节　膀胱癌病人护理技能实训

○ 病例摘要

病人，女性，68 岁。因反复肉眼血尿 1 个月，加重半个月入院。
病人 1 个月前无明显诱因出现间歇性终末无痛肉眼血尿，自服消炎药

（具体不详）可缓解。近半个月来出现尿频、尿急、尿痛等排尿刺激症状。1周前无明显诱因再次出现间歇性全程肉眼血尿，伴灼痛。自诉食欲下降，体重减轻2kg。既往"2型糖尿病"病史10年。

体格检查：T 36.5℃，P 80次/分，R 20次/分，BP 120/80mmHg，意识清醒，心肺、腹部、四肢、脊柱和神经系统未见异常。专科检查：双肾区平坦，无肾区叩痛及血管杂音，脊肋角、双侧输尿管行径无压痛；耻骨上区无膨隆及压痛，尿道外口无异常分泌物。

辅助检查：心电图：窦性心动过速。门诊泌尿系统B超检查示：膀胱内占位性病变，考虑为膀胱癌；盆腔CT扫描示膀胱轮廓规则，膀胱壁无明显增厚，外缘光滑，左侧壁呈乳头状软组织肿块向腔内突出，基底部较窄，可见增强后强化线，未见蒂。18F-FDGPET/CT显像：膀胱左侧壁见高代谢病灶，考虑为膀胱癌，膀胱周围及盆腔未见明显淋巴转移灶。

实验室检查：尿葡萄糖（++），血常规、大便常规（－），空腹C肽0.54nmol/L，餐后2小时C肽1.21nmol/L；糖化血红蛋白10.3%。

诊断：膀胱癌。

技能实训十九　膀胱冲洗护理

✧ 临床情境

病人下午15：00在全麻下行"经尿道膀胱肿瘤切除术（TURBT）+膀胱灌注"治疗。活检病理结果示：① 膀胱移行细胞乳头状癌（T_1期），浸润膀胱黏膜固有层；② 膀胱周围及盆腔未见癌转移。诊断：膀胱移行细胞乳头状癌（T_1期），浸润膀胱黏膜固有层。手术过程顺利，术后留置22F Foley's三腔导尿管，术毕返回病房，T37℃，P 86次/分，R 20次/分，BP 115/76mmHg。去枕平卧6小时。

实训任务：冲洗膀胱内血凝块、残留组织等异物，防止尿路堵塞。

【护理评估】

1．**健康史**　病人当日下午在全麻下行"经尿道膀胱肿瘤切除术（TURBT）"，在低膀胱灌注压状态下切除深肌层的肿物，基底部及周围黏膜给予电灼，术后留置三腔气囊导尿管。

2．**身体状况**　病人取平卧位，意识清醒，心电监护示：HR 86次/分，R 20次/分，BP 115/76mmHg。全身皮肤完好，导尿管引流通畅、固定良好，肉眼血尿。病人诉膀胱区有轻微疼痛，尚可忍受，活动时加重；暂无急迫排尿感、屏气、大汗淋漓等膀胱痉挛症状。未见恶心、呕吐、抽搐、尿潴留等术后不适。

3．**心理-社会状况**　手术过程顺利，病人及家属对治疗效果有信心，希望能早日康复，愿意配合医疗护理，但对膀胱灌注化疗及其疗程、副作用不了解。当了解到化疗疗程和可能的副作用后，对化疗可能引起的并发症表示担忧。

4．**实验室检查**　生化检查示血钠浓度为135mmol/L。尿液病理脱落细胞检查示：见少量异型细胞，尿样检测核基质蛋白22（NMP22）19.76U/ml。X线静脉肾盂造影示：膀胱显影良好，左下方见充盈缺损影，肾盂、肾盏显影形态正常，输尿管内未见阻塞现象。膀胱镜检示：膀胱左侧壁4点处乳头状肿物，大小为2.5cm×2.5cm，未见蒂；输尿管口形态正常，喷清亮尿液。镜下活检示：膀胱移行细胞乳头状癌。

【主要护理诊断/问题】

1. **有感染的危险** 与留置膀胱引流管及糖尿病史有关。

2. **知识缺乏**：不了解经尿道膀胱肿瘤切除术（TURBT）术后膀胱灌注化疗、膀胱冲洗等治疗护理知识，不了解术后膀胱灌注化疗的副作用 与未受过相关健康教育有关。

3. **潜在并发症**：出血、膀胱痉挛、TUR综合征。

【护理目标】

1. 住院期间血糖控制稳定，没有发生感染。

2. 病人及家属了解膀胱冲洗的作用，配合治疗。病人及家属了解术后膀胱灌注化疗副作用，治疗依从性高，顺利完成院内化疗。

3. 术后没有发生出血、膀胱痉挛、TUR综合征等并发症。

【护理措施】

1. 病情观察与体位 密切观察生命体征、意识、尿量和伤口疼痛情况；术后去枕平卧6小时，生命体征平稳后协助病人取半坐卧位。

2. 引流管的护理 观察导尿管引流液的颜色、性状和量；妥善固定引流管，保持膀胱引流通畅，防止引流管扭曲、反折及意外脱出。

3. 预防感染 引流袋位置低于膀胱，避免逆流；严格按无菌操作进行膀胱冲洗、更换引流袋；掌握尿管拔除指征，及时拔管；清洁尿道口；病人有糖尿病史，住院期间加强病人营养支持，做好血糖控制和空腹血糖和餐后血糖的监测。

4. 向病人和家属做好健康宣教，内容包括：膀胱冲洗的目的、术后化疗的药物、用药途径、药物副作用及副作用的治疗护理方法。

5. 并发症的观察与护理：

（1）出血：膀胱灌注化疗药物可刺激膀胱黏膜固有层，引起毛细血管扩张、肌肉纤维化甚至挛缩坏死，导致肉眼血尿和活动性出血。因此应加强引流液颜色、性状等膀胱出血的直接指征和血压、脉搏、腹痛等间接指征的观察。

（2）膀胱痉挛：是指膀胱平滑肌或膀胱括约肌痉挛性收缩，临床上的表现以尿淋漓、暂时性尿闭和尿性腹痛为主要特征。TURBT病人如有膀胱痉挛引起的疼痛可给予解痉止痛的药物，如双氯芬酸钠塞肛。

（3）TUR综合征：经尿道膀胱肿瘤切除术（TURBT）手术过程中可因为膀胱冲洗液被吸收，导致体内血容量增加而发生稀释性低钠血症，病人表现为烦躁不安、恶心、呕吐、抽搐甚至昏迷，因此术后需加强相关症状的观察和血钠等电解质监测。

6. 做好膀胱灌注化疗的护理。病人的化疗方案包括：

（1）即刻膀胱灌注：术后24小时内开始膀胱灌注化疗药物（吡柔比星30mg+5%葡萄糖40ml）。

（2）常规膀胱灌注：术后第7天开始，每周1次，连续8周。然后改为每月1次，持续10次。

评估
（1）核对病人信息。
（2）评估病人的生命体征和病情、治疗情况、心理状态及合作程度
（3）检查留置导尿管的固定情况，观察导尿管内引流液的颜色和血块的大小、量，判断出血的类型和程度。

准备
（1）病人准备：协助病人取平卧位，铺一次性垫单于臀下，露出导尿管。
（2）环境准备：拉隔帘保护。
（3）护士准备：护士着装规范，洗手、戴口罩。
（4）用物准备（图2-7-1）：治疗盘、一次性垫单、温度为25～30℃的生理盐水、络合碘、无菌棉签、膀胱冲洗管、输液架、纸胶布、便盆、无菌手套。

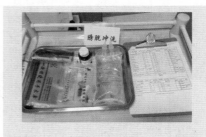

图2-7-1　膀胱冲洗用物

实施
（1）连接膀胱冲洗管道
1）排空膀胱，放空引流袋。
2）将密闭式生理盐水冲洗袋悬挂于床旁输液架上，高度距膀胱平面约60cm（图2-7-2）。
3）消毒生理盐水瓶口，连接膀胱冲洗管，排气后夹闭。
4）拧下三腔导尿管冲洗管口的无菌护帽（图2-7-3），用络合碘棉签沿管口切面向外环形消毒两次，接上膀胱冲洗管（图2-7-4），三通高度略低于耻骨联合平面，以利于膀胱内液体排空。
（2）持续膀胱冲洗
1）开放冲洗管。
2）冲洗速度根据冲出液的颜色、性质调节，尿色深，冲洗速度要调快，给予80～100滴/分灌注。
（3）冲洗不畅的观察与处理
1）冲洗过程中询问病人感受，观察病人反应及引流液性状，观察冲洗液入量与引出液量是否大致相等。
2）冲洗的进水与出水不平衡，进多出少时，提示导尿管血块或组织碎片堵塞，可通过改变病人体位、调整导管位置、加压、注射器抽吸等措施进行处理，必要时需更换导尿管。
3）少量渗血可通过加快持续膀胱冲洗速度，或遵医嘱在冲洗液中加用麻黄碱等收缩血管药物，减轻出血。
4）冲洗过程出现膀胱痉挛引起的剧痛不适时，应减缓冲洗速度或停止冲洗。

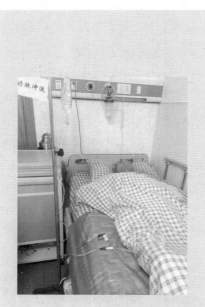

图2-7-2　膀胱冲洗袋高度

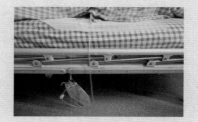

图2-7-3　三腔导尿管

（4）冲洗完毕护理

1）关闭冲洗管。

2）分离冲洗管，消毒、接回无菌护帽、封闭冲洗管口。

3）清洁外阴部，固定尿管和尿袋。

4）整理用物及床单位，洗手，协助病人取舒适半坐卧位。

5）记录冲洗液名称、冲洗量；引流液的颜色和量及性质；病人的生命体征及反应。

（5）拔除导尿管

1）术后观察 2～3 天，如引流液的颜色较深，或呈鲜红色时延长冲洗时间；如引流出清亮液体，无血尿，可通知医生拔除导尿管。

2）拔管前试夹闭尿管，感到腹胀后开放，以锻炼膀胱功能。

3）拔管后感觉排尿乏力，排尿淋漓不尽者，嘱喝水 2000～3000ml/d，达到内冲洗目的。

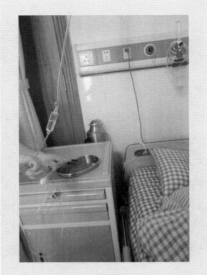

图 2-7-4　接上膀胱冲洗管

化疗期间护士应按膀胱灌注化疗护理流程规范操作；认真评估、积极缓解治疗的不良反应，提高病人的治疗依从性。

【护理评价】

1. 住院期间血糖控制稳定，留置尿管期间没有发生泌尿系统感染，5 天后拔除导尿管。

2. 病人及家属可正确配合膀胱冲洗护理，术后膀胱冲洗未发生活动性大出血、膀胱痉挛等并发症。

3. 术后没有发生 TUR 综合征、出血等并发症。

4. 病人及家属了解术后膀胱灌注化疗副作用，治疗依从性高，用良好的心态配合治疗护理，顺利完成院内化疗。

【注意事项】

1. 膀胱冲洗是为了将体内组织碎片、血块及时排出，达到预防尿管堵塞和止血的作用，从而有利于膀胱功能的恢复；但与此同时，膀胱冲洗容易造成尿液反流致逆行性感染，增加对膀胱黏膜的刺激和化学损伤，因此，膀胱冲洗不应作为留置尿管的常规护理措施。

2. 冲洗液应预处理，避免温度过冷或过热。以防水温过低刺激膀胱，引起膀胱痉挛导致继发性出血；水温过高加快局部血液循环，导致膀胱黏膜血管扩张，诱发或加重膀胱内伤口出血。

3. 冲洗速度视尿液颜色、病人耐受程度而调整，冲洗液的量每次约 3000ml。冲洗时嘱病人深呼吸、尽量放松，以减轻不适；病人主诉不适时减缓冲洗速度及量，密切观察，必要时停止冲洗；主诉剧痛或引流液有鲜血时，立即停止冲洗并通知医生处理；主诉膀胱憋胀感、引流量＜冲洗量时，加压冲洗或使用注射器抽吸。

4. 冲洗过程及冲洗后密切观察病人生命体征和病情，若出现血压下降、脉搏增快，引流出鲜血量 >100ml/h 且易凝固，提示有活动性出血，需立刻通知医生。

5. 冲洗过程中严格执行无菌操作，保持管道固定良好、引流管通畅，防止管道受压、扭曲，避免用力回抽导致黏膜损伤。保持尿量 1500ml/d，尿液及时（尿量达集尿袋容量一半时）倾倒，防逆行感染，遵医嘱使用抗生素。若病人出现发热、血常规白细胞计数升高、尿常规有白细胞，引流液有脓性分泌物，提示感染，需及时通知医生。

6. 鼓励、指导病人多喝水（2000～3000ml/d）产生充足尿量，利于血块、黏膜排出。

【实训拓展】

1. 试分析该病人发生尿路感染的危险因素，可采取什么措施预防？

该病人发生尿路感染的危险因素有：① 经尿道电切术后联合膀胱灌注吡柔比星（THP）化疗。虽然该化疗药物具有肿瘤细胞内药物浓度高、不良反应较小等优点，是最有效的治疗方法，但药物透过黏膜下层的血管进入血液可刺激神经，导致尿频、尿急、尿痛等不适症状，操作过程对尿道黏膜损伤严重，膀胱冲洗协同导尿管的留置，开放密闭尿管引流系统，增加了细菌（以革兰阴性菌多见）逆行性感染风险。② 糖尿病史。该病人有 10 年"2 型糖尿病"病史，由于长期代谢紊乱，同时由于微血管、小血管病变引起神经病变和重要脏器供血不足，导致机体免疫功能的进一步下降；高血糖情况下机体渗透压增加，中性细胞趋化、吞噬、杀菌功能显著减退，使机体对病原菌抵抗能力下降，为细菌的滋生、繁殖提供有利条件；2 型糖尿病病人应用抗生素治疗易引起正常菌群失调，留置导尿管使尿路局部抵抗力下降，也可导致真菌感染比例增加。

预防措施包括：① 术前对糖尿病等基础疾病加以治疗，加强血糖监测，控制血糖水平。指导病人戒烟或少抽烟、多喝水，减少咽部刺激和不适。② 手术和灌注过程严格无菌操作，剥离瘤体时避免损伤膀胱内膜，在彻底清除肿瘤的前提下尽量保护膀胱壁完整。③ 术后应用生理盐水进行冲洗膀胱，引流出残存组织和脱落细胞，严格控制留置导尿管的适用指征，及时拔除。④ 加强护理巡视，加强实验室检查，密切关注病人全身和手术部位的感染征兆。⑤ 定期进行空气、物体表面消毒，做好病人个人清洁卫生护理。⑥ 若发现尿路感染的症状体征，及时根据药敏试验结果合理选用抗菌药物治疗感染，但是由于 2 型糖尿病病人多合并肾脏微血管病变和神经病变，一般要注意避免使用肾毒性大的抗生素。

2. TURBT 术后病人如何进行膀胱灌注化疗的护理？

TURBT 是非肌层浸润性膀胱癌（NMIBC）的主要治疗手段，但术后肿瘤复发是其预后的重大影响因素，术后膀胱灌注化疗是预防膀胱癌术后复发最重要的方法。

术后联合膀胱灌注化疗预防复发的作用效果：膀胱灌注的抗癌药物浓度较高，可直接作用并杀灭膀胱内术后残余的肿瘤细胞，而正常膀胱黏膜对灌注的抗癌药物吸收少，不经血液循环，因此全身化疗副作用反应轻微。化疗时机：相比较术后 1～2 周才开始化疗而言，术后即刻灌注化疗（术后 24 小时内化疗）可以及时杀灭术中脱落的肿瘤细胞。不宜对象：膀胱穿孔或血尿较重的病人，即刻灌注化疗会导致膀胱周围组织纤维化和强烈的不良反应。

（1）膀胱灌注化疗前的护理：① 灌注前病人的生理评估与护理：检查尿常规，了解病人有无泌尿系统感染、膀胱镜检查和明显血尿，若有，则要延迟 7 天灌注；女性病人的月经期则禁灌注。② 灌注前病人的心理评估与护理：由于术后膀胱灌注化疗持续时间较长（第一阶段 1 次/周，连续 8 周，第二阶段 1 次/月，连续 10 个月）、费用高，而且灌注时或灌注后可能会出现不良反应，需了解病人有无焦虑、恐惧甚至不愿意坚持治疗的心理；护士在灌注前详细向病人讲解膀胱灌注的目的、意义、可能发生的不良反应及成功案例，将病人安排在舒适、隐蔽、安静的环境中，避免人群走动和噪声干扰给病人造成的不安全感，保持室温 24～26℃、湿度 50%～60%，条件许可时可放送舒畅柔和的轻音乐，使病人心情处于放松状态。③ 营养支持：予高蛋白、高热量、高维生素饮食，提高病人的机体抵抗力。④ 排空膀胱：灌注前 4 小时禁水，前 10 分钟排空尿液。⑤ 抗癌药浓度适中、现配现用：灌注的抗癌药物浓度要适中，浓度太低达不到最佳疗效，而且更多的溶媒稀释药物，会导致病人过早排尿；浓度太高则加重膀胱黏膜刺激，造成黏膜损伤；为避免降低药效，膀胱灌注药物现配现用。

（2）膀胱灌注化疗时的护理：① 操作者与病人的准备：护士做好自我防护，协助病人取舒适仰卧位。② 严格无菌操作消毒灌注入口：确保导尿管在膀胱内，暴露导尿管并夹闭尿管远端，消毒尿管近侧端。③ 将配制好的灌注药液缓慢注入膀胱，以免突然进入新鲜手术创面的药物引起膀胱内黏膜水肿，产生强刺激性憋尿感或膀胱痉挛；灌注时注意观察病人情况，询问有无不适，并对病人主诉的不适症状及时处理；药液灌注完毕再注入 10ml 空气，确保尿管内药物全部进入膀胱；左手轻轻按摩膀胱。④ 如果是使用一次性导尿管进行常规化疗，灌注结束时将导管末端反折后拔出。

（3）膀胱灌注化疗后的护理：① 协助更换不同体位：膀胱灌药后协助病人按顺序取仰卧位、左侧卧位、右侧卧位、俯卧位等不同体位，每种体位保持 15～20 分钟，使化疗药物保留 0.5～2 小时，与膀胱黏膜广泛接触，充分发挥药效。② 灌注后注意倾听病人的感受，注意观察病人有无膀胱刺激征及全身不良反应，老年病人还要注意有无发热、腹痛、血压降低、休克等并发症：出现药物过敏所致的休克时，立即停止药物灌注，并充分引流出化疗药物，按休克进行抢救；出现强刺激性憋尿感且无法忍受时，立即打开夹闭的导尿管、进行膀胱冲洗。③ 减少膀胱不良刺激：灌注达到药效作用时间后，指导病人及时排空膀胱，多喝水（约 1000ml）；2～3 天内注意休息，多喝水（2000～3000ml/d），清淡饮食为主，忌烟、酒、咖啡及辛辣食物。

（4）膀胱灌注化疗随访期间的护理：① 建立膀胱灌注化疗健康档案：详细登记膀胱灌注病人灌注前血尿常规、肝肾功能、病变部位、手术方式、手术时间、术后 24 小时尿量等资料。② 电话随访与门诊随访：了解病人化疗后有无腹痛、憋尿、尿急等不适，询问尿液颜色、性状和尿量，动态掌握病人健康情况，必要时安排病人门诊随访及时处理化疗不适与并发症。

3. 膀胱灌注化疗可引起哪些常见并发症？应采取什么护理措施防治？

膀胱灌注化疗常引起以下并发症：① 化学性膀胱炎。该并发症主要因药物进入膀胱黏膜下层血管并刺激该处神经所致，临床表现为尿频、尿急、尿痛等膀胱刺激征，伴或不伴血尿，症状一般比较轻微，有自限性。护理措施：灌注前排除泌尿系统感染；灌注后多喝水；延长灌注时间间隔；灌注药液遵医嘱加入糖皮质激素或遵医嘱膀胱灌注无菌透明质酸钠；必要时停止膀胱灌注化疗。② 过敏反应。该并发症主要因皮肤直接接触和延迟吸收所致，临床表现可见躯干、四肢、会阴、面部和胸部等部位的皮肤瘙痒、脱屑、皮疹，生殖器水肿。护理措施：灌注完毕膀胱排空药物后注意清洗生殖器、会阴部及双手，减少黏膜和皮肤组织对药物的吸收；一旦出现疑似过敏反应的临床症状和体征，应及时采取经局部外用止痒软膏、口服抗过敏药对症处理措施，以免发生过敏性休克；症状缓解后改用其他化疗药物。

技能实训二十　会阴护理

◇ 临床情境

病人在全麻下行"经尿道膀胱肿瘤切除术（TURBT）+膀胱灌注"治疗。术后第二天，病人意识清醒，自主卧位，留置三腔气囊导尿管，持续膀胱冲洗，尿液引流通畅，色深，尚清亮，未诉不适，暂未进食饮水。

实训任务：会阴护理，保持会阴部清洁干燥，预防泌尿系统感染。

【护理评估】

1. 健康史 病人在全麻下行"经尿道膀胱肿瘤切除术（TURBT）+ 膀胱灌注"治疗，术后留置 22F Foley's 三腔气囊导尿管，橡胶材质，拟放置 5～7 天。无尿频、尿急和尿痛不适。术后疼痛不适比较轻微、可忍受，有较好的活动能力和自理能力。

2. 身体状况 病人意识清醒，生命体征平稳，无发热；取屈膝仰卧位，双下肢外展，会阴部无水肿、湿疹；尿道口未见红肿、分泌物；阴道口周围有少许白色分泌物和污垢，无明显异味；尿液引流通畅，色深，尚清亮；暂未做尿培养。

3. 心理－社会状况 病人及家属对会阴护理表示理解与配合，但该护理操作在隐私部，感觉护士操作比较尴尬。

【主要护理诊断／问题】

有感染的危险 与留置尿管、膀胱冲洗有关。

会阴护理流程及操作要点

评估
（1）核对病人信息。 （2）评估病人生命体征、心理状态及合作程度。 （3）了解病人的血常规、尿常规及血糖水平、治疗情况。 （4）评估会阴部及导尿管情况。

准备	
（1）病人准备：排空尿液，取仰卧位，铺一次性防水垫单于臀下。 （2）环境准备：拉隔帘，保护隐私。 （3）护士准备：护士着装规范，洗手、戴口罩。 （4）用物准备：浴巾、干净小方巾、浴毯、一次性防水垫单、灭菌棉球、镊子、络合碘、37℃温水盛于大量杯、一次性手套、便盆（图 2-7-5）。	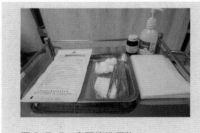 图 2-7-5 会阴擦洗用物

实施	
（1）会阴擦洗 1）戴一次性手套，加适量络合碘浸润棉球（图 2-7-6）。 2）脱病人近侧裤腿、盖浴毯，暴露双侧大腿上部，浴巾擦拭。 3）用镊子夹取棉球，依次擦拭阴阜、大阴唇、小阴唇（图 2-7-7）、尿道口、阴道口和肛周（图 2-7-8），每个部位使用一个棉球，避免重复擦拭。 4）观察会阴部有无分泌物及分泌物的颜色、气味和量。	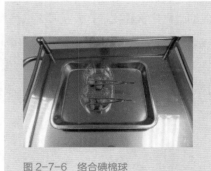 图 2-7-6 络合碘棉球

（2）会阴冲洗

1）置便盆于病人臀下。

2）一手持装有温水的量杯，另一手持夹有棉球的镊子，边冲水边擦洗会阴。

3）冲洗顺序：从会阴到肛周部。

4）擦拭干净冲洗液。

（3）整理单位

1）撤去便盆、一次性防水垫单。

2）协助病人穿好裤子，平卧，整理床单。

3）指导病人多喝水，早活动。

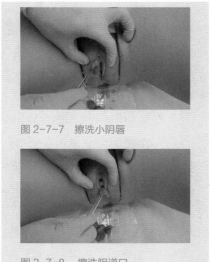

图 2-7-7　擦洗小阴唇

图 2-7-8　擦洗阴道口

【护理目标】

留置尿管期间会阴部清洁干燥，没有发生泌尿系统感染。

【护理措施】

1. 观察病人有无发热；有无膀胱刺激征；引流液的颜色、性状和量；进行血常规、尿常规和尿培养检查。

2. 保持膀胱引流通畅，进行膀胱冲洗、更换引流袋时严格无菌操作。

3. 做好会阴护理，保持会阴清洁干燥。

4. 病人有糖尿病史，住院期间做好空腹血糖和餐后血糖的监测，指导病人服用降糖药，避免血糖升高或血糖波动。

5. 掌握尿管拔除指征，及时拔管。

【护理评价】

病人留置尿管期间能配合会阴护理 2 次 / 天，会阴部保持清洁干燥，尿道口无分泌物、红肿不适，没有发生泌尿系统感染。

【注意事项】

1. 做好保护隐私、保暖护理。

2. 会阴擦洗时，每个部位使用一个棉球。

3. 动作轻柔，避免过度牵拉、擦拭引起病人紧张不适，必要时可在护士指导下由病人亲属完成。

【实训拓展】

1. 临床进行会阴护理时，盲目使用消毒液进行尿道口消毒和会阴擦洗可能引发什么问题?

留置尿管病人进行会阴护理的目的是通过会阴部的清洁与冲洗，防止细菌在尿道口定植，预防尿路感染。但盲目使用络合碘、氯己定、新洁尔灭等消毒液可能会引发以下临床问题：① 病人出现皮肤过敏、感觉不适等；② 消毒效果不稳定，易受皮肤黏膜表面有机物、酸碱度、表面吸附物等多种因素影响；③ 络合碘棉球表面较光滑，会阴擦洗时，与污物的摩擦力小于污物和皮肤之间的黏附力，机械去污效果不理想，化学消毒作用也不够持久，难以达到防止尿道口细菌定植的效果；④ 在没有感染迹象的情况下使用消毒剂，可导致尿道口皮肤黏膜正常菌群失衡，影响自身免疫力的作用。

2. 临床常用哪些类型的会阴护理液？

进行会阴护理时，临床常使用下列几种类型的会阴护理液：① 以碘伏为代表的消毒液。碘伏通过释放游离碘，使细菌、芽胞等病原微生物细菌胞质或胞膜内巯基、多肽和蛋白酶迅速氧化，失去活性并丧失复制及遗传功能。临床研究发现碘伏在 37℃恒温水箱加热 30 分钟后不影响有效碘含量和消毒效果，并减轻冷刺激的不良反应。对尿道口红肿、有分泌物、细菌培养阳性的病人，温水清洁后可以碘伏棉球擦洗，进一步减少会阴和尿道口病原微生物。② 温开水或生理盐水。对无尿道口感染的病人，通过擦拭、冲洗等机械去污的方法，清除会阴部尤其是尿道口周围的病原微生物，达到阻止定植的作用。病人需按要求进行尿道口标本接种、尿液细菌培养，一旦出现泌尿系统感染，应在清洁的基础上加强消毒，控制感染。③ 中药组方。使用含有黄柏、黄芩等成分、具有清热燥湿、泻火解毒功效的中药方剂，如加味龙胆泻肝汤、加味二妙散煎剂、三黄液等方剂，进行会阴护理。

3. 本案例病人应如何选择与准备会阴护理液？

在导尿管表面涂抹抗菌剂：为降低或延缓导尿管伴随性无症状菌尿和导尿管伴随性尿路感染（CA-UTI）的发生，在导尿管表面喷涂 JUC（洁悠神）长效抗菌材料，形成物理抗菌生物膜，阻止细菌生物膜的形成。

本案例病人为女性，尿道口与阴道口生理位置毗邻，虽然尿道口未见红肿和分泌物，但阴道口周围有少许白色分泌物和污垢，易污染尿管致逆行性尿路感染，可在温水清洁基础上使用安尔碘消毒液进行会阴擦洗。由于直接使用未经预热处理的消毒液进行会阴护理，尤其是在天气寒冷的季节，冷刺激容易引起病人发生寒战、恶心、呕吐、血压升高及心律失常的不良反应，因此在使用前应置于 37℃恒温水箱加热 30 分钟。

（蓝宇涛）

第八节　法洛四联症病人护理技能实训

○ **病例摘要** ···

患儿，男性，6 岁，体重 20kg。家属诉病人半个月前哭闹时出现口唇明显发绀，安静时口唇、甲床有轻–中度发绀，无晕厥、抽搐等，患儿喜安静，活动后喜蹲踞。到当地医院检查，医生发现心脏杂音。起病以来无发热，饮食、大小便、睡眠正常。既往史：发育落后于同龄儿童，无其他系统疾病，否认手术、外伤、输血史。个人史：无药物、食物过敏史，预防接种按计划进行。

体格检查：T 36.6℃，P 139 次 / 分，R 20 次 / 分，上肢 BP 86/46mmHg，下肢 BP 90/60mmHg。口唇、甲床轻 – 中度发绀，双肺呼吸音清，未闻及干湿啰音。心前区无隆起，震颤（＋），叩诊心界向左扩大，心尖搏动位于第五肋间左锁骨中线外 0.5cm，心律齐，胸骨左缘第 3、4 肋间可闻及收缩期粗糙、喷射性杂音，4/6 级，P_2 减弱。经皮血氧饱和度（SpO_2）上肢 88%、下肢 89%。腹平、软，无压痛及反跳痛，肝脾肋下未触及，肠鸣音正常，腹部未闻及血管杂音，双下肢无水肿，脊柱无畸形，杵状指（趾）不明显，神经系统未见异常。

辅助检查：心电图提示：窦性心律，右心室肥厚。心脏彩超提示：室间隔上部连续性中断，室间隔缺损直径约 1.5cm，彩色多普勒探及缺损处心室水平双向分流；升主动脉内径增宽，骑跨于室间隔上方，骑跨率约 50%；右心室肥厚，肺动脉瓣二叶畸形，瓣环明显狭窄（直径 5mm）。

诊断：先天性心脏病，法洛四联症。

技能实训二十一　静脉注射

◇ 临床情境

患儿哭闹后出现心悸、呼吸困难、满头大汗。T 36.2℃，P 143 次 / 分，R 28 次 / 分，处蹲踞体位，口唇青紫，心界向左扩大，心律齐，胸骨左缘第 3、4 肋间可闻及收缩期粗糙、喷射性杂音，遵医嘱静脉注射美托洛尔。

实训任务：静脉注射美托洛尔。

【护理评估】

1. **健康史**　6 岁患儿，吵闹时出现心悸，呼吸困难，口唇青紫。饮食、大小便、睡眠正常。无其他系统疾病，否认手术、外伤、输血史，无药物、食物过敏史，按时预防接种。发育落后于同龄儿童。

2. **身体状况**　患儿意识清醒，体重 20kg，T 36.2℃，P 143 次 / 分，R 28 次 / 分。

3. **体格检查**　患儿处蹲踞体位，口唇青紫，心界向左扩大，心律齐，胸骨左缘第 3、4 肋间可闻及收缩期粗糙、喷射性杂音。

4. **心理 – 社会状况**　患儿 6 岁，日常活动受疾病影响。家属非常担心，焦虑。

【主要护理诊断 / 问题】

1. **活动无耐力**　与体循环血量减少有关。

2. **生长发育迟缓**　与摄入不足有关。

【护理目标】

1. 患儿能耐受日常生活活动。

2. 患儿获得充足的营养。

静脉注射操作流程及操作要点

评估
(1) 核对病人信息。
(2) 评估病人病情、意识状态、肢体活动能力。
(3) 评估病人注射部位的皮肤情况、静脉充盈度及管壁弹性。

准备
(1) 病人准备:体位舒适。
(2) 环境准备:温度适宜,光线充足。
(3) 护士准备:着装规范,洗手、戴口罩。
(4) 用物准备:医嘱单或注射单、注射器、一次性使用静脉输液针、药物(按医嘱准备)、皮肤消毒液、棉签、止血带、小枕、治疗巾、胶布等。

配药
(1) 核对医嘱和注射单(床号、姓名、药名、剂型、剂量、浓度、方法、时间)。
(2) 检查药物的有效期、有无裂痕及变质。
(3) 检查注射器的有效期、包装袋是否完好。
(4) 消毒药物,根据医嘱准备药物。
(5) 他人核对无误后将备好的药物放入无菌盘内,做好标识。

穿刺
(1) 在穿刺部位下方垫小枕。
(2) 在穿刺点上方(近心端)6cm扎止血带。
(3) 消毒穿刺部位2次(直径5cm以上),待干。
(4) 再次核对药物,连接一次性使用静脉输液针,排气。
(5) 嘱病人握拳,绷紧穿刺穿刺部位下端皮肤,枕头斜面向上,与皮肤成15°~30°穿刺,见回血后再顺静脉进针少许。
(6) 松止血带,松拳,固定。

注射
(1) 缓慢匀速注射,观察病人局部及全身反应。
(2) 注射完毕后拔针,干棉签按压穿刺点。

整理
(1) 安置病人,整理用物。
(2) 洗手,记录给药时间、药名、剂量、病人反应等。

【护理措施】

1. 协助病人取侧卧位，双膝屈曲，遵医嘱吸氧。

2. 遵医嘱缓慢静脉注射美托洛尔（实施详见静脉注射操作流程及操作要点）。

3. 观察病人心率、心律、血压、呼吸的变化。

4. 集中进行治疗和护理，避免引起情绪激动和大哭大闹，适当安排活动量，保证睡眠和休息。

5. 注意营养搭配，根据病人喜好，提供营养丰富易消化的食物。

6. 关心爱护病人，向家属解释病情和检查治疗经过，取得理解及配合。

【护理评价】

1. 患儿活动量减少，进食、排便、穿衣时无明显心悸、呼吸困难。

2. 患儿食欲可，正常进食。

【注意事项】

1. 选择粗直、弹性好、易于固定的静脉，避开关节和静脉瓣。

2. 需要长期静脉给药者，应有计划地由下而上、由远到近选择血管。

3. 根据病情及药物性质，掌握药物的注射速度，并随时听取病人的主诉，观察局部及病情变化。

4. 注射刺激性药物之前，应确认针头在静脉内方可注射。

5. 儿童不宜首选头皮静脉。

【实训拓展】

1. 什么是法洛四联症?

法洛四联症是先天性心脏病的一种类型，由4种畸形组成：右室流出道狭窄，室间隔缺损，主动脉骑跨和右心室肥厚。

2. 法洛四联症的临床表现有哪些?

（1）青紫　青紫严重程度及出现的早晚与肺动脉狭窄程度成正比。

（2）缺氧发作　常在进食、大便或哭闹时出现阵发性呼吸困难、烦躁、青紫加重，严重者可引起突然昏厥、抽搐或血管意外。

（3）蹲踞　蹲踞时肺血流量增加，静脉回心血量减少，右心室负荷减轻，可以缓解缺氧症状和疲劳。

（4）杵状指（趾）由于缺氧，指（趾）端毛细血管扩张增生，局部软组织和骨组织也增生肥大，导致指（趾）末端膨大如鼓槌状。

3. 法洛四联症术前护理措施?

（1）饮食：嘱病人平时多饮水。因法洛四联症患儿血红蛋白较高，血液黏稠。如出现脱水则黏稠度增加，影响微循环血容量，易发生栓塞。特别是重症发绀患儿，必要时遵医嘱静脉输糖盐水或复方氯化钠溶液稀释血液，以防止脱水诱发缺氧发作。

（2）活动与体位：适当限制患儿活动量，重症患儿应卧床休息，防缺氧发作，当缺氧发作时应立即吸氧，采取蹲踞姿势或肌内注射吗啡防缺氧性昏厥。

（3）吸氧：采用低流量低浓度鼻导管吸氧，2～3次/天，1～2小时/次；心衰病人给予持续低流量吸氧，以提高动脉血氧分压，改善心肌营养及组织器官缺氧状态，提高手术耐受性。

4．法洛四联症缺氧发作时的紧急处理措施？

包括吸氧；采取膝－胸位（减少静脉回流的同时增加体循环阻力，以提高血压，减少心内右向左分流）；解除流出道痉挛，肌内或皮下注射吗啡（0.2mg/kg），幼儿静脉注射 β 受体拮抗剂（美托洛尔、艾司洛尔）有缓解效应；其他措施如输液扩容，静脉滴注 $NaHCO_3$，运用增加体循环阻力的药物，如去甲肾上腺素等使血压上升以减少心内右向左分流。

技能实训二十二　微量泵的使用

◇ **临床情境**

> 患儿入院后经完善检查和术前准备，在全麻低温体外循环下行"法洛四联症根治手术"。手术顺利，术后给予呼吸机辅助呼吸、护心、预防感染等治疗。患儿术后进入监护室，麻醉未醒，T 36.2℃，HR 120 次／分，BP 90/60mmHg，呼吸机同步间歇指令（SIMV）＋压力支持（PSV）辅助呼吸，心肺听诊未闻及明显异常，切口敷料清洁干燥，心包及纵隔引流管引流通畅，引流少量血性液，留置导尿，引流出淡黄色尿液，经右颈内静脉中心静脉置管输液中。护士遵医嘱静脉给药：微泵持续泵入米力农 0.25μg/（kg·min）和多巴胺 5μg/（kg·min）。严密监测病情变化。

> **实训任务：**微量注射泵给药，维持循环功能稳定。

【护理评估】

1．**健康史**　6 岁患儿，在低温体外循环下行法洛四联症根治术，目前麻醉未醒，呼吸机同步间歇指令（SIMV）＋压力支持（PSV）辅助呼吸。

2．**身体状况**　T 36.2℃，HR 120 次／分，BP 90/60mmHg；右侧颈内静脉中心静脉置管，输液通畅，穿刺点无渗血，无发红；留置导尿，引流出淡黄色尿液。

3．**体格检查**　心肺听诊未闻及明显异常，切口敷料干燥，心包及纵隔引流管引流通畅，引流少量血性液。

4．**心理－社会状况**　家属积极配合治疗、护理。

【主要护理诊断／问题】

1．**潜在并发症：**低心排出量综合征、灌注肺。

2．**低效性呼吸型态**　与手术、缺氧、麻醉、体外循环和术后伤口疼痛等有关。

【护理目标】

1．患儿生命体征稳定，并发症得到及时发现和处理。

2．患儿呼吸平稳。

【护理措施】

1．**病情观察**　严密监测心率（HR）、动脉血压（ABP）、中心静脉压（CVP）等血流动力学指标的变化，定时检测血清电解质，及时纠正水电解质失衡；记录尿量及每小时出入量。

2．**严格控制出入水量，适当提高胶体渗透压**　补液量以不超过 2 ～ 3ml/（kg·h）为宜或维持负平衡，输液速度采用微量泵控制。遵医嘱加强利尿，补充白蛋白和血浆，维持胶体渗透压在 17 ～ 20mmHg，以减少肺渗出，促使肺间质液体回流到血液内。

3．**心包、纵隔引流护理**　保持引流通畅，观察引流液的颜色、性状、量，及时发现有无心脏压塞。

微量泵使用操作流程及操作要点

评估

（1）核对病人信息。
（2）评估病人病情及静脉通路。
（3）评估药物的作用、副作用、配伍禁忌及微量泵功能状态。

准备

（1）病人准备：平卧，评估 CVC 情况。
（2）环境准备：温度适宜，光线充足。
（3）护士准备：着装规范、洗手、戴口罩。
（4）用物准备：微量泵、输液架、遵医嘱备药物、50ml 注射器、10ml 注射器、生理盐水或肝素盐水、药物标签、延长管、皮肤消毒剂、棉签、胶布。

连接微量泵

（1）在抽好药物的注射器上贴好药物标签或注明床号、姓名、药名、剂量、速度等（图2-8-1）。
（2）将注射器连接延长管（图2-8-2），排气。
（3）固定微量泵于输液架上。
（4）将注射器安装到微量泵上（图2-8-3）。

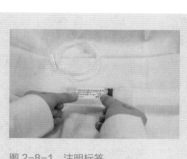

图2-8-1　注明标签

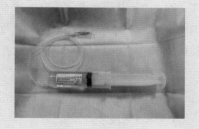

图2-8-2　连接延长管

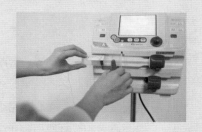

图2-8-3　安装注射器

| 调节微量泵 | （1）开机，机器自检，设置输注速度、总量等参数（图2-8-4）。
（2）消毒正压接头，抽回血，见回血后更换注射器，脉冲正压式推注生理盐水5～10ml，拔出注射器，延长管连接正压接头，固定。
（3）按开始键，输入指示灯亮，观察输入是否顺利。
（4）洗手，记录输液是否通畅、时间、药名、剂量、速度、病人反应等。 |

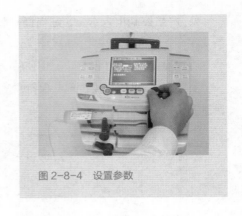
图2-8-4 设置参数

| 撤下微量泵 | （1）按停止键停止注射，关机。
（2）予生理盐水或肝素盐水冲管和正压封管。
（3）从微量泵上取下注射器，从输液架上取下微量泵。 |

| 整理 | （1）安置病人，整理用物。
（2）洗手，记录输液停止时间、病人反应等。 |

4. 静脉给药

（1）米力农：遵医嘱应用血管活性药物，以增强心肌收缩力、改善泵功能与末梢循环和心肺功能，预防低心排血量综合征（LCOS）的发生。如米力农5mg（5ml）＋5%葡萄糖注射液45ml，配制成0.1mg/ml的溶液，抽取适量药液，注明床号、姓名、药名、剂量、速度等。连接微量泵，调节速度为3ml/h［0.25μg/（kg·min）］（实施详见微量泵使用操作流程及操作要点）。

（2）呋塞米：遵医嘱配药，用1ml注射器抽取呋塞米5mg（0.5ml），注明药名、剂量等。维持尿量≥1ml/（kg·h），必要时间歇应用小剂量速尿排出体内多余的水分，保持循环功能的稳定。

（3）其他药物：遵医嘱及时给予补钾、补钙、血管活性药物、胃黏膜保护剂等药物，观察药物疗效。术后早期补足血容量，以补充胶体溶液为主，维持中心静脉压（CVP）15～16mmHg，根据尿量、出入量、HR、ABP、CVP等具体情况决定补充晶体液或全血、血浆、白蛋白等，严格限制液体入量和限制短时间内的快速补液，防止发生因容量负荷过度而导致的LCOS。

【护理评价】

1. 患儿未发生并发症。
2. 患儿呼吸平稳，按期撤离呼吸机辅助呼吸。

【注意事项】

1. 根据使用要求选择泵管，管路连接紧密牢固。
2. 药物配制浓度严格遵医嘱，注射器贴上标签清晰，注明姓名、药名、浓度、配制时间。
3. 药液配制要准确，必要时用小单位的注射器抽吸药液。
4. 对需要避光的药物使用避光注射器及延长管，或用黑纸遮盖。
5. 更换注射器前后测量血压、心率、中心静脉压。

6. 更换注射器时要先将微量注射泵暂停，将输注完的注射器取下，将配制好的药液排气后卡在泵上，然后换接延长管，观察所显示的速度（ml/h），是否正确（避免操作中误按），再按启动，观察绿灯闪烁为正常工作。

7. 如果病人病情重，必要时再准备一个微量注射泵，将配制好的药物进行泵对泵更换。

【实训拓展】

1. 米力农 5mg（5ml）+5% 葡萄糖注射液 45ml，配制成 0.1mg/ml 的溶液，按照 0.25μg/（kg·min）的速度给药，患儿体重 20kg，应如何计算微量泵给药速度？

微量泵给药速度（ml/h）= 用药剂量［μg/（kg·min）］/［溶质 5mg×1000/60（min/h）/ 体重（kg）/ 溶液体积 50ml］=0.25μg/（kg·min）/［5mg×1000/60（min/h）/20kg/50ml］=3ml/h。即调节微量泵给药速度为 3ml/h。若用药剂量为［mg/（kg·h）］，则微量泵给药速度（ml/h）= 体重（kg）× 用药剂量［mg/（kg·h）］/ 药物浓度（mg/ml）。

2. 微量泵主要报警原因有哪些？应如何处理？

（1）阻塞报警：检查管道有无打折、受压、扭曲，针头有无阻塞，有无回血，穿刺部位有无肿胀，根据原因进行相应处理。另阻塞报警属于压力报警，当管道阻塞达到所设定的压力后才发出报警，为了避免报警延迟，在设定微量泵参数时应尽量选择较低的阻塞报警压力阈值。

（2）排空报警：药液输入量接近或达到设定总量时报警。应加强巡视，提前备好药液，及时更换，以免药物中断引起病情变化。

（3）电源报警：当蓄电池电源耗尽时报警。应立即连接电源线，平时注意充电备用。

（尹　兵）

外科护理综合实训病例

○ 病例摘要

张先生，42 岁。因上腹部疼痛 1 天入院。1 天前病人饮酒后上腹部疼痛，为阵发性剧烈绞痛，无放射痛，弯腰抱膝位可减轻，伴有恶心，呕吐 2 次，均为胃内容物和胆汁，共约 900ml，无咖啡色液体。病人发病以来未进食，排尿无明显异常，有排气、排便。既往史：体健，否认其他疾病，否认外伤史、输血史，无药物、食物过敏史；饮酒约 20 年，每日 3000ml 啤酒；吸烟约 20 年，每日 20 支。

体格检查：T 37.6℃，P 88 次／分，R 20 次／分，BP 100/60mmHg。病人意识清醒，腹部平坦，无胃肠型和蠕动波，腹部柔软，剑突下压痛，反跳痛，Murphy 征阴性，腹部叩诊呈鼓音，肠鸣音 4 次／分，移动性浊音阴性。

实验室检查：白细胞 $11.00×10^9/L$，中性粒细胞 $9.68×10^9/L$，中性粒细胞百分比 88.01%，淋巴细胞百分比 6.52%，血淀粉酶（干化学法）770U/L，血脂肪酶（干化学法）2992U/L，尿淀粉酶（干化学法）3489U/L。

辅助检查：腹部平片：未见膈下游离气体，未见液气平面。CT显示：胰腺体积明显增大，边界不清，腹腔积液。

诊断：急性腹膜炎，急性胰腺炎，腹腔积液。

临床情境一

病人经急诊收入院，医嘱给予禁食禁饮、胃肠减压、营养支持、补液防治休克、解痉镇痛、抑制胰液分泌及抗胰酶疗法、预防感染等治疗。护士遵医嘱留置胃管及尿管，开通静脉通路，予心电监护，严密观察病情。

【护理评估】

1. **健康史**　病人饮酒20年，每天3000ml啤酒；吸烟20年，每日20支。1天前有饮酒。

2. **身体状况**　饮酒后出现腹痛，有恶心，呕吐胃内容物，无咖啡色液体。T 37.6℃，P 88次/分，R 20次/分，BP 100/60mmHg，意识清醒。腹部剑突下压痛及反跳痛，其余体征阴性。

3. **心理－社会状况**　病人痛苦面容，疼痛难忍，想尽快得到救治，明确病因，解除痛苦。

4. **实验室检查**　白细胞11.00×10^9/L，中性粒细胞百分比88.01%，血淀粉酶（干化学法）770U/L，尿淀粉酶（干化学法）3489U/L。

5. **辅助检查**　腹部平片未见膈下游离气体；CT显示：胰腺体积明显增大，边界不清，腹腔积液。

【主要护理诊断/问题】

1. **疼痛**　与腹膜受炎症刺激有关。

2. **有体液不足的危险**　与炎性渗出、呕吐、高热和禁食禁饮有关。

3. **体温过高**　与腹膜炎毒素吸收有关。

4. **营养失调：低于机体需要量**　与呕吐、禁食禁饮、机体消耗有关。

5. **知识缺乏**：缺乏胰腺炎饮食管理方面的知识。

【护理目标】

1. 腹部疼痛得到缓解。

2. 维持机体有效循环。

3. 感染得到有效控制。

4. 营养满足机体需要量。

【护理措施】

1. **入院处置**　生命体征测量技能实训。

2. **建立两条静脉通路**　留置针静脉输液技能实训。

3. **禁食禁饮，给予胃肠减压**　胃肠减压技能实训。

4. **镇痛**　肌内注射技能实训。

5. **遵医嘱采集标本**　静脉血标本和尿标本的采集技能实训。

6. **维持酸碱平衡和水电解质的正常**　动脉血标本采集技能实训。

【护理评价】

1. 血压正常，未发生休克。

2. 腹痛缓解。

3. 白细胞降至正常，体温恢复正常。

4. 酸碱平衡和电解质正常，未发生营养失调。

临床情境二

病人入院第二天，生命体征平稳，恶心、呕吐逐渐缓解。入院后监测病人血糖，血糖值波动在 11.3～15.4mmol/L，医嘱给予胰岛素 50U 加入生理盐水 48.75ml，以 2U/h 泵入，每 2 小时监测血糖一次。继续抑制胰腺分泌，使用生长抑素 3mg 加入生理盐水 50ml，以 0.25mg/h 泵入，监测血、尿淀粉酶变化。护士遵医嘱给药，观察病情。

【护理评估】

1. **健康史**　病人饮酒后引起急性腹膜炎、急性胰腺炎，急诊入院的第二天。

2. **身体状况**　生命体征平稳，恶心、呕吐有缓解，腹痛有缓解，血糖值稍高。

3. **心理 - 社会状况**　病人安静休息，情绪较前平静。

4. **实验室检查**　每 2 小时监测血糖一次，血糖值波动在 11.3～15.4mmol/L 之间。血淀粉酶（干化学法）610U/L，尿淀粉酶（干化学法）2130U/L。

【主要护理诊断 / 问题】

1. **有体液不足的危险**　与炎性渗出、禁食禁饮有关。

2. **潜在并发症**：低血糖、高血糖、出血、胰瘘、感染等。

3. **营养失调：低于机体需要量**　与禁食、机体消耗有关。

【护理目标】

1. 维持机体循环稳定。

2. 未发生低血糖、高血糖、感染等并发症。

3. 维持水电解质正常和酸碱平衡。

【护理措施】

1. **遵医嘱补充足量液体，准确记录 24 小时出入量**　24 小时出入量记录技能实训。

2. **遵医嘱正确给予抗生素、抗胰酶药物、胰岛素等药物**　微量泵的使用技能实训。

3. **定时监测血糖**　血糖监测技能实训。

4. **定时复查电解质、血气分析**　静脉血标本采集、动脉血标本采集技能实训。

5. **预防尿路感染**　会阴护理技能实训。

【护理评价】

1. 24 小时出入量平衡，血压稳定。

2. 血糖控制正常，未发生低血糖、高血糖现象。

3. 体温正常，未出现其他感染症状。

（尹 兵）

第三章
妇产科护理综合实训

学习目标

识记　能陈述病人阴道/宫颈上药、坐浴、会阴湿热敷、阴道灌洗、测量宫高、腹围及监测胎心音、产科腹部检查、接产、脐部护理等技能的操作要点及注意事项。

理解
1. 能理解阴道炎、子宫肌瘤、妊娠期高血压疾病及正常分娩产妇的临床情境及实训任务。
2. 能解释阴道炎、子宫肌瘤、妊娠期高血压疾病及正常分娩产妇的主要护理问题。

应用
1. 能完成病人阴道/宫颈上药、坐浴、会阴湿热敷、阴道灌洗、测量宫高、腹围及监测胎心音、产科腹部检查、接产、脐部护理等技能。
2. 能应用所学知识和护理程序对阴道炎、子宫肌瘤、妊娠期高血压疾病病人及正常分娩产妇进行护理。

第一节　阴道炎病人护理技能实训

○ **病例摘要**

　　李女士，40岁。因"外阴瘙痒，阴道分泌物增多7天，加重2天"来院就诊。病人1周前出现阴道分泌物增多，伴外阴瘙痒，自行口服药物（具体不详）治疗，但症状未见好转，反而有加重，并伴有尿痛、性交痛。既往有2型糖尿病2年，口服降糖药物控制血糖，血糖控制基本正常。近1个月由于工作繁忙，未规律监测血糖。

　　体格检查：意识清醒，精神差；月经规律，经量中等，经期5天，末次月经为半月前；外阴红肿，有抓痕，阴道黏膜红肿，小阴唇内侧及阴道黏膜附有白色膜状物，擦除后露出红肿黏膜面，阴道内大量"豆腐渣样"分泌物；尿道口发红，压迫尿道未见脓汁外流；子宫正常大小，后位，活动良好；双侧附件区软，无压痛。

　　实验室检查：随机血糖13.5mmol/L。

　　辅助检查：阴道分泌物行高倍镜检查发现念珠菌孢子及假菌丝。

　　诊断：外阴阴道假丝酵母菌病，建议局部用药治疗。

技能实训一　阴道/宫颈上药

◇ **临床情境**

　　医生开具的药物为咪康唑栓剂（200mg）阴道上药，每晚一粒，连用7天，停药1周后复查。拿着医生开的药物，李女士犯难了，自己从未患过妇科疾病，不懂得如何进行阴道上药。妇科门诊护士小王询问后安慰李女士，并告诉她可以到妇科治疗室实施治疗。

　　实训任务：为病人行阴道上药并指导病人掌握在家用药的方法。

【护理评估】

　　1.**健康史**　病人女性，40岁，已婚，育有一子；平素月经规律，4～5天/28～30天，量中等，经期每天更换3～4次会阴垫，喜穿紧身、化纤内裤；病人体重指数（BMI）为29.3，属于肥胖，患有2型糖尿病2年；无吸毒史、输血史，无接受大剂量雌激素治疗或长期应用抗生素治疗史。发病后无发热、寒战、腹痛。

　　2.**身体状况**　病人神志清醒，精神差，外阴红肿，有抓痕，小阴唇内侧有白色膜状物，阴道内大量"豆腐渣样"分泌物。

　　3.**心理-社会状况**　病人缺乏妇科疾病相关专业知识，近期由于工作原因未规律监测血糖；担心疾病久治不愈影响性生活。

　　4.**实验室检查**　随机血糖13.5mmol/L。

　　5.**辅助检查**　阴道分泌物行高倍镜检查发现念珠菌孢子及假菌丝。

【主要护理诊断/问题】

　　1.**组织完整性受损**　与炎性分泌物刺激有关。

2. **知识缺乏**：缺乏外阴清洁和阴道上药的相关知识。

3. **焦虑**　与疾病影响正常生活有关。

【护理目标】

1. 病人炎性症状减轻。

2. 病人掌握阴道上药的方法。

3. 焦虑缓解。

【护理措施】

1. 一般护理　嘱病人多休息，劳逸结合，加强营养，增强机体抵抗力。

2. 遵医嘱予以阴道上药（实施详见阴道/宫颈上药操作流程及操作要点），指导病人自己正确阴道上药的方法及注意事项。

3. 指导病人自我护理。注意个人卫生，保持外阴清洁、干燥，尽量避免搔抓外阴皮肤，以免局部皮肤破损；治疗期间禁止性生活，尽量避免穿化纤、紧身内裤，用过的内裤、盆及毛巾均应用开水烫洗。

4. 用药观察　告知病人注意观察用药后的反应，如有异常情况及时就诊。

5. 心理护理　了解病人情绪、心理反应，并给予精神支持。

6. 健康教育

（1）向病人讲解外阴阴道假丝酵母菌病的常见诱因；鼓励病人通过运动及健康饮食来控制体重，及时监测血糖，必要时营养科门诊就诊。

（2）如果症状持续存在或2个月内复发者，应及时来院复诊。

（3）性伴侣无需常规治疗，如果有相关症状出现应进行相关检查和治疗。

【护理评价】

1. 病人用药后瘙痒症状减轻，舒适感增加。

2. 病人掌握自行上药方法及注意事项。

3. 病人焦虑情绪缓解。

【注意事项】

1. 关闭门窗，室温合适，避免受凉；注意用隔帘保护病人隐私。

2. 动作轻柔，涂药时转动窥阴器使阴道四壁均能涂上药物，同时注意保护正常组织。

3. 给未婚女性上药时禁用窥阴器，用长棉签涂抹或用手指将药片推入阴道，长棉签上的棉花必须捻紧，涂药时按同一方向转动，以防止棉花落入阴道难以取出。

4. 阴道栓于晚上或休息时上药，可延长药物作用时间，提高疗效。

5. 经期或阴道出血者不宜阴道/宫颈给药。

6. 用药期间禁止性生活。

【实训拓展】

1. 阴道/宫颈上药的方法除了纳入法，还有哪些方法？分别适用于哪些疾病？

（1）涂擦法：用长棉签蘸取药液，均匀涂于病变处。用于治疗阴道炎、急性或亚急性子宫颈炎。

评估 —— （1）核对病人信息。
（2）评估病人的年龄、病情、婚育史、治疗情况及配合程度。

准备 —— （1）病人准备：排空膀胱，取膀胱截石位（图 3-1-1）。
（2）环境准备：整洁安全，隔帘遮挡。
（3）护士准备：着装规范，洗手、戴口罩。
（4）用物准备：窥阴器、一次性垫巾、长卵圆钳、弯盘、药物（咪康唑栓剂）、小药杯（内置生理盐水）、无菌手套、长棉签、无菌干棉球。

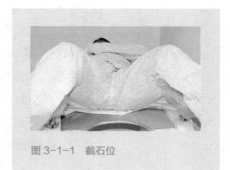

图 3-1-1　截石位

阴道擦洗 —— （1）核对病人信息。
（2）臀下垫一次性垫巾，戴手套。
（3）正确放置窥阴器，暴露阴道、宫颈（图 3-1-2）。
（4）观察阴道分泌物的性状、气味，查看阴道及宫颈情况，有无出血、红肿等。
（5）用无菌长棉签拭去子宫颈及后穹隆、阴道壁黏液或炎性分泌物。

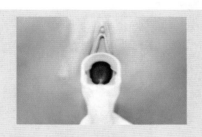

图 3-1-2　暴露宫颈

阴道上药 —— （1）核对药物：咪康唑栓剂一枚。
（2）纳入：用长卵圆钳夹取药物放入阴道后穹隆处或紧贴宫颈处。或由操作者戴无菌手套后，用一手示指将药片沿阴道后壁推进（图 3-1-3），直至示指全部推进，放于阴道后穹隆处（图 3-1-4）。
（3）再次核对病人信息及药物。

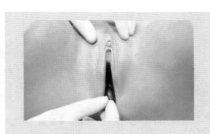

图 3-1-3　示指放药

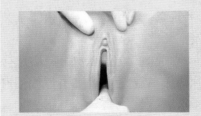

图 3-1-4　放药入阴道后穹隆

整理 —— （1）协助病人穿好裤子，卧床休息。
（2）整理用物，洗手，记录。

健康指导 —— （1）告知病人尽量在晚上临睡觉前上药。
（2）指导病人掌握在家自行上药方法。

（2）宫颈棉球上药法：将带有尾线的浸药棉球塞压至子宫颈处，尾线露于阴道口外，12～24小时后牵引棉球尾线取出。用于治疗子宫颈亚急性或急性炎症伴有出血者。

（3）喷雾器上药法：用喷雾器喷射药物粉末均匀散布于病变处。适用于治疗非特异性阴道炎及老年性阴道炎。

2. 腐蚀性药物硝酸银溶液怎么上药？

用长棉签蘸取少许20%～50%硝酸银溶液涂于宫颈糜烂面，并插入宫颈管内约0.5cm，保留1分钟，然后用生理盐水棉球洗去表面残留的药液，最后用棉球吸干，每周1次，2～4次为一疗程。

3. 外阴阴道假丝酵母菌病传播方式有哪些？

（1）内源性感染：为主要感染途径，假丝酵母菌除作为条件致病菌寄生于阴道外，还可寄生于人的口腔、肠道，这3个部位的假丝酵母菌可互相自身传染，当局部环境条件适合时易发病。

（2）性交传染：部分病人可通过性交直接传染。

（3）间接传染：少数病人是接触感染的衣物而间接传染。

技能实训二　坐浴

✦ **临床情境**

　　治疗1周后李女士到医院复诊，行妇科检查：外阴红肿，有抓痕，左侧阴唇内侧见皲裂、破溃，触痛，阴道内大量豆腐渣样分泌物。医生询问病人治疗过程时李女士诉说，上次就诊用药2天后，外阴瘙痒消失，无尿痛，之后由于出差，未继续用药。近日工作劳累，自昨日起病人又感觉外阴瘙痒剧烈，阴道分泌物增多。医生建议给予碳酸氢钠溶液坐浴，每日一次，共7天，同时继续应用咪康唑栓阴道放置，每日一次，共7天，治疗1周后复查。

　　实训任务：为病人行坐浴治疗并指导病人掌握在家坐浴的方法。

【护理评估】

　　1. 健康史　病人治疗2天，病情较前减轻，但由于未坚持治疗导致病情反复并加重。

　　2. 身体状况　病人精神可，饮食正常；自述外阴瘙痒较剧烈、阴道分泌物多，有尿痛。妇科检查：外阴红肿，有抓痕，左侧阴唇内侧见皲裂、破溃，有触痛，阴道内大量豆腐渣样分泌物。

　　3. 心理–社会状况　病人缺乏妇科疾病相关专业知识，对所患疾病及治疗未予重视，未遵医嘱进行规范治疗，焦虑且担心治疗过程会影响自己的工作。

【主要护理诊断／问题】

　　1. 组织完整性受损　与炎性分泌物刺激及病人搔抓有关。

　　2. 焦虑　与治疗效果不佳及病情加重有关。

　　3. 知识缺乏：缺乏坐浴及阴道炎治疗的相关知识。

【护理目标】

　　1. 坐浴及用药后瘙痒症状减轻，舒适感增加。

2. 掌握坐浴及阴道炎治疗的相关知识。

3. 能接受医护人员的指导，积极配合治疗。

【护理措施】

1. 实施并指导病人坐浴方法及注意事项（实施详见坐浴操作流程及操作要点）。

2. 指导病人自我护理　注意个人卫生，保持外阴清洁、干燥，尽量避免搔抓外阴皮肤以免局部皮肤破损；穿棉质内衣裤，用过的内裤、盆及毛巾均应用开水烫洗。

3. 用药观察　告知病人注意观察用药后的反应，如有异常情况及时就诊。

4. 心理护理　帮助其正确认识规范治疗的重要性，协调疾病与工作的关系，并给予精神支持。

5. 健康教育

（1）告知病人坐浴是借助水温与药液的作用，促进局部组织的血液循环，减轻局部炎症及疼痛，有利于组织修复。

（2）坐浴时应严格掌握水温和时间，防止烫伤。

（3）反复宣教坚持规范用药的重要性以及治愈标准，至病人掌握为止。

（4）注意休息，劳逸结合，避免劳累，适当增加营养，增强身体抵抗力。

坐浴操作流程及操作要点

| 评估 | — | （1）核对病人信息。
（2）评估病人的年龄、病情、婚育史、外阴清洁程度及局部皮肤情况、用药史及配合程度。 |

↓

| 准备 | — | （1）病人准备：清洁外阴，排空膀胱。
（2）环境准备：清洁安全，隔帘遮挡。
（3）护士准备：着装规范，洗手、戴口罩。
（4）用物准备：坐浴盆（图3-1-5）、坐浴椅、温度计、消毒小毛巾、2%～4%碳酸氢钠溶液（图3-1-6）。 |

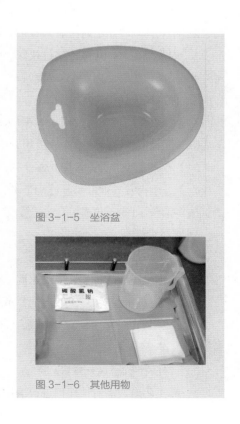

图3-1-5　坐浴盆

图3-1-6　其他用物

↓

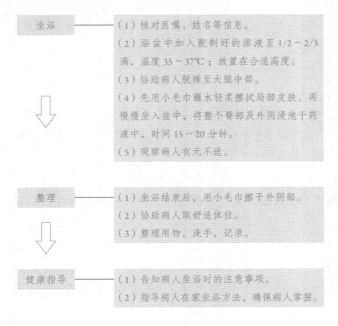

坐浴 ——— （1）核对医嘱、姓名等信息。
（2）浴盆中加入配制好的溶液至 1/2 ~ 2/3 满，温度 35 ~ 37℃；放置在合适高度。
（3）协助病人脱裤至大腿中部。
（4）先用小毛巾蘸水轻柔擦拭局部皮肤，再慢慢坐入盆中，将整个臀部及外阴浸泡于药液中，时间 15 ~ 20 分钟。
（5）观察病人有无不适。

整理 ——— （1）坐浴结束后，用小毛巾擦干外阴部。
（2）协助病人取舒适体位。
（3）整理用物，洗手，记录。

健康指导 ——— （1）告知病人坐浴时的注意事项。
（2）指导病人在家坐浴方法，确保病人掌握。

【护理评价】

1. 局部瘙痒症状减轻，舒适感增强。

2. 病人理解并配合治疗。

3. 掌握坐浴方法及注意事项。

【注意事项】

1. 坐浴时注意用隔帘遮挡，保护病人隐私，同时注意保暖。

2. 年老体弱者坐浴时应有人看护，防止体位性低血压、跌倒等意外发生。

3. 中药坐浴时，药液不要过夜，以免发霉变质，影响治疗效果和发生不良反应。

4. 经期、阴道流血、孕妇及产后 7 天内的产妇禁止坐浴。

5. 根据病人病情选择坐浴液

（1）滴虫性阴道炎：常用 0.5% 醋酸溶液、1% 乳酸溶液或 1：5000 高锰酸钾溶液。

（2）阴道假丝酵母菌病：一般用 2% ~ 4% 碳酸氢钠溶液。

（3）萎缩性阴道炎：常用 0.5% ~ 1% 乳酸溶液。

（4）外阴炎及其他非特异性阴道炎、外阴切开愈合不良、外阴阴道手术前准备：可用 1：5000 高锰酸钾溶液、1：1000 苯扎溴铵溶液或 0.02% 聚维酮碘溶液；中成药液如洁尔阴、肤阴洁等溶液。

【实训拓展】

1. 常用坐浴液的种类、所需水温、持续时间及适应证是什么？

（1）热浴：水温 39 ~ 41℃，持续 20 分钟左右，适用于渗出性病变及急性炎性浸润等。

（2）温浴：水温 35 ~ 37℃，持续 20 分钟左右，适用于慢性盆腔炎、外阴炎症及手术前准备等。

（3）冷浴：水温 14 ~ 15℃，持续 2 ~ 5 分钟，适用于膀胱阴道松弛、性无能及功能性无月经等。

2. 哪类阴道炎需对性伴侣进行治疗？

（1）滴虫性阴道炎主要由性行为传播，性伴侣应同时进行治疗。

（2）外阴阴道假丝酵母菌病无需对性伴侣进行常规治疗。约15%男性与女性病人接触后患有龟头炎，对有症状的男性应进行假丝酵母菌检查及治疗，预防女性重复感染。

3．如果李女士阴道炎期间出现妊娠，应该怎么办？

为避免胎儿感染，应坚持局部治疗，禁用口服唑类药物，可选用克霉唑栓剂，以7日疗法效果最佳。

（徐　丽）

第二节　子宫肌瘤病人护理技能实训

○ **病例摘要**

程女士，41岁。因经量增多、经期延长2年，头晕、乏力、外阴疼痛不适3天来院就诊。近日感头晕加重，全身乏力，食欲差，3天前骑电动车外出时摔倒，当时感会阴部疼痛，回家后发现外阴肿胀、青紫，阴道无流血，疼痛可忍受，未诊治。退休工人，高血压病史3年，一直口服硝苯地平缓释片治疗，血压控制较理想，约130/80mmHg。既往月经规律，经期3~5天，量中等，近2年经量增多，约为既往经量的2~3倍，偶有血块，经期延长至10天左右，且经期常出现头晕、乏力；末次月经为10天前，经期8天，经量多，有血块。

体格检查：病人意识清醒，精神差，贫血貌；外阴发育正常，左侧大阴唇青紫、肿胀、触之疼痛；阴道通畅，分泌物不多，宫颈光滑，子宫如孕3个月大小，形态不规则，双侧附件区未及明显异常。

辅助检查：妇科彩超检查提示子宫长9.0cm，宽10.1cm，厚8.4cm，多发子宫肌壁间肌瘤，较大者位于子宫前壁约8.9cm×7.1cm×8.6cm，界清，内回声不均，凸向宫腔。

诊断：1. 子宫肌瘤；2. 外阴皮肤软组织挫伤。

技能实训三　会阴湿热敷

◇ **临床情境**

入院后测得病人T 36.6℃，P 90次/分，R 20次/分，BP 145/85mmHg，血常规结果：Hb 80.0g/L。医生指示，先通过药物和饮食治疗纠正贫血，继续口服降压药物控制血压；待贫血纠正、血压稳定后再考虑择期行子宫肌瘤切除术。由于病人外阴皮肤软组织挫伤导致会阴部疼痛明显，医嘱给予50%硫酸镁会阴部湿热敷。

实训任务：为病人行50%硫酸镁会阴部湿热敷，减轻外阴部肿胀和疼痛。

【护理评估】

1. **健康史** 病人既往月经规律，经期 3 ~ 5 天，量中等，近 2 年经量增多，约为既往经量的 2 ~ 3 倍，偶有血块，经期延长至 10 天左右，行经期间时常出现头晕、乏力，3 天前因头晕不适，骑电动车摔倒，导致外阴部肿胀疼痛。发病后无排尿困难，大便正常。

2. **身体状况** T 36.6℃，P 90 次 / 分，R 20 次 / 分，BP 145/85mmHg，病人神志清醒，精神差，贫血貌，头晕、乏力。妇科检查示：阴道分泌物正常，无异味，宫颈光滑，子宫如孕 3 个月大小，形态不规则，双侧附件区未扪及明显异常。外阴发育正常，左侧大阴唇青紫、肿胀、触之疼痛。

3. **心理 - 社会状况** 病人外阴部疼痛明显，担心患有癌症，情绪低落；病人对会阴湿热敷不了解，担心烫伤及愈合情况。

4. **实验室检查** 血常规：Hb 80.0g/L。

5. **辅助检查** 妇科彩超：子宫长 9.0cm，宽 10.1cm，厚 8.4cm，多发子宫肌壁间肌瘤，较大者位于子宫前壁约 8.9cm×7.1cm×8.6cm，界清，内回声不均，凸向宫腔。浅表彩超显示：左侧大阴唇约 3.5cm×3.0cm×4.5cm 血肿。

【主要护理诊断 / 问题】

1. **急性疼痛** 与外阴肿胀有关。

2. **知识缺乏**：缺乏子宫肌瘤及会阴湿热敷相关知识。

3. **有跌倒的危险** 与贫血、服用降压药物有关。

【护理目标】

1. 病人疼痛减轻，日常活动不受影响。

2. 病人能理解并积极配合会阴湿热敷。

3. 病人住院期间未发生跌倒。

【护理措施】

1. 遵医嘱予以会阴湿热敷（实施详见会阴湿热敷操作流程及操作要点），及时观察病人外阴部肿胀及疼痛情况，并做好记录。

2. 预防跌倒 穿合适的裤子，穿防滑鞋；卧床休息、睡觉时将床栏拉起，夜间活动使用病房内的地灯，离床活动时有人照顾。常用物品放于随手可及之处，需要帮助使用床头呼叫器呼叫护理人员。

3. 饮食指导 指导病人坚持低盐、低脂、高蛋白、高维生素、高铁饮食。

4. 用药指导 按时服用降压药，注意预防跌倒、坠床。

5. 与病人建立良好的护患关系，加强宣教，消除病人不必要的顾虑，增强康复信心。

【护理评价】

1. 病人疼痛感减轻，舒适感增加。

2. 病人理解并积极配合会阴湿热敷。

3. 病人住院期间无跌倒事件发生。

评估 —— （1）核对病人信息。
（2）评估病人的年龄、病情、婚育史、外阴清洁程度及局部皮肤情况、用药史及配合程度。
（3）周围环境：整洁安全，室温合适。

准备 —— （1）病人准备：排空膀胱，清洁外阴部。
（2）环境准备：清洁安全，隔帘遮挡。
（3）护士准备：着装规范，洗手、戴口罩、戴手套。
（4）用物准备：会阴擦洗盘（内放消毒弯盘2个、镊子2把）、棉垫、无菌纱布、一次性垫巾、医用凡士林、50%硫酸镁。

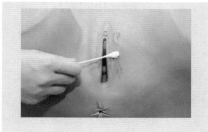

图 3-2-1　涂抹凡士林

实施 —— （1）核对医嘱、姓名。
（2）协助病人仰卧，双腿屈膝略外展，暴露外阴，臀下垫一次性垫巾。
（3）清洁外阴局部伤口。
（4）热敷部位先涂一薄层凡士林（图3-2-1），盖上纱布，再轻轻敷上浸有热敷溶液中的温纱布（图3-2-2），外面盖上棉垫（图3-2-3）。
（5）热敷15～30分钟，每3～5分钟更换热敷垫1次，亦可将热水袋（约60℃）放在棉垫外，延长更换时间。

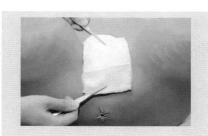

图 3-2-2　覆盖温纱布

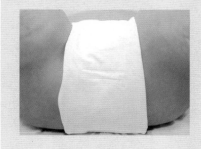

图 3-2-3　覆盖棉垫

整理 —— （1）移去敷布，观察热敷部位皮肤情况，用纱布拭净皮肤上的凡士林。
（2）协助病人穿好裤子，整理床单位

【注意事项】

1. 热敷的温度一般为 41～46℃。

2. 湿热敷的面积应是病损范围的 2 倍。

3. 定期检查热源袋的完好性，防止烫伤，对休克、虚脱、昏迷及术后感觉不灵敏的病人应特别注意。

4. 在热敷过程中，操作者应随时评价热敷效果，并为病人提供生活护理。

1．会阴湿热敷的原理和目的是什么？

原理：应用热原理和药物化学反应直接接触患区，促进血液循环，增强局部白细胞的吞噬作用和组织活力。

目的：促进局部血液循环，改善组织营养，增强局部白细胞的吞噬作用，加速组织再生和消炎、止痛。可使陈旧性血肿局限，有利于外阴伤口的愈合。

2．子宫肌瘤根据肌瘤与子宫肌壁的不同关系分为哪几类？

（1）肌壁间肌瘤：位于子宫肌壁间，周围均为肌层包绕，为最常见的类型，约占总数的60%～70%。

（2）浆膜下肌瘤：肌瘤向子宫浆膜面生长，并突出于子宫表面，肌瘤表面仅由子宫浆膜覆盖，约占总数的20%。

（3）黏膜下肌瘤：肌瘤向宫腔方向生长，突出于宫腔，仅由黏膜层覆盖，约占总数的10%～15%。

3．哪种类型的子宫肌瘤容易出现贫血？

黏膜下肌瘤常表现为月经量过多，肌瘤逐渐增大会出现经期延长；大的肌壁间肌瘤可致宫腔及内膜面积增大，子宫收缩不良或子宫内膜增长过快等，致使月经周期缩短，经期延长，经量增多；病人因月经量过多可引起不同程度贫血。

技能实训四　阴道灌洗

◇ 临床情境

经过治疗，程女士血压稳定在120/80mmHg左右，血红蛋白上升至90g/L，外阴部血肿消退，疼痛减轻。医生建议明日行经腹子宫切除术。护士巡视病房时，程女士询问自己是否得了癌症才需要切除子宫，切除子宫后会不会加快衰老，会不会影响日常生活，手术前的阴道准备是否疼痛。

实训任务：阴道灌洗，清洁宫颈和阴道，减少术后感染。

【护理评估】

1．**健康史**　病人既往月经规律，经期3～5天，量中等，近2年经量增多，约为既往经量的2～3倍，偶有血块，经期延长至10天左右，在行经期间时常出现头晕、乏力。会阴湿热敷治疗后，外阴部血肿已经消退，疼痛减轻。

2．**身体状况**　病人意识清醒，T 36.4℃，P 78次／分，R 17次／分，BP 125/75mmHg，无头晕、乏力。

3．**心理－社会状况**　病人缺乏阴道灌洗相关知识。同时，病人情绪焦虑，怀疑自己是否患了恶性肿瘤，担心手术带来的风险，害怕切除子宫会加快衰老，影响日常生活。

4．**实验室检查**　血常规：Hb 90g/L。

【主要护理诊断／问题】

1．**焦虑**　与担心自己患有恶性肿瘤、切除子宫后加快衰老有关。

2．**知识缺乏**：缺乏子宫切除术、阴道灌洗相关知识。

【护理目标】

1. 病人情绪稳定，能理解并配合阴道灌洗。
2. 病人能接受子宫切除术并了解相关知识。

【护理措施】

1. 遵医嘱予以阴道灌洗（实施详见阴道灌洗操作流程及操作要点）。

阴道灌洗操作流程及操作要点

评估 —— （1）核对病人信息。
（2）评估病人的年龄、病情、婚育史、会阴清洁程度及局部皮肤情况、用药史及配合程度。

准备 —— （1）病人准备：排空膀胱、清洗外阴。
（2）环境准备：清洁安全，隔帘遮挡。
（3）护士准备：着装规范，洗手、戴口罩、戴手套。
（4）用物准备：窥阴器、血管钳、一次性垫巾、手套、弯盘2个、干棉球、长棉签、冲洗筒、卵圆钳2把、500mg/L活力碘、根据病情配制灌洗液500～1000ml（水温41～43℃）。

实施 —— （1）核对医嘱、姓名。
（2）协助病人取膀胱截石位，臀下垫一次性垫巾（图3-2-4）。
（3）戴手套，窥阴器湿润后轻轻放入阴道，暴露子宫颈（图3-2-5），观察阴道情况。
（4）挂冲洗液高于床沿60～70cm，装上冲洗头进行灌洗（图3-2-6）。

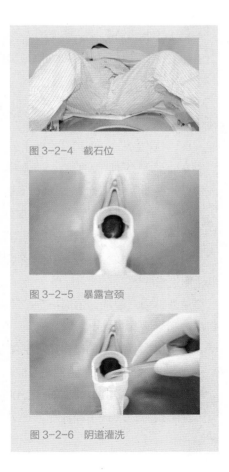

图3-2-4 截石位

图3-2-5 暴露宫颈

图3-2-6 阴道灌洗

（5）当冲洗液约剩 100ml 时，轻压窥阴器外端，使阴道内液体流出（图 3-2-7）。

（6）闭合取出窥阴器，冲洗外阴部，擦干外阴。

（7）注意观察病人的反应。

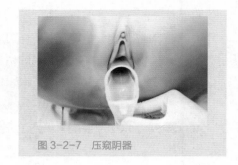

图 3-2-7　压窥阴器

整理 ——— （1）协助病人穿好裤子，整理床单位。

（2）整理用物，洗手。

2．做好手术前的健康宣教，预防手术后并发症，促进病人早日康复。

3．与病人建立良好的护患关系，做好宣教，消除其顾虑，增强康复信心。

【护理评价】

1．病人理解并配合阴道灌洗，舒适感增强。

2．病人接受子宫切除术并了解相关知识。

【注意事项】

1．治疗期间禁止性生活。

2．正确配制溶液，水温以 41～43℃为宜。

3．操作时动作轻柔，避免病人疼痛及擦伤阴道黏膜，灌洗头插入不可过深，一般为 6～8cm。

4．经期、孕期、产褥期、阴道出血、异位妊娠或未婚女性一般不做阴道灌洗，以免引起上行感染。

【实训拓展】

1．阴道灌洗的原理和目的是什么？

原理：通过阴道灌洗使宫颈和阴道保持清洁，避免子宫切除过程中阴道与盆腔相通时，细菌或病原体进入盆腔引起感染，减少术后阴道残端炎症而引起感染等并发症。

目的：促进阴道血液循环，减少分泌物，缓解局部充血，控制和治疗炎症。

2．术后病人什么情况下需要阴道灌洗？灌洗时应注意什么？

手术 2 周后，若合并阴道分泌物混浊、有臭味、阴道伤口愈合不良、黏膜感染坏死等，可行低位阴道灌洗。

注意事项：灌洗筒的高度一般不超过床沿 30cm，以避免污染物进入宫腔或损伤阴道残端伤口。

3．阴道灌洗常见的操作并发症有哪些？其临床表现及预防措施是什么？

（1）阴道黏膜损伤及感染

临床表现：阴道壁黏膜红肿、出血，常伴有体温升高。

预防措施：严格无菌操作，选择大小合适的窥阴器，操作时动作轻柔，避免擦伤阴道壁黏膜。

（2）处女膜破损

临床表现：处女膜破损或出血。

预防措施：操作动作轻柔。无性生活史者一般不使用窥阴器、不做阴道灌洗或可使用型号较小的冲洗器进行冲洗。操作前征得病人同意。

（徐　丽）

第三节　妊娠期高血压疾病病人护理技能实训

○ 病例摘要

小余，女性，34岁。因停经30周、双下肢水肿2周就诊。末次月经2015年4月20日。孕期无明显恶心呕吐等早孕反应，孕期门诊建卡定期检查。孕4月余自觉胎动至今，2周前发现双下肢水肿，未予重视。既往体健，否认高血压、冠心病、糖尿病史。月经生育史：病人12岁初潮，月经规律，4～5天/30～37天，孕2产1，5年前足月顺产1子，体健。

体格检查：T 36.8℃，P 70次/分，R 20次/分，BP 150/90mmHg，体重58kg。病人意识清醒，无头晕眼花等自觉症状，腹部隆起如孕月，无压痛及反跳痛，双下肢水肿（＋）。产科检查：宫高26cm，腹围88cm，无宫缩，胎心音140次/分；骨盆测量：IS 25cm，IC 28cm，EC 20cm，TO 9.5cm。

实验室检查：血常规Hb 122.0g/L，RBC 3.87×10^{12}/L，WBC 6.21×10^9/L，HCT 36.6%，PLT 182×10^9/L，肝肾功能、凝血功能正常；尿蛋白（－）。

辅助检查：B超提示单活胎，头位，胎盘位于子宫后壁，羊水指数为187mm，脐带绕颈1周。

诊断：孕2产1，孕30周，宫内单活胎，妊娠期高血压疾病，子痫前期（轻度）。

技能实训五　测量宫高、腹围及监测胎心音

◇ 临床情境

小余在家属陪同下到产科门诊就诊，自诉停经30周，双下肢水肿2周，无头晕眼花等自觉症状。病人双下肢水肿（＋），血压150/90mmHg。最初病人认为妊娠可能导致血压偏高，双下肢水肿属正常，故未引起重视。因双下肢水肿加重，担心对胎儿的发育造成不良影响。

实训任务：监测胎儿宫内发育情况。

【护理评估】

　　1．**健康史**　既往体健，否认高血压病、冠心病、糖尿病史，无家族史。月经规律，经量正常，无痛经史。末次月经 2015 年 4 月 20 日，孕 2 产 1，此次妊娠过程顺利，无早孕反应、无感冒发热，无毒物及放射线接触史。

　　2．**身体状况**　意识清醒，面色红润，T 36.8℃、P 70 次 / 分、R 20 次 / 分，BP 150/90mmHg，双下肢呈凹陷性水肿至脚踝，无头晕眼花等自觉症状。产科检查：宫高 26cm，腹围 88cm，无宫缩，胎心音 140 次 / 分；骨盆测量：IS 25cm，IC 28cm，EC 20cm，TO 9.5cm。

　　3．**心理－社会状况**　孕妇表情紧张，配合检查，由家属陪伴。病人担心水肿和血压升高会对胎儿有影响。

　　4．**实验室检查**　血常规 Hb 122.0g/L，RBC 3.87×10^{12}/L，WBC 6.21×10^9/L，HCT 36.6%，PLT 182.0×10^9/L，肝肾功能、凝血功能正常；尿蛋白（－）。

　　5．**辅助检查**　B 超提示单活胎，头位，双顶径 73mm，股骨长 54mm，胎盘位于子宫后壁，羊水指数为 187mm，脐带绕颈 1 周。

【主要护理诊断 / 问题】

　　1．**体液过多**　与妊娠期高血压疾病及下腔静脉受增大子宫压迫使血液回流受阻有关。

　　2．**有母儿受伤的危险**　与全身小动脉痉挛、血压升高有关。

　　3．**焦虑**　与知识缺乏，担心胎儿宫内安危有关。

　　4．**潜在并发症**：胎盘早剥、胎儿宫内窘迫、子痫。

【护理目标】

　　1．病人血压得到控制，未发生子痫及并发症。

　　2．病人明确孕期保健的重要性，积极配合产前检查及治疗。

　　3．病人情绪稳定，知晓孕期自我监测的内容。

【护理措施】

　　1．**饮食指导**　注意合理饮食，摄入足够的蛋白质、蔬菜，补充维生素、铁、钙和锌剂，减少脂肪和盐的摄入。

　　2．**休息**　注意休息、保证睡眠，每日休息不少于 10 小时，以左侧卧位为宜。

　　3．**密切观察病情**　遵医嘱间断吸氧；每日监测血压、体重；若出现头晕、眼花、恶心、呕吐、视物模糊、上腹部不适及阴道流血等异常症状及时就诊。

　　4．**监测胎儿宫内情况**　教会病人自计胎动，测量胎心音及宫高腹围情况（实施详见测量宫高、腹围及监测胎心音操作流程及操作要点）。

　　5．**心理护理**　安慰病人，做好宣教，告知保持心情愉快及保证休息的重要性。

　　6．**健康宣教**　遵医嘱口服降压药，加强产前检查，嘱其 1 周后再次复查。

【护理评价】

　　1．病人血压未见继续增高，未出现自觉症状，无子痫及其他并发症。

　　2．病人休息充分，睡眠良好，饮食合理。

　　3．病人情绪稳定，掌握疾病自我监测的方法，积极配合检查和护理。

评估 —— （1）核对病人信息。
（2）了解病人的年龄、孕产史、体重增长情况、心理状态及合作程度，推算预产期。

准备 —— （1）病人准备：排空膀胱。
（2）环境准备：整洁、光线柔和、温暖，隔帘遮挡。
（3）护士准备：着装规范，清洁洗手。
（4）用物准备：检查床、皮尺、胎心听诊器或超声多普勒胎心听诊仪。

体位 —— （1）平卧位。
（2）帮助孕妇充分暴露腹部。

腹部视诊 —— （1）操作者站在孕妇右侧，面向孕妇。
（2）观察腹部的形状、大小、有无水肿、妊娠纹和手术瘢痕。

测量宫高、腹围 —— （1）操作者一手置于孕妇子宫底部，然后用软尺测量耻骨联合上缘中点至子宫底最高点的距离，即宫底高度（图3-3-1）。
（2）以肚脐为中心，用软尺绕腹部一周，所测数值即为腹围（图3-3-2）。

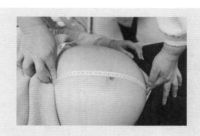
图 3-3-1 测量宫高

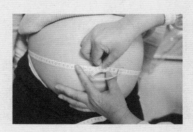
图 3-3-2 测量腹围

监测胎心音 —— （1）判断胎背位置。
（2）在腹部胎心音区涂耦合剂，将胎心听诊器或超声多普勒胎心听诊仪置于胎心音区听取胎心音，计数1分钟（图3-3-3）。
（3）操作过程中观察孕妇有无异常反应。

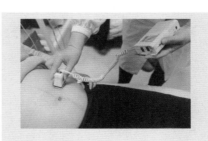
图 3-3-3 监测胎心音

整理记录 ————— （1）监测完毕，清洁腹部皮肤。
（2）协助孕妇整理衣裤后下床，预防跌倒。
（3）告知孕妇检查结果，并做好解释与指导。
（4）洗手，记录检查结果。

【注意事项】

1. 保持环境安静，温度适宜，光线柔和，注意保暖及保护孕妇隐私。
2. 操作轻柔，注意与孕妇交流，消除紧张情绪。
3. 检查中询问孕妇的感受及有无不适，预防体位性低血压。
4. 胎心音听诊应持续1分钟以上，选择宫缩间歇期听胎心音；注意与子宫杂音、腹主动脉音及脐带杂音相鉴别。
5. 当胎心音 >160次/分或 <110次/分，立即予左侧卧位、吸氧，并通知医生。
6. 注意胎心音的频率、节律、强弱，初步判断有无胎儿缺氧。

【实训拓展】

1．如何指导孕妇自我胎动计数？

一般孕妇孕28周后胎动逐渐增强，次数也增多，因此，孕28周到临产均应常规每日监测胎动。计数方法：每日早中晚在平静状态下各数1小时胎动，正常胎动数每小时约3~5次，3次胎动数相加乘以4即为12小时胎动总数，12小时内胎动总数30~40次为正常。如果12小时内胎动总数 <10次或逐日下降大于50%而不能恢复者，或短时间内突然增加，提示胎儿有宫内缺氧可能，应及时就诊。

2．如何推算预产期？

（1）公式法：最常用，根据末次月经第一天推算，月份加9或减3，日期：公历加7，农历加15。

（2）顺延法：从末次月经第一周开始，顺延40周，即为预产期。

（3）估算法：月经不规律或记不清末次月经者，可以根据早孕反应或其他妊娠征象推算，如最早一次尿妊娠试验阳性的时间、孕妇初感胎动的时间、手测或尺测宫底高度、B超测量胎儿双顶径、股骨长度等估算。

技能实训六　产科腹部检查

◇ 临床情境 ....

1周后，小余双下肢水肿至小腿，因工作繁忙，未规范服药，且无其他不适，因此没去医院复查。第二周，小余感头晕，双下肢水肿较前更明显，立即就诊。检查：血压160/110mmHg，尿蛋白（+++），双下肢水肿（++），以"孕32周，妊娠期高血压疾病，子痫前期重度"收入院治疗。检查：Hb 108.0g/L，RBC $3.25×10^{12}$/L，HCT 36.0%，WBC $6.21×10^9$/L，PLT $158.0×10^9$/L，24小时尿蛋白结果4.0g，天门冬氨酸转移酶（AST）26.85U/L，乳酸脱氢酶（LDH）310.80 U/L，磷酸肌酸激酶37.24U/L，出凝血时间正常；眼底检查动静脉管径比为1：2。给予苯巴比妥钠镇静、硫酸镁解痉、拉贝洛尔降压治疗后，血压维持在 130～150/85～100mmHg。住院第 4 天，T 37.1℃，P 88 次 / 分，R 22 次 / 分，BP 150/90mmHg。病人感腹痛明显，阴道有血性分泌物流出，查：宫缩为 20～30 秒 /5～6 分钟，胎心音 135 次 / 分，稍感头晕，无视物模糊。B 超提示单活胎，头位，双顶径 78mm，股骨长 59mm，胎盘位于子宫后壁，成熟度Ⅱ度；羊水指数为 160mm，脐带绕颈 1 周。

实训任务：判断胎先露及胎方位。

【护理评估】

1．**健康史**　既往体健，否认冠心病、糖尿病史及无家族史。4 周前出现双下肢水肿，2 周前发现血压升高，嘱注意休息和口服降压药，未遵医嘱规范用药。

2．**身体状况**　意识清醒，面色稍苍白，T 37.1℃，P 88 次 / 分，R 22 次 / 分，血压 150/90mmHg，双下肢呈凹陷性水肿（++），稍感头晕，无视物模糊。产科检查：宫高 27cm，腹围 89cm，宫缩 20～30 秒 /5～6 分钟，胎心音 135 次 / 分。

3．**心理 - 社会状况**　神志清醒，表情紧张，家属陪伴，担心早产及胎儿安危。

4．**实验室检查**　Hb 108.0g/L，RBC 3.25×10^{12}/L，HCT 36.0%，WBC 6.21×10^9/L，PLT 158.0×10^9/L，24 小时尿蛋白结果回报 4.0 g，天门冬氨酸转移酶（AST）26.85U/L，乳酸脱氢酶（LDH）310.80U/L，磷酸肌酸激酶 37.24U/L，出凝血时间正常。

5．**辅助检查**　眼底检查动静脉管径比为 1∶2；B 超提示单活胎，头位，双顶径 78mm，股骨长 59mm，胎盘位于子宫后壁，成熟度Ⅱ度；羊水指数为 160mm，脐带绕颈 1 周。

【主要护理诊断 / 问题】

1．**体液过多**　与妊娠期高血压疾病及下腔静脉受增大子宫压迫使血液回流受阻有关。

2．**有母儿受伤的危险**　与全身小动脉痉挛、血压升高有关。

3．**焦虑**　与担心胎儿可能早产、胎儿宫内安危有关。

4．**潜在并发症**：胎儿宫内窘迫、胎盘早剥及子痫。

【护理目标】

1．病人血压得到控制，水肿未继续加重，病情缓解。

2．及时发现胎儿宫内缺氧及早产的征象。

3．病人掌握妊娠期高血压疾病的相关知识，积极配合检查与治疗。

4．病人未发生胎盘早剥、子痫及其他并发症。

【护理措施】

1．**饮食指导**　注意合理治疗饮食，摄入低盐、低脂、低钠、高蛋白、高维生素饮食。

2．**休息**　保持环境安静，住单间，避免声光刺激，操作尽量集中进行，预防子痫的发生；保证充足睡眠，以左侧卧位为宜。

3．**密切监护母儿状态**　密切监测生命体征及病人自觉症状，给予低流量吸氧，密切监测胎心音、胎动及临产征兆。

4．**产科检查**　了解胎先露、胎方位、胎头入盆情况（实施详见产科腹部检查操作流程及操作要点）。

评估 —— （1）核对病人信息。
（2）了解病人的年龄、孕产史、体重增长情况、心理状态及合作程度、推算预产期。

准备 —— （1）病人准备：排空膀胱。
（2）环境准备：整洁、光线柔和、温暖、隔帘遮挡。
（3）护士准备：着装规范、清洁洗手。
（4）用物准备：检查床、胎心听诊器或超声多普勒胎心听诊仪、速干手消毒剂。

取体位 —— （1）平卧位，双腿屈曲稍分开。
（2）帮助病人充分暴露腹部。

腹部视诊 —— （1）操作者站在病人右侧，面向病人。
（2）观察腹部的形状、大小、有无水肿、妊娠纹和手术瘢痕。

四步触诊（第一步） —— （1）操作者双手四指并拢置于子宫底部，指腹触摸宫底缘，判断子宫大小与孕周相符的程度。
（2）操作者双手指腹相对轻推，判断胎先露（图3-3-4）。

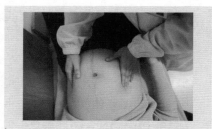

图3-3-4 四步触诊第一步

四步触诊（第二步） —— （1）操作者两手分别置于病人腹部左右两侧，一手固定，另一手轻轻深按检查，两手交替。
（2）判断胎背及胎儿四肢的位置（图3-3-5）。

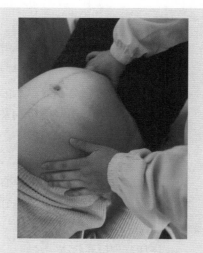

图3-3-5 四步触诊第二步

| 四步触诊
（第三步） | （1）操作者右手置于孕妇耻骨联合上方，拇指与其余四指分开，握住胎先露部，判断骨盆入口处的胎儿部分。
（2）右手左右推动，判断其衔接的程度（图 3-3-6）。 | 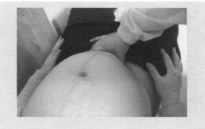
图 3-3-6　四步触诊第三步 |

| 四步触诊
（第四步） | （1）病人仍取仰卧位，操作者面向病人足端。
（2）两手掌心相对，四指并拢，置于胎先露两侧，向骨盆入口方向向下深压，进一步确定胎先露及其衔接的程度（图 3-3-7）。 | 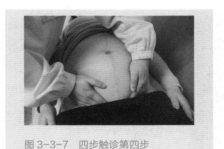
图 3-3-7　四步触诊第四步 |

| 听诊
胎心音 | （1）根据四步触诊的胎方位确定胎心听诊的部位。
（2）将听筒置于病人下腹部听取胎心音，计数 1 分钟，注意胎心的频率、节律、强弱，初步判断有无胎儿缺氧。 |

| 整理记录 | （1）协助病人整理好衣裤，扶助下床，预防跌倒。
（2）告知病人检查结果，并做好解释与指导。
（3）洗手，记录。 |

5．用药护理　严密观察药物的不良反应及副作用，使用硫酸镁时需注意使用方法，防止硫酸镁中毒。

【护理评价】

1. 病人积极配合治疗及护理，饮食合理、休息充分。
2. 病情缓解，血压得到控制，未发生子痫及胎盘早剥。
3. 治疗中未出现药物毒副反应。
4. 未发生胎儿宫内缺氧及早产的征象。

【注意事项】

1. 保持环境安静，避免声光刺激，注意保暖，保护隐私。
2. 操作者双手须保持温暖，动作轻柔，避免刺激病人引起不适。
3. 操作中注意与病人交流，询问病人感受及有无不适。
4. 做好宣教，告知疾病相关知识，避免病人紧张焦虑。

1. 如何判断胎心音最佳听诊位置？

胎心音听诊部位取决于胎先露和其下降程度，在靠近胎背上方的孕妇腹壁上听得最清楚。枕先露时，胎心音在孕妇脐下方左侧或右侧；臀先露时，胎心音在孕妇脐上方左侧或右侧；肩先露时，胎心音随着胎先露下降或胎动改变，胎心音听诊部位也有所改变。

2. 孕妇腹部四步触诊法每一步检查的意义？

第一步：了解子宫外形及子宫底高度；估计胎儿大小与妊娠月份是否相符；判断子宫底部的胎儿部分，如为胎头，则硬而圆且有浮球感，如为胎臀，则软而宽且形状略不规则。第二步：分辨胎背及胎儿四肢的位置，平坦饱满者为胎背，可变性高低不平部分是胎儿肢体，有时可以感觉到肢体的活动。第三步：进一步查清是胎头或胎臀，并左右推动以确定是否衔接。如已经衔接，则胎先露部不能被推动，如胎先露部仍高浮，表示尚未入盆。第四步：再次判断胎先露部的诊断是否正确，并确定胎先露部入盆的程度。

3. 医嘱 25% 硫酸镁 20ml 溶于 5% 葡萄糖注射液中快速静脉滴注，请问在使用硫酸镁的过程中要注意哪些情况？

硫酸镁的治疗浓度和中毒浓度相近，血清镁离子有效治疗浓度为 2.0 ~ 3.5mmol/L，超过 3.5 mmol/L 即可出现中毒症状。硫酸镁中毒会使呼吸及心肌收缩功能抑制，甚至危及生命。使用硫酸镁时必须注意：① 膝腱反射必须存在；② 呼吸不少于 16 次 / 分；③ 尿量每 24 小时不少于 400ml，或每小时不少于 17ml；④ 备 10% 葡萄糖酸钙以拮抗镁离子中毒。

（戴小红）

第四节　正常分娩产妇护理技能实训

○ 病例摘要

孕妇小荟，29 岁。因"停经 40^{+2} 周，见红 48 小时，伴腹痛 10 小时"步行入院。末次月经 2015 年 4 月 12 日。孕早期有轻微恶心、呕吐、食欲减退等早孕反应。孕早期无药物、毒物及放射线接触史。孕 3 月余建卡，规律产检，未见异常。停经 4 个月自觉胎动至今，胎动好。孕期体重增长如孕周。2 天前出现阴道见红，昨晚 10 点出现不规律宫缩，无阴道流液，遂今日至门诊，要求待产入院。既往体健，否认高血压、冠心病、糖尿病等病史。既往月经规律，15 岁初潮，4 ~ 5 天 /28 ~ 30 天，孕 2 产 0，人流 1 次。

体格检查：T 36.8℃、P 98 次 / 分、R 20 次 / 分，BP 122/72mmHg，体重 64kg，发育正常，营养中等。心肺（－），腹隆如孕周。产科检查：宫高 34cm，腹围 99cm，胎心音 144 次 / 分，宫缩 30 ~ 35 秒 /5 ~ 6 分钟，先露头，已入盆；骨盆外测量：IS 24cm，IC 27cm，EC 19cm，TO 9cm。阴道检查：宫颈扩张 1cm，宫颈管消退 80%，S−2，胎膜未破。

辅助检查：B超提示宫内单活胎，胎盘成熟度Ⅲ度，羊水指数100mm；胎心监护 CST（－）。

实验室检查：血常规 Hb 113.0g/L，RBC 3.82×10^{12}/L，WBC 9.45×10^9/L，HCT 33.7%，PLT 178.0×10^9/L，肝肾功能、凝血功能正常，尿蛋白（－）。

诊断：孕2产0，孕40^{+2}周，宫内单活胎，临产。

技能实训七　接产

◇ 临床情境

小荟在丈夫的陪伴下办理入院手续，规律宫缩10小时后，宫口开全，S+2，宫缩 40～50 秒 /2～3 分钟，强度中等，胎膜自然破裂，羊水清亮，量约 50ml，胎心音 132 次 / 分。转入产房观察，检查：T 37.0 ℃、P 100 次 / 分、R 24 次 / 分，BP 128/80mmHg；胎心监护 CST（－），未见晚期减速及明显变异减速。小荟疼痛难忍，便意感强烈，强烈要求剖宫产，助产士予心理安慰，并指导屏气用力。

实训任务：为该产妇接产。

【护理评估】

1. 健康史　既往体健，否认高血压病、冠心病、糖尿病等病史；月经规律；孕2产0，人流1次，末次月经 2015 年 4 月 12 日；本次妊娠经过顺利，孕 3 月余建卡，定期产检，无异常。

2. 身体状况　T 37.0℃，P 100 次 / 分，R 24 次 / 分，BP 128/80mmHg；骨盆外测量：IS 25cm，IC 27cm，EC 19cm，TO 9cm；宫口开全，S+2，宫缩 40～50 秒 /2～3 分钟，强度中等，胎膜自然破裂，胎心音 132 次 / 分。产妇便意感强烈，宫缩时外阴口可见少许胎先露部，直径约 3cm。

3. 心理－社会状况　产妇神志清醒，疼痛难忍，便意感强烈，强烈要求剖宫产。丈夫陪伴，支持其阴道分娩。

4. 实验室检查　血常规 Hb 113.0g/L，RBC 3.82×10^{12}/L，WBC 9.45×10^9/L，HCT 33.7%，PLT 178.0×10^9/L，肝肾功能、凝血功能正常，尿蛋白（－）。

5. 辅助检查　胎心监护 CST（－），未见晚期减速及明显变异减速；B超提示：宫内单活胎，胎盘成熟度Ⅲ度，羊水指数 100mm。

【主要护理诊断 / 问题】

1. **疼痛**　与强烈子宫收缩有关。
2. **焦虑**　与担心不能顺利分娩有关。
3. **有母儿受伤的危险**　与分娩可能导致会阴裂伤及婴儿产伤等有关。

【护理目标】

1. 产妇疼痛减轻。
2. 产妇情绪稳定，能主动控制情绪和行为，正确使用腹压。
3. 产妇未发生会阴裂伤及新生儿产伤。

1. 心理支持　助产士陪伴在旁，给予安慰、鼓励和支持，及时提供产程进展信息。同时协助饮水、擦汗等生活护理，缓解其紧张情绪。

2. 密切观察产程　每 5～10 分钟测胎心音 1 次，观察有无胎心改变、胎头下降程度，若有胎心异常、胎头下降停滞或胎儿宫内缺氧表现，立即给予氧气吸入，及时报告医生，同时需尽早结束分娩。有条件者持续胎心监护，严密监测胎心率及基线变异。

3. 指导产妇屏气用力（截石位分娩为例）　让产妇两腿屈曲分开，双足蹬在产床上，两手分别握住产床旁的把手，宫缩开始时，先深吸一口气屏住，然后向下用力，如排便样。宫缩间歇期全身放松休息。宫缩再次出现时，重复同样的动作，如此反复直至胎头着冠。

4. 接产准备　初产妇宫口开全，经产妇宫口扩张 4cm 且宫缩规律有力时，应做好接生准备工作。

5. 接产（实施详见接产操作流程及操作要点）。

接产操作流程及操作要点（以枕先露为例）

| 评估 | （1）核对产妇信息。
（2）了解产妇的年龄、孕产史、胎心音、产力、胎位、骨盆大小、胎儿体重、有无破膜及产程进展、心理状态及合作程度。
（3）评估会阴部发育情况：如会阴弹性、有无水肿及耻骨弓过低等异常情况。
（4）评估膀胱充盈情况。 |

| 准备 | （1）病人准备：排空膀胱，臀下垫清洁中单。
（2）环境准备：室温 24～26℃，有条件产房播放轻音乐。
（3）护士准备：着装规范，洗手、戴口罩。
（4）用物准备：会阴擦洗及消毒用物包、无菌产包、婴儿包、婴儿秤、产妇及新生儿急救器械及药品、新生儿远红外线抢救台。 |

| 会阴清洁
冲洗 | （1）体位：产妇取膀胱截石位，充分暴露会阴部，臀下置便盆。
（2）温开水清洗外阴及会阴部：用纱布球按顺序自上而下、先周围后中间擦洗（图 3-4-1）。
（3）干棉球擦干皮肤。 |

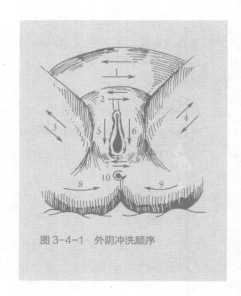

图 3-4-1　外阴冲洗顺序

会阴消毒 —— （1）会阴消毒：络合碘溶液消毒2遍。

（2）消毒顺序：尿道口→阴道口→小阴唇→

大阴唇→阴阜→腹股沟→大腿内侧上1/3→

会阴体→肛门（图3-4-2）。

（3）撤去便盆，更换臀下垫单。

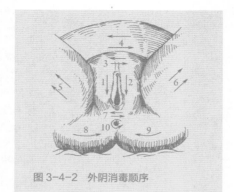

图3-4-2 外阴消毒顺序

洗手、铺巾 —— （1）按外科手术要求洗手及穿手术衣。

（2）巡回护士帮助打开产包外层包布。

（3）穿无菌手术衣→戴无菌手套→打开产包

内层包布→铺臀下无菌中单→穿无菌裤腿→

铺无菌孔巾→摆放接产用物备用。

保护会阴 —— （1）保护时机：当胎头拨露使阴唇后联合紧

张时，开始保护会阴。

（2）保护方法与技巧：宫缩时，接产者右手

拇指与其余四指分开，利用手掌大鱼际肌向

上向内方轻托会阴，同时，左手轻轻下压胎

头枕部，协助胎头俯屈和使胎头缓慢下降，

宫缩间歇期右手放松。

 娩出胎儿 —— （1）当胎头枕部到达耻骨弓下时，协助胎头

仰伸，利用宫缩间歇期让胎头缓慢娩出。

（2）胎头娩出后，清理口鼻内的黏液及羊水。

（3）协助胎头复位及外旋转。

（4）协助胎肩及胎身娩出，双肩娩出后，即

可松开保护会阴之右手（图3-4-3）。

（5）记录胎儿娩出的时间。

（6）用聚血盆或有刻度的弯盘置于产妇会阴

下收集阴道出血以估计失血量。

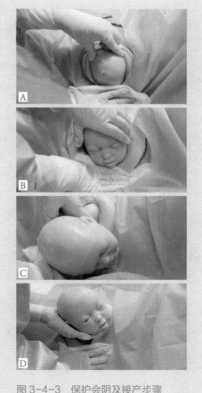

图3-4-3 保护会阴及接产步骤

处理新生儿 ——（1）清理呼吸道：及时清除口咽、鼻腔的黏液及羊水。

（2）阿普加（Apgar）评分：出生1分钟及5分钟给予评分。

（3）擦干全身的羊水与血迹。

（4）脐带处理：结扎脐带（图3-4-4），消毒并包扎脐带，将新生儿置于已经预热的保暖台上。

（5）常规体格检查、称体重。

（6）盖新生儿足底印及母亲右手拇指印。

（7）做好新生儿标记：系上新生儿手腕带、母亲姓名牌。

（8）新生儿早接触、早吸吮。

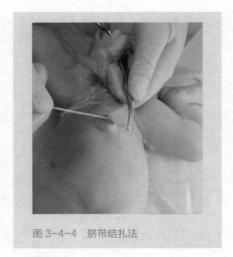

图3-4-4 脐带结扎法

助娩胎盘 ——（1）观察胎盘剥离的征象。

（2）协助胎盘胎膜娩出（图3-4-5）。

（3）检查胎盘胎膜：仔细检查胎盘母体面小叶有无缺损及毛糙；胎儿面边缘有无断裂的血管；测量胎盘体积、厚度和重量。

（4）检查脐带：测量脐带长度，检查有无异常。

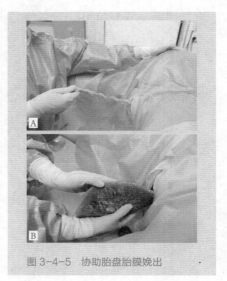

图3-4-5 协助胎盘胎膜娩出

检查软产道 —— 仔细检查会阴部、阴道及宫颈有无撕裂及其撕裂的程度，酌情给予正确缝合。

整理、记录 ——（1）整理接生用物，分类处理。

（2）填写分娩记录单。

（3）产后宣教。

产房留观 —— 产后留在产房观察2小时：

（1）观察产妇血压、脉搏等生命体征。

（2）观察子宫收缩及宫底高度、阴道流血量。

（3）观察膀胱是否充盈，会阴、阴道有无血肿。如无异常情况，2小时后送回病房。

（4）指导母乳喂养。

【护理评价】

1. 产妇情绪稳定，能正确使用腹压，配合助产士指导。

2. 分娩顺利，新生儿无产伤。

3. 产妇会阴、阴道无严重撕裂。

【注意事项】

1. 产房环境清洁、安静，最好能播放悠扬的背景音乐。

2. 用物准备齐全，急救设备完好。

3. 助产士细致耐心，态度和蔼，有效沟通，告知产妇分娩过程的配合要点。

4. 严格观察产程，注意胎心率的改变；一旦破膜，注意羊水的性状、颜色、量，并记录时间。

5. 掌握上台接产的时机，准备工作有条不紊，注意无菌操作。

6. 掌握正确保护会阴的时机与技巧，防止Ⅲ度会阴裂伤。

7. 胎头娩出后，注意清理新生儿呼吸道，防止新生儿窒息；注意保暖。

8. 断脐时，结扎脐带一定要牢固，避免滑脱、渗血。

9. 正确评估失血量，预防产后出血。

【实训拓展】

1．如何诊断临产？

规律性子宫收缩（间歇 5～6 分钟 1 次，持续 30～40 秒），同时伴有进行性宫颈管消失、宫颈扩张和胎先露下降。

2．怎样正确触摸子宫收缩？

检查者将手掌尺侧放在产妇宫底部，感受子宫硬度的变化。宫缩时，宫体部隆起变硬，间歇期松弛变软。宫缩持续时间：宫体部开始变硬至松弛变软的时间。宫缩间歇时间：两次子宫收缩之间的时间。注意：间歇期手掌不离开产妇腹部，持续触摸至少三阵宫缩，感受子宫收缩的规律性、强度，并做好记录。

3．破膜后需要观察哪些内容？

破膜后应立即听胎心音，观察胎心音的变化，同时注意观察羊水流出的性质、颜色和量；记录破膜的时间；保持外阴清洁，使用消毒会阴垫；若胎头高浮尚未入盆者，应抬高臀部，观察是否有脐带脱垂。

4．分娩过程中如何正确助娩胎儿？

（1）协助胎头俯屈：左手在宫缩时压迫胎儿枕骨以帮助其俯屈。当胎头着冠时，左手控制胎头娩出速度，右手注意保护会阴。

（2）协助胎头仰伸：当胎儿枕骨通过耻骨弓下时，宫缩时嘱产妇不要用力，待宫缩间歇时让产妇稍用腹压，左手帮助胎头缓慢娩出，当胎儿额、眼、鼻、口、颏部相继娩出后，自胎儿鼻根部向下颏方向轻轻挤出口鼻内的黏液及羊水。

（3）协助胎头复位及外旋转：胎头仰伸后，一般自主复位及外旋转，必要时给予协助。

（4）协助胎肩及胎身娩出：复位及外旋转完成后，当胎儿前肩露出于耻骨弓下时，左手示指与中指分开，置于胎儿颈部并轻轻下压，协助前肩娩出；再用左手掌上托胎儿颈部，协助后肩娩出。双肩娩出后，松开保护会阴的右手，双手扶持胎身及下肢娩出。用聚血盆或有刻度的弯盘置于产妇会阴部下，准确测量出血量。

5．什么是新生儿阿普加（Apgar）评分法？有何意义？

通过观察新生儿皮肤颜色、喉反射、肌张力、呼吸和心率，判断有无新生儿窒息及其窒息的程度，评分 8～10 分为正常，4～7 分为轻度窒息，0～3 分为重度窒息。

6．第三产程如何观察胎盘剥离的征象？如何正确助娩胎盘，以及如何检查胎盘、胎膜？

（1）观察胎盘剥离的征象：① 子宫体变硬呈球形，宫底上升达脐上。② 阴道口外露的脐带自行下降延长。③ 阴道少量出血。④ 用手掌尺侧下压子宫下段，宫底上升而外露的脐带不再回缩。

（2）助娩胎盘：当确定胎盘已剥离后，接生者左手轻压宫底，右手轻轻牵拉脐带，使胎盘娩出。当胎盘娩出至阴道口时，双手捧住胎盘向一个方向旋转并缓慢向下向外牵拉，直至胎盘、胎膜完全娩出。胎盘娩出后，按摩子宫刺激收缩，以减少出血。

（3）检查胎盘、胎膜：① 将脐带提起，检查胎膜是否完整、脐带长度及其附着部位情况，仔细检查胎儿面边缘有无断裂的血管，有无副胎盘。② 用纱布将胎盘母体面的血块拭去，观察胎盘形状、颜色，有无钙化、梗死、陈旧性血块附着，胎盘小叶有无缺损及毛糙，如疑有胎盘或胎膜体内残留、有副胎盘时应重新消毒会阴，更换无菌巾和无菌手套，行宫腔探查，及时取出残留组织。③ 测量胎盘体积、厚度和重量。

技能实训八　脐部护理

✧ 临床情境

产妇小荟经阴道分娩一活男婴，体重 3310g，Apgar 评分正常，羊水清亮，新生儿外观未见异常，胎盘胎膜娩出完整，会阴无裂伤，产后子宫收缩好，阴道流血不多。

产后第二天，产妇小荟未诉不适。查体：T 37.3℃，P 85 次 / 分，P 20 次 / 分，BP 115/72mmHg；双乳无红肿硬结，乳汁分泌量中，色黄；子宫收缩正常，宫底降至脐下 2 指，会阴部无红肿，恶露暗红、量少、无异味。复查血常规：Hb 100.0g/L，RBC 3.38×10^{12}/L，WBC 10.0×10^{9}/L，HCT 33.7%，PLT 186.0×10^{9}/L。新生儿查体：皮肤红润、哭声洪亮，吸吮有力，大小便正常；T 36.5℃，HR 120 次 / 分，R 40 次 / 分，心肺听诊无异常，腹软，脐带残端干燥、无渗血。

实训任务：为新生儿进行脐部护理。

【护理评估】

1．健康史　昨日经阴道顺利分娩，羊水清亮，Apgar 评分正常，外观未见异常，四肢活动好，足月，出生体重 3310g。

2．身体状况　皮肤红润、哭声洪亮，吸吮有力，大小便正常；T 36.5℃、HR 120 次 / 分，R 40 次 / 分，心肺听诊无异常，腹软，脐带残端干燥，无渗血。

3．心理－社会状况　产妇喜悦，积极哺乳和学习护理新生儿的技巧，但是母乳不足，婴儿衔乳姿势不正确，新生儿脐带护理知识缺乏。丈夫陪伴，支持母乳喂养。

【主要护理诊断 / 问题】

1．知识缺乏：缺乏新生儿脐部护理知识。

2．**潜在并发症**：乳腺炎，新生儿脐炎。

【护理目标】

1．产妇掌握母乳喂养知识、技能及新生儿脐部护理技巧。

2．新生儿衔乳姿势正确，脐部无并发症。

【护理措施】

1．**休息与营养**　指导产妇与新生儿同步休息，保持充足的睡眠；多饮水，营养合理，摄入富含维生素、无机盐的食物及蔬菜水果；鼓励尽早下床活动，指导产后锻炼。

2．**子宫复旧的护理**　观察子宫收缩，观察恶露颜色、量、有无异味等。

3．**会阴护理**　每日用络合碘溶液擦洗会阴 2 次，保持局部清洁干燥，大小便后温水清洗。

4．**母乳喂养**　鼓励按需哺乳。指导正确的母乳喂养姿势及挤奶技巧，协助新生儿正确衔乳。

脐部护理操作流程及要点

评估

（1）核对母亲信息及新生儿信息。
（2）了解新生儿一般情况。
（3）评估新生儿精神状态、脐部有无渗血、渗液、红肿等。

准备

（1）新生儿准备：沐浴或清洁皮肤后，更换干净衣裤、尿片。
（2）环境准备：室温 26 ~ 28℃，隔帘遮挡。
（3）护士准备：着装规范，洗手、戴口罩、戴手套。
（4）用物准备：治疗盘内备消毒棉签、皮肤消毒液或 75% 乙醇、无菌纱布或消毒护脐包（图 3-4-6）。

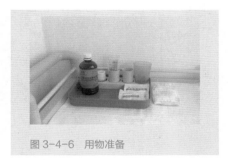
图 3-4-6　用物准备

核对

（1）核对母亲的信息。
（2）核对新生儿胸牌和手腕带。

暴露脐部

（1）充分暴露新生儿脐部（图 3-4-7）。
（2）观察脐带断端有无出血、渗液及分泌物（气味、色、量）。
（3）观察脐部皮肤有无红肿。

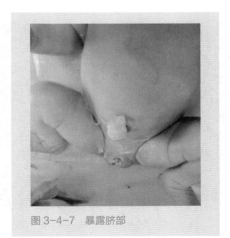
图 3-4-7　暴露脐部

（1）用络合碘或 75% 乙醇消毒脐带。从脐带根部螺旋式消毒脐窝、残端及周围皮肤。共消毒 2 次（图 3-4-8）。

（2）若脐带残端已结痂干燥，消毒周围皮肤即可，局部保持干燥。

（3）用无菌纱布或用护脐带包扎。

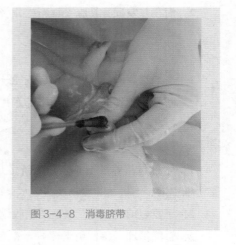

图 3-4-8　消毒脐带

穿衣整理
记录

（1）给新生儿穿好衣裤、尿布。

（2）再次核对新生儿腕带与胸牌（图 3-4-9）。

（3）告知产妇新生儿脐部情况。

（4）整理用物，洗手，做好记录。

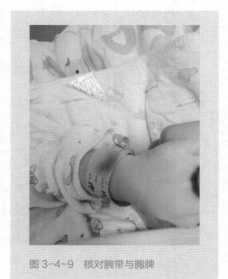

图 3-4-9　核对腕带与胸牌

5. **乳房护理**　保持乳房清洁，选择合适、舒适的棉质内衣。每次喂奶后挤 1～2 滴乳汁涂抹在乳头上，防止乳头皲裂。乳房胀痛时增加喂奶次数，及时疏通乳腺管，避免发生乳腺炎。

6. **新生儿护理**　密切观察生命体征、大小便、喂养情况；常规脐部护理（实施详见脐部护理操作流程及操作要点）。

【护理评价】

1. 产妇能掌握母乳喂养知识、技能及新生儿脐部护理技巧。

2. 新生儿脐部未发生感染，在操作过程中未发生意外。

3. 产妇未发生乳腺炎。

【注意事项】

1. 严格查对制度，杜绝抱错新生儿。

2. 动作轻柔，注意保暖，操作过程中注意避免发生意外。

3. 密切观察新生儿有无异常情况。

4. 在脐带残端未完全愈合前，注意防止粪尿污染脐部，以免感染。

5. 脐带未脱落前，勿强行拉扯，以免引起脐根出血。

6. 脐带一般于1周左右残端脱落，需继续每天脐部护理1次，保持局部干燥，直至完全愈合。

【实训拓展】

1. 新生儿娩出后，如何正确处理脐带?

新生儿娩出后，在距脐根部 15～20cm 处分别用 2 把血管钳夹紧，两钳相隔 2～3cm，在其中间剪断。常用脐带结扎方法有 3 种：双重棉线结扎法、气门芯结扎法和脐带夹。

（1）棉线结扎法：先在距脐根 0.5cm 处用无菌粗棉线结扎，在此结扎线外 0.5～1cm 处再次结扎，注意扎紧以防脐带出血。然后在上端结扎线外 0.5cm 处剪断脐带。用络合碘或 75% 乙醇消毒脐带残端、根部及周围皮肤后包扎。

（2）气门芯结扎法：在无菌钳尖端套上系好棉线的气门芯，距脐根部 0.5cm 处钳夹，在钳夹远端 0.5cm 处剪断脐带，套拉棉线将气门芯拉长，顺势向下拉扯，将气门芯紧套于脐轮处，取下止血钳。用络合碘消毒脐带残端、根部及周围皮肤后包扎。

（3）脐带夹结扎法：在距脐轮 0.2～0.5cm 处用一次性脐带夹夹住脐带，在脐带夹上端 0.2cm 处平行切断。用络合碘消毒脐带残端、根部及周围皮肤后包扎。24～48 小时待脐带残端干枯后取下脐带夹，一周左右脐带残端可自行脱落。

2. 什么是自由体位分娩法? 有什么优点?

自由体位分娩法即在正常分娩过程中采取非仰卧体位（俯卧位、蹲位、直立体位、坐位、侧卧位等）。不同类型的分娩体位可促进产程进展、纠正胎位不正、减轻分娩疼痛及保障母婴安全。

传统的仰卧位可能导致腹主动脉受压导致子宫供血减少胎儿缺氧，还可能抑制子宫收缩。直立体位或侧卧位更有利于子宫收缩，更好地使用腹压，对阴道分娩帮助更大，而且，可减少会阴部水肿及撕裂的发生。发生肩难产时，立即采取俯卧位，可使胎儿双肩顺利娩出。除胎膜早破伴胎头高浮者需要平卧、抬高臀部外，建议产妇自己选择舒适体位。

3. 什么是无创接生法? 有什么优点?

无创接生法，即无保护会阴接生技术。是指第二产程中助产士根据产妇实际情况，采取不保护会阴、不做会阴切开术，而让产妇利用子宫收缩充分扩张会阴体，不采取人工干预而阴道分娩的方法。其优点是：减轻产妇痛苦，减少会阴撕裂伤及降低会阴侧切率，使产妇盆底功能很快恢复，体现了人性化分娩的要求。

（戴小红）

妇产科护理综合实训病例

○ 病例摘要 ....

姚女士，50 岁。因痛经进行性加重 3 年余入院。末次月经日期为

15 天前。近 3 年无明显诱因出现经期腹痛，需口服止痛药物缓解，痛经进行性加重，现口服止痛药物不能缓解。既往史：2 年前外伤后出现"右下肢静脉血栓"，长期口服"华法林片"治疗，现停药 4 天；患有糖尿病 1 年，口服药物控制，近期未规律监测血糖，无输血史，无过敏史；否认高血压病、心脏病史。

体格检查：T 36.1℃，P 78 次 / 分，R 18 次 / 分，BP 100/65mmHg，体重 55kg，发育正常。病人意识清醒，贫血貌，全身皮肤、黏膜无黄染，口唇苍白；心肺听诊无异常；腹部平坦，无压痛、反跳痛，无包块，Murphy 征阴性，肝脾未触及，肠鸣音 5 次 / 分，音正常；双下肢无水肿，四肢肌力正常；深静脉血栓（DVT）Caprini 评分 5 分。月经生育史：月经 14 岁初潮，月经规律，5 天 /28～30 天，有痛经。

实验室检查：Hb 56g/L，随机血糖 24.3mmol/L，革兰阳性球菌阳性。

辅助检查：妇科检查：外阴发育正常，阴道通畅，分泌物多，脓性异味，宫颈肥大，Ⅱ度糜烂样，宫体如孕 2 个半月大小，活动，压痛，子宫后方触及触痛结节，双附件区压痛，左侧附件区触及直径约 6cm 囊性包块，与宫体关系密切。阴道超声检查：子宫长 7.8cm，宽 7.1cm，厚 8.0cm、形态饱满，前壁见约 3.6cm×2.7cm×3.6cm 的低回声团块，界清，内回声不均，后壁肌层厚约 5.1cm，前壁肌层厚约 1.2cm，回声增粗、不均匀，似见实性团块，界不清，宫腔线不清晰，内膜厚约 0.8cm。宫颈见多个囊性结节。双附件区未见明显异常；阴道分泌物高倍镜检查：革兰阳性球菌可见。

诊断：子宫腺肌病，子宫肌瘤，盆腔子宫内膜异位，阴道炎，慢性宫颈炎，下肢静脉血栓治疗后（右），贫血。

临床情境一

病人收入院后，医嘱给予纠正贫血、控制血糖、营养支持、解痉镇痛等治疗。护士遵医嘱开通静脉通路，监测血糖水平，嘱其卧床休息，严密观察病情。

【护理评估】

1. 健康史　病人 2 年前外伤后出现"右下肢静脉血栓"，长期口服"华法林片"治疗，现停药 4 天；患有糖尿病 1 年，口服药物控制，近期未规律监测血糖。

2. 身体状况　近 3 年无明显诱因出现经期腹痛，需口服止痛药物缓解，痛经进行性加重，现口服止痛药物不能缓解。T 36.1℃，P 78 次 / 分，R 18 次 / 分，BP 100/65mmHg，病人意识清醒，贫血貌，深静脉血栓（DVT）Caprini 评分 5 分。

3. 心理 - 社会状况　病人头晕乏力，痛苦面容，疼痛难忍，想尽快得到救治，明确病因，解除痛苦。

4. 实验室检查　Hb 56g/L，随机血糖 24.3mmol/L

5. 辅助检查　妇科检查见阴道分泌物多，脓性异味，左侧附件区触及直径约 6cm 囊性包块。阴道超声显示：子宫前壁有低回声团块，后壁肌层似见实性团块，内膜厚。宫颈有多个囊性结节。

【主要护理诊断 / 问题】

1. **急性疼痛**　与痛经有关。

2. **活动无耐力**　与贫血有关。

3. **高血糖**　与糖尿病有关。

4. **有感染的危险**　与阴道炎症有关

5. **知识缺乏**：缺乏相关疾病知识。

【护理目标】

1. 疼痛得到缓解。

2. 减轻头晕乏力症状。

3. 血糖得到有效控制。

4. 未发生感染。

5. 掌握相关疾病知识。

【护理措施】

1. **入院处置**　生命体征测量技能实训。

2. **建立两条静脉通路**　留置针静脉输液技能实训。

3. **输血**　给予输血技能实训。

4. **监测血糖**　血糖测量技能实训。

5. **镇痛**　肌内注射技能实训。

6. **降血糖治疗**　胰岛素笔注射技能实训。

7. **宫颈炎及阴道炎治疗**　宫颈 / 阴道上药技能实训。

【护理评价】

1. 体温正常，未发生感染。

2. 腹痛缓解。

3. 血红蛋白升至正常，贫血改善。

4. 酸碱平衡和电解质正常，未发生营养失调。

5. 血糖控制在正常水平。

临床情境二

病人在全麻下行"子宫全切 + 双侧输卵管切除术"，术毕于 11：00 返回病房，连续心电监护显示：BP 105/65mmHg，R 20 次 / 分，SPO_2 95%，HR 102 次 / 分。病人自述感心慌、头晕、腹部疼痛，护士查看，病人大汗，皮肤湿冷，腹部平坦，无胃肠型蠕动波，腹壁柔软，无反跳痛，腹部伤口敷料清洁干燥，盆腔引流管通畅，引出淡红色血性液约 30ml，阴道有少量流血，色暗红，量约 5ml。

【护理评估】

1. **健康史**　全麻下行"子宫全切 + 双侧输卵管切除术"

2. **身体状况**　病人大汗，皮肤湿冷，留置盆腔引流管，引出淡红色血性液约 30ml，阴道有少量流血，BP 105/65mmHg，R 20 次 / 分，SPO$_2$ 95%，HR 102 次 / 分。

3. **心理 - 社会状况**　痛苦面容，疼痛难忍，焦虑，对手术效果不确定。

4. **辅助检查**　腹部平坦，无胃肠型蠕动波，腹壁柔软，无反跳痛。

【主要护理诊断 / 问题】

1. **疼痛**　与手术有关。

2. **活动无耐力**　与贫血有关。

3. **有体液不足的危险**　与炎性渗出、禁食禁水有关。

4. **潜在并发症**：低血糖、出血、血栓、感染等。

5. **营养失调：低于机体需要量**　与禁食、消耗有关。

6. **焦虑**　与担心手术效果有关。

7. **知识缺乏**：缺乏相关疾病知识。

【护理目标】

1. 疼痛得到缓解。

2. 心慌头晕乏力等症状减轻。

3. 血糖得到有效控制。

4. 维持有效循环。

5. 感染得到有效控制。

6. 营养满足机体需要量。

【护理措施】

1. **手术后处置**　心电监护仪操作技能实训。

2. **留置引流管及导尿管护理**　导管护理技能实训。

3. **输液**　输液泵技能实训。

【护理评价】

1. 疼痛缓解，病人舒适。

2. 血糖控制在正常水平。

3. 酸碱平衡和电解质正常，未发生营养失调。

4. 体温正常，未发生感染。

（徐　丽）

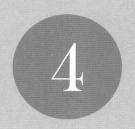

第四章
儿科护理综合实训

学习目标

识记　能陈述新生儿复苏、母乳喂养、婴儿沐浴法、婴儿抚触、小儿头皮静脉输液法、红臀护理、氧气雾化吸入法、小儿股静脉血标本采集、肌内注射法、温水擦浴等技能的操作要点及注意事项。

理解
1. 能理解早产儿、一般新生儿、腹泻、肺炎、高热疾病的临床情境及实训任务。
2. 能解释早产儿、一般新生儿、腹泻、肺炎、高热疾病的主要护理问题。

应用
1. 能完成新生儿复苏、母乳喂养、婴儿沐浴、婴儿抚触、小儿头皮静脉输液法、红臀护理、氧气雾化吸入法、小儿股静脉血标本采集、肌内注射法、温水擦浴等技能。
2. 能应用所学知识和护理程序对早产儿，一般新生儿，腹泻、肺炎、高热疾病患儿进行护理。

04章

第一节　早产儿护理技能实训

○ 病例摘要

　　患儿王某，女，30分钟，胎龄34⁺³周。因胎膜早破48小时、臀位、脐带绕颈两周急诊行剖宫产术娩出。患儿出生体重2200g，羊水清亮，肌张力低，呼吸微弱。出生后予以新生儿复苏，Apgar评分1分钟3分，5分钟8分，10分钟10分，出生后30分钟转入新生儿重症监护室（NICU）继续监护。

　　体格检查：T 36.0℃，P 132次/分，R 50次/分，早产儿貌，精神反应差，呼吸稍促，四肢末梢轻度发绀，皮肤薄嫩，有胎脂，指（趾）甲平指（趾）端，足底纹理少，乳晕呈点状，边缘不突起，前囟平软，四肢肌张力减低，新生儿反射引出不完全，大阴唇未遮盖小阴唇。

　　遵医嘱置暖箱以维持患儿正常体温，心电监护监测呼吸、心率及血氧饱和度。患儿入院时面色黄染，经皮胆红素测定6mg/dl，血清总胆红素95.1μmol/L，血清直接胆红素2μmol/L，间接胆红素93.1μmol/L，为了降低胆红素，预防并发症的发生，遵医嘱予以蓝光治疗。

技能实训一　新生儿复苏

◇ 临床情境

　　患儿因孕34⁺³周突然出现羊水早破，B超示胎儿臀位、脐带绕颈两周，急诊行剖宫产术娩出，出生体重2200g。娩出后无哭声，呼吸微弱，肌张力低，羊水清亮，在辐射保暖台上初步评估需立即实施新生儿复苏。

　　实训任务：保持气道通畅，建立呼吸，维持正常循环。

【护理评估】

　　该患儿为急诊剖宫产娩出，娩出后患儿皮肤青紫，呼吸微弱，羊水清亮，将其放于辐射保暖台上进行初步评估。初步评估应尽快完成，以判断患儿是否需要复苏，判定复苏实施的标准为：① 是否足月？② 肌张力好吗？③ 是否有呼吸或哭声？④ 羊水是否清亮？以上四项中有一项为否，则需立即进行新生儿复苏。

【主要护理诊断/问题】

　　1. 自主呼吸受损　与羊水、气道分泌物吸入及早产发育不完全有关。

　　2. 有体温失调的危险　与早产儿体温调节功能弱有关。

　　3. 焦虑（家长）　与患儿病情危重及预后不良有关。

【护理目标】

　　1. 保持气道通畅，建立呼吸，维持正常循环。

2. 维持患儿体温处于正常水平。

3. 家长焦虑程度减轻，对预后有一定的心理预期。

【护理措施】

1. 立即实施新生儿复苏（实施详见新生儿复苏操作流程及操作要点）。

2. 注意保暖　整个抢救治疗过程中注意患儿保暖，将患儿置于新生儿辐射暖台上，待抢救成功、病情稳定后使用暖箱提供适中温度（实施详见本章技能实训二中暖箱使用操作流程及操作要点），维持患儿体温稳定。

3. 家庭支持　向家长告知患儿目前情况和可能的预后，帮助家长树立信心，促进父母角色的转变。

新生儿复苏操作流程及操作要点

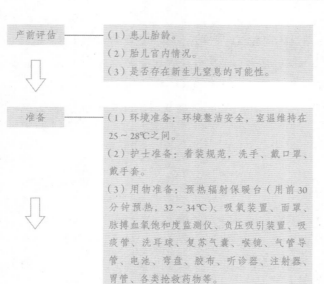

| 产前评估 | （1）患儿胎龄。
（2）胎儿宫内情况。
（3）是否存在新生儿窒息的可能性。 |

| 准备 | （1）环境准备：环境整洁安全，室温维持在25～28℃之间。
（2）护士准备：着装规范，洗手、戴口罩、戴手套。
（3）用物准备：预热辐射保暖台（用前30分钟预热，32～34℃）、吸氧装置、面罩、脉搏血氧饱和度监测仪、负压吸引装置、吸痰管、洗耳球、复苏气囊、喉镜、气管导管、电池、弯盘、胶布、听诊器、注射器、胃管、各类抢救药物等。 |

| 早产儿复苏前评估 | （1）是否足月？
（2）肌张力好吗？
（3）是否有呼吸或哭声？
（4）羊水是否清亮？
尽快完成以上四项内容评估，任一项答案为否，即刻进行新生儿心肺复苏术。
如羊水被胎粪污染，需立即评估新生儿活力（呼吸、肌张力、心率），呼吸微弱、肌张力低、心率<100次/分需气管插管吸引胎粪。 |

| A
通畅气道 | 早产儿娩出后立即放置于辐射保暖台上，摆正体位，将患儿肩部以布卷垫高2～2.5cm，使其颈部轻微伸仰后，清理气道，立刻吸净口、咽、鼻黏液，吸引时间<10秒，先吸口腔，再吸鼻腔黏液，压力80～100mmHg。擦干全身，刺激呼吸（图4-1-1）。 |

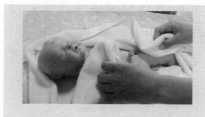

图4-1-1　擦干身体

B 建立呼吸	拍打足底、按摩患儿背部刺激 2 次，如呼吸暂停或喘息样呼吸，心率 <100 次 / 分需给予复苏气囊加压给氧。面罩密闭覆盖患儿下巴尖端、口鼻，但不遮盖眼睛（图 4-1-2）。通气频率 40 ~ 60 次 / 分，吸呼比 1 : 2，压力以可见胸动和听诊呼吸音正常为宜，同时进行经皮血氧饱和度监测。5 ~ 10 次呼吸后再评估患儿情况，心率 80 次 / 分，行矫正正压通气。	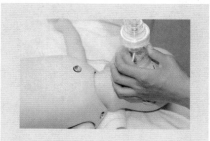 图 4-1-2　面罩通气

C 恢复循环	有效正压通气 30 秒后，患儿心率 60 次 / 分，予以气管插管同时进行胸外心脏按压。 （1）双拇指法：操作者双拇指并列或重叠于患儿胸骨体下 1/3 处，其他手指围绕胸廓托起背部（图 4-1-3）。 （2）中、示指法：操作者一手的中、示指按压胸骨体下 1/3 处，另一只手或硬垫支撑患儿背部（图 4-1-4）。按压频率为 120 次 / 分（每按压 3 次，正压通气 1 次，双人配合），按压深度为胸廓前后径的 1/3，放松时手指不离开胸壁。	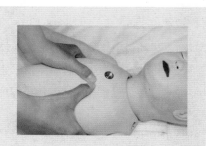 图 4-1-3　胸外心脏按压——双拇指法 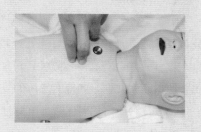 图 4-1-4　胸外心脏按压——中、示指法

D 药物治疗	快速建立静脉通道（脐静脉插管），胸外心脏按压 45 ~ 60 秒后心率仍 <60 次 / 分，遵医嘱静脉给予 1 : 10 000 肾上腺素 0.1 ~ 0.3ml/kg，未建立静脉通道时可气管内给药 0.5 ~ 1ml/kg。必要时每 3 ~ 5 分钟可重复给药一次。

复苏流程 循环	给药同时不间断胸外心脏按压和正压给氧（氧浓度 100%），45 ~ 60 秒后检测患儿心率，评估复苏效果。若心率 <60 次 / 分，评估新生儿是否有血容量不足表现（如皮肤苍白、母亲有前置胎盘、胎盘早剥等），如有可给予扩容剂 10ml/kg 缓慢静脉注射 5 ~ 10 分钟，同时继续胸外心脏按压和气管插管正压通气。

复苏护理评价	患儿于第 3 分钟恢复自主呼吸，心率 80 次 / 分，停止胸外按压，继续气管插管正压通气，逐步减少正压通气次数，观察患儿自主呼吸，自主呼吸好、心率 >100 次 / 分，拔除气管插管，继续监测血氧饱和度（92%），必要时常压给氧，复苏成功。

复苏后监护	遵医嘱转入新生儿重症监护室（NICU）继续监护，密切观察患儿生命体征。

【护理评价】

1. 患儿自主呼吸恢复，心率 >120 次 / 分。

2. 抢救过程中患儿体温维持于正常水平，抢救成功后转入新生儿重症监护室继续观察。

3. 家长了解患儿病情，焦虑程度减轻，能适应父母角色转变，对预后有一定的预期。

【注意事项】

1. 准备阶段

（1）早产儿窒息的发生难以预料，分娩前做好会诊，分娩时需至少一名熟练掌握新生儿心肺复苏技术的人员在场，做好患儿抢救的准备工作。如生产前发现有高危因素存在，如羊水胎粪污染，预计分娩会有高度危险性，可能需要做难度更大的新生儿复苏，则至少应该有两人在产房内主要照料新生儿，一名应有熟练的复苏技能，另一人或更多人协助。

（2）分娩前将辐射保暖台电源打开并预热至 32～34℃，预热患儿的毛巾和包被。

2. 新生儿复苏方案　包含：① 快速评估（或有无活力评估）和初步复苏。② 正压通气和脉搏血氧饱和度监测。③ 气管插管正压通气和胸外按压。④ 药物和（或）扩容。同时注重患儿保暖。在复苏准备阶段时准备一些预热、吸水性好的毛巾或者毯子，患儿娩出后立刻放置在一条毛巾上，摆正体位，清理气道刺激呼吸后擦干大部分羊水，然后拿开潮湿的毛巾，用干净、预热毛巾擦干并刺激全身，擦干前后都需保证患儿头部处于"鼻吸气"体位。也可用一端开放的食品塑料口袋包裹或者保鲜膜包裹患儿躯干部，置于辐射保暖台抢救，尽量减少身体热量丧失，但应注意避免体温过高（温度高于 37.5℃），以免给早产儿带来不必要的伤害。

3. 适度触觉刺激　通过摆正体位、分泌物吸引和擦干都可以刺激新生儿呼吸。若新生儿呼吸不足，可拍打或弹足底两次、轻柔摩擦新生儿背部，刺激不应过度以免造成伤害。

4. 摆正体位时注意采取"鼻吸气"位置，注意不可使患儿颈部伸展过度或者不足，以免阻碍气体进入。

5. 该患儿为胎龄不足 35 周的早产儿，进行复苏时应在低氧浓度（21%～30%）下开始，有条件的医院可以采用空 - 氧混合器控制吸入氧浓度，逐渐调整氧浓度直至导管前血氧饱和度达到或接近正常。

6. 面罩正压通气时，如无胸廓起伏，需采取以下措施：调整面罩位置，轻轻向下压紧面罩；重新摆正体位；检查是否有分泌物，吸净口鼻处分泌物；增大通气压力；检查或更换复苏面罩；若全部无效则需实施气管插管，必要时行胸外心脏按压。

7. 数心率法　听诊器测听心跳，数 6 秒钟心跳次数，再乘以 10，即为该患儿 1 分钟心率。

8. 胸外心脏按压指征　在给氧和足够通气 30 秒后心率仍低于 60 次 / 分。30 秒胸外按压和人工呼吸后测心率：若心率 >60 次 / 分，则停止按压，以 40 次 / 分呼吸频率继续人工呼吸；若心率 >100 次 / 分，早产儿开始自主呼吸，则慢慢撤除人工呼吸；若心率 <60 次 / 分，则遵医嘱使用肾上腺素。

9. 窒息复苏抢救时肾上腺素给药首选脐静脉，若脐静脉插管尚未完成，可气管内滴入肾上腺素，注意两种给药方式所需的药物剂量不同。

10. 持续 2 分钟以上正压通气时应插胃管并开放末端，预防胃胀气。

【实训拓展】

1. 为新生儿实施正压人工通气的指征有哪些？

（1）羊水胎粪污染且新生儿有呼吸抑制。

（2）气囊面罩通气效果不佳。

（3）需要胸外按压。

（4）需要注入肾上腺素。

（5）特殊情况，如新生儿先天性膈疝。

2. 怎样进行新生儿气管插管？

为新生儿实施气管插管时，应先稳住患儿头部呈"鼻吸气"体位，整个过程中常压给氧。喉镜沿着舌面右侧滑入，将舌推至口腔的左侧，推进镜片直至尖端超过舌根。将整个镜片轻轻平行抬起，寻找倒"V"形的声带和声门。将气管导管从口腔右侧插入直到声带线达到声门水平，退出喉镜时用右手示指将导管固定在患儿上唇，如有金属芯应从管内退出。

3. 气管插管正确插入气管中央的指征有哪些？

（1）每次呼吸胸廓都有明显起伏，无胃部扩张。

（2）肺部听诊有呼吸音且对称，胃部无或有较小的声音。

（3）呼气时气管导管内壁有雾气。

4. 新生儿心肺复苏时参考经阴道分娩的健康足月婴儿生后导管前血氧饱和度标准是什么？

（1）1 分钟 60%～65%。

（2）2 分钟 65%～70%。

（3）3 分钟 70%～75%。

（4）4 分钟 75%～80%。

（5）5 分钟 80%～85%。

（6）6 分钟 85%～95%。

技能实训二　暖箱的使用

◇ 临床情境

　　患儿入住 NICU 后行体格检查：T 36.0℃，精神反应差，弹足底四下有皱眉动作，早产儿貌，呼吸稍促，四肢末梢轻度发绀，皮肤薄嫩，有胎脂。为维持患儿体温恒定、生命体征平稳，遵医嘱入暖箱。责任护士按照暖箱操作流程将该早产儿放入暖箱，并按照护理常规对其进行照护。患儿家长焦躁不安，对患儿病情不了解，担心患儿预后不良，一直不停踱步。

实训任务：提供温湿度适宜的环境，维持患儿体温恒定，以提高早产儿救治成功率。

【护理评估】

1. 现病史 患儿系第一胎第一产（G_1P_1），胎龄 34^{+3} 周，出生体重 2200g，因母出现胎膜早破，胎儿臀位，急诊行剖宫产术娩出。初评：早产，羊水清，量少，呼吸微弱，肌张力低，予保暖及清理呼吸道，气管插管加复苏气囊正压通气后 Apgar 评分：1 分钟 3 分，3 分钟 6 分，5 分钟 8 分，10 分钟 10 分。生后出现呼吸困难，反应欠佳，以"重度窒息，早产儿"收入新生儿重症监护室。母孕期定期产检，未见明显异常。母血型 O 型，Rh 阳性。

2. 查体 T 36.0℃，R 46 次 / 分，P 130 次 / 分，身长 42cm，头围 29cm，精神反应差，皮肤薄嫩，有胎脂，指（趾）甲平前端，足底纹理少，四肢末梢轻度发绀，前囟平软，张力不高，乳晕呈点状，边缘不突起，呼吸不规律，双肺呼吸音粗糙，未闻及干湿啰音，心律齐，未闻及病理性杂音，腹软，肝脾肋下未及，四肢肌张力减低，新生儿反射引出不完全，大阴唇未遮盖小阴唇。

3. 家庭评估 家长对患儿病情不了解，担心患儿预后不良。

【主要护理诊断 / 问题】

1. 有体温失调的危险 与体温调节功能差有关。

2. 自主呼吸障碍 与肺发育不良有关。

3. 营养失调：低于机体需要量 与吸吮、吞咽、消化功能差有关。

4. 有感染的危险 与免疫功能不足及皮肤黏膜屏障功能差有关。

5. 焦虑（家长） 与不了解患儿病情有关。

【护理目标】

1. 患儿体温维持正常范围。
2. 维持患儿有效呼吸。
3. 患儿营养摄入满足机体需要量。
4. 患儿无感染性疾病发生。
5. 患儿家长焦虑程度减轻，树立战胜疾病的信心。

【护理措施】

1. 维持体温稳定 暖箱提供适中温湿度（实施详见暖箱使用操作流程及操作要点），保持室温 24 ~ 26℃，相对湿度 55% ~ 65%，维持患儿体温稳定。

2. 维持有效呼吸 保持呼吸道通畅，在暖箱内患儿仰卧时可在肩下放置小软枕，避免颈部弯曲、呼吸道梗阻。密切监测患儿血氧饱和度变化，若出现呼吸暂停者，可给予弹足底、摩擦背部刺激，必要时给予氧气吸入或呼吸机辅助呼吸。

3. 合理喂养 提倡母乳喂养，尽早开奶，对患儿母亲进行母乳喂养及母乳保存方法相关知识宣教，无法母乳喂养或母乳量不足者给予早产儿配方奶，预防患儿低血糖。喂养量根据患儿耐受、出生体重、日龄决定，以不发生胃潴留、腹胀及呕吐为原则。该患儿出生体重 2200g，开始喂乳量为 5 ~ 10ml/（kg•d），哺乳间隔时间约为 2 ~ 3 小时，缓慢增加，每天 10 ~ 20ml/kg。若患儿吸吮力差、吞咽不协调，可遵医嘱间歇管饲喂养或持续管饲喂养，能量不足可给予静脉高营养补充。每天记录出入量、准确测量体重，以便分析、调整喂养方案，满足患儿能量需求。

4．预防感染　加强患儿口腔、皮肤及脐部的护理，发现异常应及时处理。严格执行消毒隔离制度，定期消毒暖箱，严格执行手卫生，严格控制 NICU 入室人数，预防交叉感染。

5．病情监测　密切监护患儿生命体征、精神反应、皮肤颜色、喂养等情况，如有异常及时报告医生。

6．健康宣教　对家长详细介绍患儿的病情，并解释暖箱使用目的、适应证以及相关护理措施等。

【护理评价】

1. 患儿体温维持在 36.5～37.5℃，暖箱工作正常。
2. 患儿呼吸平稳，双肺听诊未闻及干湿啰音，无呼吸暂停及青紫。
3. 患儿母乳或配方奶喂养，吃奶量可。
4. 患儿全身皮肤完整无破损，无感染性疾病发生。
5. 患儿家长了解疾病的相关知识，并配合医护工作。

【注意事项】

1. 注意暖箱所在房间温度调控，减少辐射散热，避免放置在阳光直射、有对流风或者取暖设备附近，以免影响箱内温度。
2. 暖箱出风口勿用物品遮挡，以免影响箱温调节。
3. 接触患儿前需严格洗手，避免交叉感染。
4. 若使用肤温探头时，应固定稳妥，注意观察探头是否位置正确，是否有脱落，以免影响箱温监测。
5. 医疗、护理操作需集中进行，以免因频繁开关箱门，导致箱温波动过大；若需将患儿抱出箱外，应注意保暖。
6. 暖箱报警需及时查找原因，妥善处理；每 30 分钟～1 小时调节箱温不超过 0.5℃，以免体温波动过大对患儿造成不良影响。
7. 停用暖箱时，先关闭暖箱电源再拔插头。
8. 做好温湿度记录，每班交接。

【实训拓展】

1．暖箱温度调节的方式有哪些?

（1）人工调节：通过预调箱内的空气温度，使箱温达到预定值，然后根据患儿体温具体情况判断预定值是否合适。

（2）肤温控制：① 预调患儿皮肤温度来调节箱温，置皮肤传感器于患儿上腹部（避开肝脏区域），并预调希望该患儿局部皮肤达到的温度，温箱加热装置根据传感器所测得皮肤温度与预定值的相差情况加热。其缺点是调节箱温波动较大，患儿如果发热则箱温降低，造成不发热的假象，不利于病情监测。② 将传感器置于暖箱中央接近患儿部位的空间，设定调节温度，此方式箱温波动较小，缺点是不利于维持患儿体温稳定。

2．患儿入箱后体温检测时间点?

初入暖箱后每小时监测体温、箱温 1 次，直至患儿肛温达 36.5～37.5℃后，每 4 小时监测体温、箱温 1 次。

评估 ——— （1）核对信息。
（2）评估患儿胎龄、日龄、出生体重、生命体征、病情。

准备 ——— （1）患儿准备：患儿清洁舒适，除尿裤外全身裸露。
（2）环境准备：环境整洁安全，室温维持24～26℃之间。
（3）护士准备：着装规范，洗手。
（4）用物准备：暖箱、蒸馏水、肤温探头、温湿度计、床单，必要时备电源插座。

检查预热 ——— （1）检查暖箱运转正常，铺床单，关暖箱门及暖箱操作窗，锁定暖箱滑轮。
（2）将蒸馏水加入暖箱水槽刻度线内和湿化器水槽。
（3）接通电源，选择温度控制模式（箱温控制／肤温控制）（图4-1-5）。
（4）根据患儿的出生胎龄、出生体重和日龄设定暖箱内温度和湿度，预热暖箱到适中温度，将患儿抱入箱中，根据病情选择合适体位（图4-1-6）。

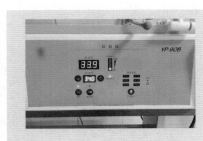

图4-1-5　调节箱温

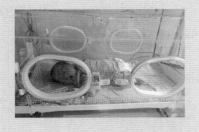

图4-1-6　患儿入箱

观察记录 ——— 加强巡视，密切观察患儿情况及箱温，按时测量记录患儿体温（图4-1-7）。

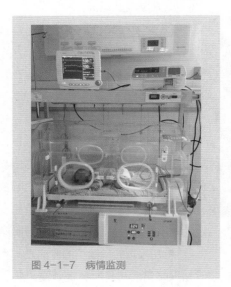

图4-1-7　病情监测

| 清洁维护 | 每日清洁暖箱，及时检查、添加蒸馏水或灭菌注射用水；每周更换暖箱一次并彻底清洁消毒。 |

↓

| 出箱
终末处置 | （1）出箱：患儿病情稳定，体温正常，符合出箱标准，遵医嘱出箱。
（2）终末处置：暖箱终末清洁消毒处理。 |

3．患儿出箱标准有哪些?

患儿只要符合以下条件之一即可出箱：

（1）患儿体重达到 2000g 以上，室温 22 ～ 24℃时可维持正常体温，一般情况良好，吸吮有力。

（2）患儿在暖箱中生活 1 个月以上，体重不到 2000g，一般情况良好者，遵医嘱灵活掌握。

技能实训三　光照疗法

✧ 临床情境

　　　　护士进行操作时发现患儿面色黄染，立即报告医生。实验室检查结果：血型 A 型 Rh 阳性，经皮胆红素测定 6mg/dl，血清总胆红素 95.1μmol/L，血清直接胆红素 2μmol/L，间接胆红素 93.1μmol/L，血清白蛋白 37.7g/L。该患儿系早产儿，黄疸可能持续较长时间，病情可能进行性加重，导致胆红素脑病，胆红素脑病一旦发生，不可逆转，可遗留神经系统后遗症，甚至死亡。为了降低血清胆红素浓度，预防并发症的发生，遵医嘱予以蓝光治疗。患儿家长坐立不安，对患儿发生黄疸的原因及蓝光治疗使用目的不了解，担心患儿预后不良。

　　　　实训任务：治疗新生儿高胆红素血症，降低血清胆红素浓度。

【护理评估】

　　1．**现病史**　患儿入院第一天，经暖箱保暖体温正常，吃奶尚可，无恶心、呕吐，无呻吟及口吐白沫，无进行性呼吸困难及青紫，哭声较前响亮，活动增加，大小便外观无异常。患儿父母身体健康，非近亲结婚，母亲血型 O 型 Rh 阳性（排除 ABO 血型不合），本次妊娠状况良好。

　　2．**身体状况**　T 36.8℃，R 47 次 / 分，P 136 次 / 分，患儿反应较前好转，面色黄染，前囟平软，颈软，听诊两肺呼吸音略粗，未闻及明显干湿啰音，心律齐，未闻及病理性杂音，腹软，未及异常包块，四肢肌张力尚可，吸吮反射减弱、拥抱反射存在。

　　3．**家庭评估**　患儿家长对新生儿高胆红素血症相关知识不了解，担心患儿预后不良。

　　4．**实验室检查**　母亲血型 O 型 Rh 阳性，患儿血型 A 型 Rh 阳性，经皮胆红素测定 6mg/dl，血清总胆红素 95.1μmol/L，血清直接胆红素 2μmol/L，间接胆红素 93.1μmol/L，血清白蛋白 37.7g/L，溶血全套阴性，直抗（+），抗体放散试验（++）。

【主要护理诊断／问题】

　　1．**潜在并发症**：胆红素脑病。

　　2．**知识缺乏**：家长缺乏黄疸护理的有关认识。

【护理目标】

1. 及时发现并处理患儿的高胆红素血症。

2. 患儿家长了解新生儿黄疸相关知识，焦虑减轻。

【护理措施】

1. **密切观察病情**　观察患儿皮肤黄染情况，遵医嘱每日监测患儿胆红素的变化，根据黄疸出现的部位、时间、范围及胆红素值等判断病情发展速度。密切监测患儿生命体征，若患儿出现拒食、嗜睡、肌张力减退等胆红素脑病的早期表现，需立刻通知医生，做好抢救准备。观察患儿大小便次数、量及性质，如有异常立刻报告医生。

2. **保证营养摄入**　按需调整喂养方式，可少量多次喂养，保证奶量摄入，准确记录出入量。

3. **预防胆红素脑病的发生**　遵医嘱进行光照疗法（实施详见光照疗法操作流程及操作要点），降低血清胆红素浓度。遵医嘱给予白蛋白和酶诱导剂，合理安排补液计划，根据不同补液内容调节液速。

4. **预防感染**　严格执行消毒隔离制度，按要求洗手，避免交叉感染。

5. **健康教育**　向家长详细告知患儿病情，分析黄疸发生的原因，并介绍黄疸护理相关知识，以取得患儿家长的配合。

<h2 style="text-align:center">光照疗法操作流程及操作要点</h2>

评估
（1）核对患儿信息。 （2）评估患儿胎龄、日龄、病情。 （3）评估病人黄疸程度，局部皮肤完整性。

↓

准备
（1）患儿准备：患儿皮肤清洁，修剪指甲，戴遮光眼罩，全裸，更换尿布，以最小面积遮盖会阴部，戴小手套防止抓破皮肤，双侧踝关节处用透明薄膜保护性粘贴，保护好输液部位。 （2）环境准备：环境整洁安全，室温维持24～26℃。 （3）护士准备：着装规范，洗手。 （4）用物准备：光疗箱、遮光眼罩、尿布、温湿度计、蒸馏水或灭菌注射用水。

↓

检查预热
（1）检查电源、光疗箱。 （2）在光疗箱水槽中加入足够的蒸馏水或灭菌注射用水。 （3）接通电源，检查蓝光灯管是否全亮（图4-1-8）。 （4）根据患儿的胎龄及体重设定光疗箱温湿度，预热光疗箱到合适温度。

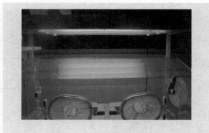

图4-1-8　蓝光灯管检查

↓

（1）核对患儿信息，向家属解释光疗箱作用。

（2）将患儿放入光疗箱中央，取合适体位，关好箱门（图4-1-9）。

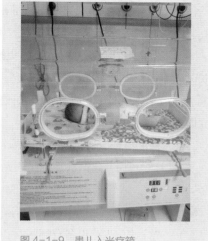

图4-1-9 患儿入光疗箱

 观察记录

（1）加强巡视、防窒息，定时翻身，单面光疗（图4-1-10），每2～4小时翻身一次。

（2）密切观察病情变化，记录箱温、患儿生命体征、精神反应、皮肤颜色及完整性、吸吮情况、大小便、四肢肌张力变化以及黄疸程度。

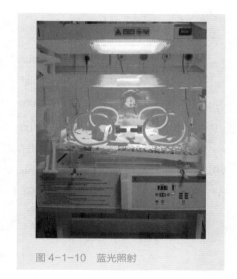

图4-1-10 蓝光照射

出箱
终末处置

（1）遵医嘱出箱，注意患儿保暖，记录体温、呼吸及黄疸情况，出箱时间及灯管使用时间。

（2）终末处置：光疗箱终末清洁消毒处理。

【护理评价】

1. 患儿体温稳定，皮肤无明显黄涂，光照2小时后经皮胆红素测定3mg/dl，无烦躁、高热、皮疹，吃奶可，哭声可，口唇无发绀，大小便无异常，光疗箱工作正常。

2. 家长对患儿疾病情况有一定的了解，并能在出院后予以正确的护理。

【注意事项】

1. 患儿入箱前须进行皮肤清洁，条件许可应沐浴，严禁在皮肤上涂抹粉剂和油类。

2. 患儿入箱后随时注意观察眼罩、会阴部遮盖物有无脱落，全身皮肤有无破损。

3. 密切监测光疗箱内温度和湿度，每2～4小时测体温1次，据此调节箱温，维持患儿体温稳定并及时处理异常状况，如体温高于37.5℃或低于36℃应报告医生，及时处理。

4. 光疗过程中详细记录出入量，注意补充水分。如患儿出现烦躁、嗜睡、高热、皮疹、呕吐、腹泻、脱水等症状需及时报告医生，妥善处理。

5. 单面光疗时需每 2 ～ 4 小时更换体位 1 次，双面光疗时应注意患儿枕部及骨隆突处，以免长时间压迫使皮肤受损。

6. 光疗时部分患儿可能出现一过性皮疹或红斑，光疗结束后可消退，若患儿出现青铜症应立即停止光疗。

7. 保持光疗箱清洁，每日擦拭，及时清除患儿呕吐物、汗水等污物，避免影响光照强度。

8. 灯管与患儿之间的距离需遵照仪器说明调节，使用时间达到设备规定时限需及时更换。

【实训拓展】

1．光疗法与光疗设备有哪些?

光疗法有：① 单面光疗法；② 双面光疗法；③ 冷光源光疗床；④ 毯式光纤治疗仪；⑤ 密集型光疗。

2．光疗灯管使用时限是多少?

（1）普通蓝光灯管使用时限为 1000 小时。

（2）日光灯使用时限为 2000 小时。

（3）LED 光疗灯使用时限为 5000 ～ 50000 小时。

3．引起该患儿黄疸的原因为何?

该患儿母亲血型为 O 型 Rh 阳性，而患儿血型为 A 型 Rh 阳性，出生后半小时，经皮胆红素测定 6mg/dl，血清总胆红素 95.1μmol/L，血清直接胆红素 2μmol/L，间接胆红素 93.1μmol/L，溶血全套阳性：直抗（+），抗体放散试验（++），故该患儿黄疸原因是新生儿 ABO 血型不合引起。

（王丹文）

第二节　一般新生儿护理技能实训

○ **病例摘要**

蒋某，男，第 1 胎第 1 产（G_1P_1），孕 39^{+5} 周经阴道娩出，出生体重 3050g，羊水清，Apgar 评分 1 分钟 9 分、5 分钟 10 分。哭声响亮，吸吮、觅食、拥抱、握持反射灵敏。

体格检查：T 36.8℃，R 46 次 / 分，P 132 次 / 分，身长 50cm，头围 32cm，皮肤红润，前囟平软，乳头突出，乳晕清楚，乳房可扪及结节，腹软，指（趾）甲超过指（趾）端，外生殖器发育无异常。

娩出后入母婴同室病房，嘱母乳喂养，护理巡视过程中发现新生儿家长不会换尿布，对母乳喂养的相关知识掌握不全。生后第 2 天，胎粪已排，脐带干燥无渗血，脐周无红肿，臀部皮肤无破损，遵医嘱给予婴儿沐浴及抚触。出生后第 3 天，一般情况好，母乳喂养，大小便正常，生命体征平稳，皮肤黏膜稍黄染，前囟平软，心肺听诊无异常，腹软，脐带干燥未脱落，四肢活动好，医嘱予以今日随母出院。

技能实训四　更换尿布法

◇ 临床情境　　· ·

足月新生儿，男，10小时。娩出后入母婴同室病房，嘱按需母乳喂养。家长对新生儿护理相关知识不了解，责任护士为其介绍新生儿喂养、保暖、预防接种、皮肤护理的基本知识，家长表示不会换尿布。为了预防新生儿红臀的发生，护士对新生儿父母进行更换尿布法操作演示。

实训任务：保持臀部皮肤清洁、干燥、舒适，防止尿液、粪便等因素对皮肤长时间的刺激，预防红臀发生。

【护理评估】

新生儿父母角色适应良好，对新生儿更换尿布知识不了解，不能正确为新生儿更换尿布。

【主要护理诊断/问题】

1. **有皮肤完整性受损的危险**　与排泄物刺激臀部皮肤有关。
2. **知识缺乏**：家长缺乏新生儿更换尿布相关知识。

【护理目标】

1. 新生儿臀部皮肤完整，无潮湿、无受损。
2. 家长能掌握新生儿更换尿布的方法和知识要点。

【护理措施】

1. **健康宣教**　尿布应根据需要选择透气性好、吸水性强的一次性尿布或棉质尿布，勤更换；须大小适宜，包裹时松紧适度；每次大便后用温水清洗会阴及臀部皮肤并擦干，以保持皮肤清洁干燥，防止红臀发生。
2. **操作演示**　演示更换尿布法（实施详见更换尿布法操作流程及操作要点），使新生儿照顾者掌握相关方法、流程以及注意事项。

【护理评价】

1. 新生儿臀部皮肤完整、无破损。
2. 家长掌握更换尿布的方法和注意事项，能够正确叙述知识要点。

【注意事项】

1. 换尿布尽量在喂奶前进行，以防溢乳；用物携带齐全，避免操作中离开新生儿。
2. 换尿布时动作轻柔熟练，全程注意保暖，操作中减少暴露；禁止将新生儿单独留在操作台上，防止新生儿坠落。

评估 —— 评估新生儿情况，观察臀部皮肤。

准备 ——
（1）新生儿准备：新生儿穿戴舒适。
（2）环境准备：环境整洁安全，室温维持在26～28℃之间，关闭门窗。
（3）护士准备：衣帽整洁、剪指甲（短而钝）、洗手。
（4）用物准备：尿布、护臀霜、平整的操作台，根据需要备小毛巾、温水或湿纸巾。

暴露臀部 ——
（1）核对新生儿信息，解开包被，拉高上衣，避免被排泄物污染。
（2）解开尿布，一只手抓住新生儿双腿，另一只手用尿布的前半部分较洁净处从前向后擦拭婴儿的会阴部和臀部，并将此部分遮盖尿布的污湿部分后垫于新生儿臀下（图4-2-1）。

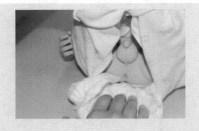
图4-2-1 暴露臀部

臀部皮肤清洁护理 ——
（1）用湿纸巾或蘸温水的小毛巾从前向后擦净臀部皮肤，注意擦净皮肤的皱褶部分（图4-2-2）。
（2）将预防或治疗红臀的软膏、药物涂抹于臀部。

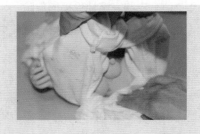
图4-2-2 臀部皮肤清洁

更换尿布 ——
（1）提起新生儿双腿，抽出脏尿布。
（2）将清洁的尿布垫于腰下，放下新生儿双腿，尿片前部的上端向下折，暴露脐带残端，系好尿布，大小松紧适宜。（图4-2-3）
（3）拉平衣服，包好包被。

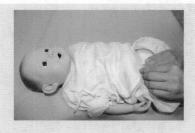
图4-2-3 更换新尿片

观察记录 ——
（1）观察排泄物性状，根据需要称量尿布。
（2）指导家属观察新生儿臀部皮肤情况。
（3）清理用物，洗手，记录。

3. 臀部清洁顺序从前向后、由外向内，动作轻柔，会阴部和肛周皮肤皱褶处需清洁干净。

4. 尿布更换时注意先将脏尿布半折垫于新生儿臀部下方，待清洗干净后再撤离，以防清洁臀部时大、小便污染床单。

5. 新生儿脐带未脱落时尿布不要遮盖脐部，注意保持脐部干燥清洁。

6. 尿布应大小适宜，包裹时松紧适度。

【实训拓展】

1. 臀部皮肤清洁的方式有哪些?

（1）湿纸巾清洁：选用合格厂家生产的婴儿专用湿纸巾进行臀部皮肤清洁，注意已污染纸巾不要重复擦拭。

（2）温水清洗：水温调配以"先凉后热"为原则，先注入少量冷水，再倒入适量热水，可用水温计或者手腕内侧进行测试，水温38℃左右，小毛巾蘸温水进行清洗，洗净后用小毛巾轻轻擦干，盆和毛巾专用，以免交叉感染。

2. 女婴会阴部皮肤清洁顺序以及注意点是什么?

总体清洁顺序从上向下、由外向内，女婴需注意清洁大、小阴唇之间皮肤皱褶处。

3. 若婴儿臀部皮肤发红，该如何进行护理?

（1）每次便后用温水清洗臀部并擦干。

（2）选取吸水性强、透气好的尿布，勤更换。

（3）局部发红时，可采取以下方法处理：① 局部氧疗；② 药物治疗：皮肤保护膜、皮肤护肤粉、润肤油，维生素类、抗真菌药物和抗生素药膏等需遵医嘱。

技能实训五　母乳喂养

◇ 临床情境

足月新生儿，男，10小时。护理查房过程中发现母乳喂养姿势不正确，拍背方法有误。责任护士经详细询问得知新生儿父母对母乳喂养的相关知识掌握不全，母亲担心自己泌乳量不足，不能满足新生儿营养需求。为更好地促进母乳喂养，保障新生儿喂奶安全，责任护士对新生儿父母进行母乳喂养相关知识的健康宣教。

实训任务：保障新生儿喂奶安全，满足生长发育的营养需要。

【护理评估】

1. 新生儿胎便已排，尿量尚可，脐带干燥无渗血，脐周无红肿，臀部皮肤无破损，四肢肌张力好，无异常哭闹不适。

2. 新生儿母亲身体健康，无人类免疫缺陷病毒感染、活动性肺结核、糖尿病及严重心脏病等，可进行新生儿母乳喂养。

3. 新生儿父母不了解母乳喂养相关知识。

【主要护理诊断／问题】

1. 有窒息的危险　与母乳喂养中可能发生呛奶、呕吐有关。

2. 知识缺乏：家长缺乏新生儿母乳喂养相关知识。

【护理目标】

1. 新生儿无窒息发生。

2. 家长掌握母乳喂养相关知识，能够正确进行新生儿母乳喂养。

【护理措施】

1. 讲解母乳喂养优点

（1）母乳营养丰富，成分比例适宜，母乳中特别是初乳，含有新生儿所需要的丰富营养，是任何乳制品不可替代的优质乳，其量和质随婴儿的生长和需要而改变，是婴儿必需和理想的食品。

（2）母乳中含有多种抗体，能增强婴儿抵抗疾病的能力。

（3）母乳喂养可增进母子间感情的交流，有利于婴儿心理及身体健康。

（4）母乳喂养经济实惠、方便快捷、安全卫生。

（5）母乳喂养能促进产妇子宫复原，减少产后出血，有利于产后康复，并能减少乳腺癌、卵巢癌的发生。哺乳可以推迟排卵，有利于避孕。

2. 促进乳汁分泌的方法

（1）哺乳前对乳房进行湿热敷 2~3 分钟，从乳房外侧缘向乳晕方向轻拍或按摩乳房，促进乳房感觉神经的传导和泌乳。

（2）保持乳母心情愉快，减少肾上腺素分泌对乳腺血流的影响，促进泌乳。

（3）摄入营养丰富、搭配合理，富含蛋白质、维生素、矿物质及充足能量的食物，保证泌乳量。

（4）家庭成员支持母乳喂养，给予相应的配合。

（5）必要时可进行催乳措施，促进泌乳。

3. 指导正确母乳喂养方法（实施详见母乳喂养操作流程及操作要点）。

【护理评价】

1. 婴儿吸吮良好，无窒息发生。

2. 家长了解母乳喂养相关知识，能够叙述母乳喂养动作要领，母亲能够正确进行母乳喂养。

【注意事项】

1. 母乳喂养的婴儿除非有医学指征，除母乳外禁止给新生儿吃任何食物或饮料。

2. 喂奶时应将乳头和乳晕一起送入婴儿口中，若婴儿只含住乳头而未将乳晕含在口中，乳汁将很难吸出并会造成母亲乳头疼痛，甚至乳头皲裂。

3. 哺乳时母亲取舒适体位，侧卧、仰卧均可，也可以坐位喂奶。产后最初几天可取半卧位，以后宜采取坐位，脚下可踩小凳。每次哺乳时间 15~20 分钟左右，不宜过长。

4. 哺乳时母亲可将一只手的拇指和其余四指分别放在乳房的上下方，托起乳房喂奶；婴儿的身体与母亲的身体紧密相贴，胸贴胸，腹贴腹，下颌贴乳房。

5. 哺乳时应注意防止乳房阻塞婴儿鼻部，以免引起新生儿窒息；奶流过急时，母亲可采用示、中指轻夹乳晕两旁的"剪刀式"喂哺姿势。

评估 —— 评估母、婴健康状况，婴儿吸吮能力，母亲乳头状态。

准备 —— （1）母亲准备：衣着宽松，适合哺乳。
（2）婴儿准备：穿戴舒适、有饥饿感。
（3）环境准备：环境整洁安全，必要时屏风或隔帘遮挡。
（4）用物准备：温开水及盆、干毛巾、婴儿专用小毛巾或口部湿巾。

清洁乳房 —— 温开水清洁两侧乳头、乳晕后，用清洁干净毛巾擦干。注意保温及母亲隐私保护，必要时拉隔帘。

哺乳 —— （1）母亲取舒适姿势，抱婴儿于斜坐位，让婴儿的头、颈、肩枕于母亲哺乳侧的肘弯，用另一手的示指、中指轻夹乳晕两旁。
（2）哺乳前用乳头轻触婴儿口唇（图4-2-4），诱发觅食反射。当婴儿嘴张大时，将其靠向母亲，使其能含住大部分乳晕及乳头吸吮，并能用鼻呼吸（图4-2-5）。
（3）一侧乳房吃空后，转向另一侧乳房，方法动作同上。
（4）哺乳结束时，用示指向下轻压婴儿下颌退出乳头。

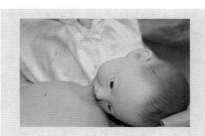

图4-2-4　诱发觅食反射

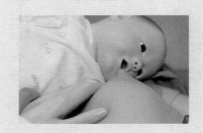

图4-2-5　哺乳姿势

拍背清洁 —— （1）喂完奶后，将婴儿抱直，头部靠在母亲肩上，轻拍其背部，排出可能吸入的空气，防止吐奶（图4-2-6）。
（2）将婴儿轻放于床上，取右侧卧位，拿专用小毛巾或口部湿纸巾清洁面部。

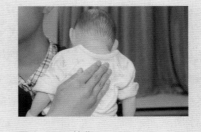

图4-2-6　拍背

观察 —— 注意观察婴儿有无吐奶，发现后及时处理，以防窒息。

6. 两侧乳房应交替哺乳，若一侧乳房奶量已能满足婴儿需要，则将另一侧的乳汁用吸奶器吸出。

7. 保持乳房卫生，防止乳房挤压、损伤。产后应经常用温开水清洗乳头，忌使用肥皂等，以免造成乳头干燥皲裂。

【实训拓展】

1. 对于乳头内陷或较短者，哺乳时注意事项有哪些？

（1）孕期时可用两手拇指从不同角度按捺乳头两侧并向周围牵拉，每日 1 次至数次。

（2）产后乳头内陷影响母乳喂养者，可将哺乳用硅胶乳头直接贴在乳房上，扣住乳头，再让婴儿通过吮吸硅胶乳头吸出乳房中的乳汁，或使用吸奶器将母乳吸出后喂养婴儿。

2. 哺乳期母亲衣着的注意事项是什么？

乳母内衣不宜过紧，以免影响乳房局部血液循环，使泌乳减少；上衣布料轻软透气为主，尽量不穿化纤、粗糙衣物，避免对乳头的不良刺激。

3. 若乳母为乙型肝炎病毒携带者，是否严禁母乳喂养？

乙型肝炎的母婴传播主要是在临产或分娩时通过胎盘或血液传递的，因此，乙肝病毒携带者并非哺乳禁忌，但此类婴儿需在出生后 24 小时内给予特异性高效价乙肝免疫球蛋白，继之接种乙肝疫苗。

技能实训六　婴儿沐浴法

◇ 临床情境

足月儿蒋某，2 天。遵医嘱给予婴儿沐浴，责任护士在进行沐浴前评估婴儿身体情况和皮肤状况，家长表示尚未能完全掌握婴儿沐浴，害怕沐浴过程给婴儿造成损伤，为此，责任护士向家长演示婴儿沐浴的操作流程，并详细讲解相关注意事项。

实训任务：保持婴儿皮肤清洁舒适。

【护理评估】

1. 健康史　出生后第 2 天，母乳喂养，大小便正常，脐带干燥无渗血，脐周无红肿，全身皮肤无破损，四肢肌张力好，否认家族传染病史。

2. 身体状况　T 36.7℃，R 47 次/分，P 130 次/分，体重 2950g，皮肤红润，前囟平软，呼吸规律，双肺呼吸音清，未闻及干湿啰音。心律齐，未闻及病理性杂音。腹软，未及异常包块，脐带干燥无渗血，脐周无红肿，四肢肌张力正常，原始反射均引出。

3. 家庭评估　婴儿家长初步适应父母角色，不了解婴儿沐浴相关知识，不能独立给婴儿进行沐浴操作。

【主要护理诊断/问题】

1. 有感染的危险　与免疫功能不足及皮肤屏障功能差有关。

2. 知识缺乏：家长缺乏婴儿沐浴相关知识。

【护理目标】

1. 婴儿无感染性疾病发生。

2. 家长学会为婴儿沐浴。

【护理措施】

1. 预防感染 严格执行消毒隔离制度，每次接触婴儿前后洗手，避免交叉感染。注意保持婴儿皮肤清洁，加强臀部护理。

2. 健康宣教 对家长进行婴儿沐浴宣教，对婴儿沐浴法进行演示（实施详见婴儿沐浴操作流程及操作要点），使其掌握相关方法、流程及注意事项。

【护理评价】

1. 婴儿脐部干燥，全身皮肤无破损，无感染性疾病发生。

2. 家长掌握婴儿沐浴的方法和注意事项，能够叙述知识要点。

【注意事项】

1. 使用公共浴盆时，需先套好隔离袋再放水；注意水温适宜，放洗澡水时需遵循"先凉水后热水"的原则，以免烫伤。

2. 动作轻快，注意保暖，尽量减少暴露，避免受凉。

3. 沐浴时，面部禁用沐浴露，眼、耳内不得有水或沐浴洗发泡沫进入；沐浴过程中注意观察婴儿面色、呼吸，如有异常立即停止操作并报告医生。

4. 不可将婴儿单独留在操作平台上，沐浴过程防止婴儿坠入水中，注意安全，避免损伤。

婴儿沐浴操作流程及操作要点

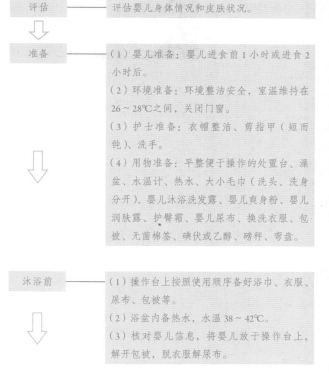

评估 —— 评估婴儿身体情况和皮肤状况。

准备 ——
（1）婴儿准备：婴儿进食前1小时或进食2小时后。
（2）环境准备：环境整洁安全，室温维持在26～28℃之间，关闭门窗。
（3）护士准备：衣帽整洁、剪指甲（短而钝）、洗手。
（4）用物准备：平整便于操作的处置台、澡盆、水温计、热水、大小毛巾（洗头、洗身分开）、婴儿沐浴洗发露、婴儿爽身粉、婴儿润肤露、护臀霜、婴儿尿布、换洗衣服、包被、无菌棉签、碘伏或乙醇、磅秤、弯盘。

沐浴前 ——
（1）操作台上按照使用顺序备好浴巾、衣服、尿布、包被等。
（2）浴盆内备热水，水温38～42℃。
（3）核对婴儿信息，将婴儿放于操作台上，解开包被，脱衣服解尿布。

洗脸洗头

（1）以左前臂托住婴儿背部，左手掌托住头颈部，拇指与中指分别将婴儿双耳廓折向前按住，防止水流入造成内耳感染，左臂及腋下夹住婴儿臀部及下肢，将头移至盆边（图4-2-7）。

（2）用小毛巾由内眦向外眦方向擦洗婴儿双眼（图4-2-8）。

（3）擦洗婴儿面部，包括耳后皮肤皱褶处。

（4）使用婴儿沐浴洗发露清洗头部，用清水洗净。

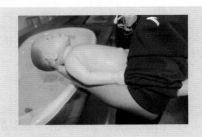

图4-2-7　婴儿洗头抱持姿势

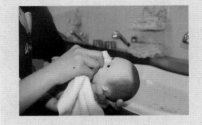

图4-2-8　擦洗眼睛

入盆洗澡

（1）左手握住婴儿左肩及腋窝处，使头颈部枕于操作者左前臂；右手握住婴儿左腿靠近腹股沟处，轻放婴儿于水中（图4-2-9）。

（2）左手支撑婴儿，右手在婴儿颈下、胸、腹、腋下、上肢、手、会阴、下肢涂抹婴儿洗发沐浴露，并冲洗干净。

（3）以右手从婴儿前方握住婴儿左肩及腋窝处，使其头颈部俯于操作者右前臂，左手抹沐浴露清洗后颈、背部、臀部及下肢，边洗边冲净沐浴露（图4-2-10）。

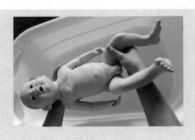

图4-2-9　抱入澡盆

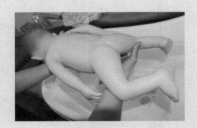

图4-2-10　婴儿背部沐浴

出盆
皮肤护理

（1）将婴儿从水中抱出，迅速用大毛巾包裹全身并将水分吸干，用毛巾包裹测体重并记录。

（2）用碘伏或乙醇环形消毒脐带残端和脐周。

（3）必要时在颈下、腋下、腹股沟处撒爽身粉，注意遮盖会阴部。

（4）臀部擦护臀霜。

回床整理

（1）包好尿布、穿衣，核对婴儿信息，放回婴儿床。

（2）清理用物、洗手。

1. **为婴儿沐浴时，测量（试）水温的方式有哪些?**

（1）水温计测量：使用水温计测量水温，水温在38~42℃即可。

（2）手腕内侧进行测试，微温即可。

2. **沐浴时如何去除婴儿头部皮脂结痂?**

沐浴时婴儿头部皮脂结痂不可用力去除，可涂油剂浸润，如液状石蜡、植物油等，待痂皮软化后再清洗。

3. **沐浴后如何为该新生儿做好脐部保护?**

沐浴完毕后用碘伏或乙醇环形消毒脐带残端和脐周，必要时可使用脐带贴；放尿布时将尿片前部的上端向下折，保持脐带残端处于暴露状态。

技能实训七　婴儿抚触

◇ **临床情境**

⋯⋯⋯⋯⋯⋯⋯⋯⋯⋯⋯⋯⋯⋯⋯⋯⋯⋯⋯⋯⋯⋯⋯⋯⋯⋯

　　蒋某，出生后第2天，一般情况好。家长述其未学会婴儿抚触，担心出院后不能对新生儿进行正确的抚触操作。护士为宝宝沐浴后对婴儿进行抚触，并对家长进行健康宣教，使家长掌握抚触方法，利于在出院后能够持续进行，以提高其免疫力，促进神经系统发育。

　　实训任务：促进婴儿与父母的情感交流，促进神经系统发育，提高免疫力，加快食物的消化吸收，减少哭闹，增进睡眠。

【护理评估】

1. **健康史**　出生后第2天，一般情况好。父母身体健康，否认家族传染病史。

2. **身体状况**　T 36.7℃，R 46次/分，P 133次/分，体重2950g，皮肤黏膜稍黄染，前囟平软，呼吸规律，双肺呼吸音清，未闻及干湿啰音，心律齐，未闻及病理性杂音，腹软，未及异常包块，脐带干燥无渗血，脐周无红肿，四肢肌张力正常，原始反射均引出。

3. **家庭评估**　家长初步适应父母角色，不了解婴儿抚触相关知识。

【主要护理诊断/问题】

知识缺乏：家长缺乏婴儿抚触相关知识。

【护理目标】

家长掌握婴儿抚触的方法和知识要点。

【护理措施】

健康宣教　对家属进行婴儿皮肤护理、婴儿抚触等方面的介绍，对婴儿抚触法进行演示（实施详见婴儿抚触操作流程及操作要点），使照顾者掌握相关方法、流程以及注意事项。

【护理评价】

家长学会婴儿抚触的方法并了解注意事项，能够叙述知识要点。

婴儿抚触操作流程及操作要点

| 评估 | —— 评估婴儿身体情况和皮肤状况 |

⬇

准备 —— （1）婴儿准备：婴儿进食前1小时或进食2小时后。
（2）环境准备：环境整洁安全，室温维持在26～28℃，关闭门窗。
（3）护士准备：衣帽整洁、剪指甲（短而钝）、洗手。
（4）用物准备：平整的操作台、温度计、婴儿润肤油、婴儿尿布及衣服、包被。

⬇

抚触前 —— （1）核对婴儿信息，将婴儿放于操作台上，解开包被，脱衣服解尿布，评估婴儿全身皮肤完整性，脐部情况，健康状况和行为反应。
（2）将润肤油倒入手中，揉搓双手温暖后进行抚触。

⬇

头部抚触 —— （1）两拇指指腹从眉间滑向两侧至发际。
（2）两拇指从下颌部中央向两侧向上滑动成微笑状（图4-2-11）。
（3）一手轻托婴儿头部，另一手指腹从婴儿一侧前额发际抚向枕后，避开囟门，中指停在耳后乳突部轻压一下。换手，同法抚触另一侧。

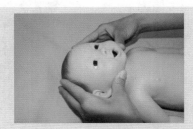

图 4-2-11　面部抚触

⬇

胸部抚触 —— 两手掌分别从胸部的外下方，靠近两侧肋下缘处，向外侧外上方滑动至婴儿肩部，交替进行（图4-2-12）。

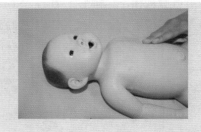

图 4-2-12　胸部抚触

⬇

腹部抚触 —— 双手指分别按顺时针方向按摩婴儿腹部，避开脐部和膀胱（图4-2-13）。

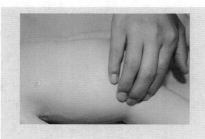

图 4-2-13　腹部抚触

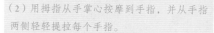四肢抚触 ——— （1）双手呈半圆形交替握住婴儿的上臂向腕部滑行，在滑行过程中，从近端向远端分段挤捏上肢。
（2）用拇指从手掌心按摩到手指，并从手指两侧轻轻提拉每个手指。
（3）同法依次抚触婴儿的对侧上肢和双下肢（图4-2-14）。

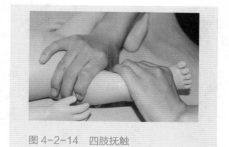

图4-2-14 四肢抚触

背部抚触 ——— 使婴儿呈俯卧位，以脊柱为中线，两手掌分别于脊柱两侧由中央向两侧滑行，从背部上端开始逐渐下移到臀部，最后由头顶沿脊柱抚触至臀部。

整理 ——— （1）包好尿布，穿衣。
（2）清理用物，洗手。

【注意事项】

1. 抚触时全程注意保暖，房间温度应适宜，保持环境安静，可以播放音乐，注意与婴儿保持语言和目光的交流。

2. 抚触动作轻柔、用力适当，每个抚触动作重复6~8遍，避免过轻或过重，按摩背部时注意使婴儿头偏向一侧，防止窒息。

3. 抚触过程中注意观察婴儿的反应，如果出现哭闹、肌张力提高、兴奋性增加、肤色改变等，应暂停抚触，反应持续1分钟以上应停止抚触。

【实训拓展】

1. 婴儿抚触操作的最佳时间是什么？

抚触应在两餐之间进行，不宜太饱或太饿，最好在婴儿沐浴后，婴儿清醒时进行。

2. 腹部I-Love-U抚触方法的具体步骤是什么？

以顺时针的方向，用右手在婴儿的左腹从上往下写一个"I"，再依操作者方向由左至右画一个倒写的"L"，最后从左至右画一个倒写的"U"，注意避开脐部和膀胱。

3. 新生儿皮肤黏膜稍黄染，出院时需告知家长哪些注意事项？

（1）观察婴儿大小便次数、量及性质，若有便秘出现需进行处理，促进婴儿粪便及胆红素排出。

（2）观察婴儿体温、呼吸、脉搏、皮肤黄染、哭声、吸吮力等情况。若黄疸迅速加重，出现拒食、嗜睡等表现，需立刻来医院就诊。

（靳永萍　王丹文）

第三节　腹泻患儿护理技能实训

○ 病例摘要

　　患儿，男性，10个月，因反复腹泻半月余，发热2天入院。患儿于半月前前无明显诱因出现腹泻，大便呈黄色稀水样，7～8次/日，量较多，无异常气味；伴呕吐，呈非喷射性，每日数次，吐出物为胃内容物，量中等；无腹胀、腹痛、脓血便、拍头烦闹、嗜睡等症状；家长自行给予口服偏方后稍缓解2～3次/天，呕吐停止。一周前再次腹泻，8～10次/天，大便性状同前。家长于当地医院就诊，曾给予"蒙脱石散、胰酶散"口服治疗，静脉补液，腹泻好转，4～5次/天。2天前患儿出现发热，最高体温39.2℃；无鼻塞、流涕、寒战、抽搐、咳嗽、咳痰、喘息等症状。且腹泻加重，大便性质和量同前，每日10余次，伴有呕吐，2～3次/天，非喷射性。遂至医院就诊。发病后患儿食欲减退，精神较差，尿量减少，体重减轻。患儿系足月顺产，母乳喂养，6个月后改混合喂养，7个月添加辅食。既往体健。

　　体格检查：患儿T 38.8℃，P 120次/分，R 40次/分，体重8.0kg，意识清醒，精神萎靡，面部表情淡漠，面色苍白，皮肤干燥、弹性较差，前囟凹陷，毛发、视力、听力未发现异常，口唇干燥，口唇黏膜完整，心肺听诊无明显异常；腹部平软，无压痛、反跳痛，未触及包块，肠鸣音活跃；四肢活动自如，肌张力正常，无畸形，指端发凉；查肛周皮肤破溃。

　　实验室检查：WBC $8.2 \times 10^9/L$，N 69.9%，L 20.2%；肌酸激酶51U/L，肌酸激酶同工酶40U/L；血钠129mmol/L；大便A群轮状病毒抗体检测阳性。

　　诊断：1. 腹泻并中度脱水；2. 心肌炎？

技能实训八　婴儿体重、身长、头围、胸围、腹围测量法

◇ 临床情境

　　患儿由家属抱入病房，责任护士协助患儿卧床，并通知主治医师查看患儿。查患儿T 38.8℃，P 120次/分，R 40次/分。患儿意识清醒，精神萎靡，表情淡漠，面色苍白，口唇、皮肤干燥；出现恶心，无呕吐；协助患儿大便一次，大便呈黄色稀水样，量约300ml，无异常气味，未见脓血便；无吃奶欲望。患儿父母表现出紧张情绪和不知所措。责任护士随即对患儿进行护理评估。

　　实训任务：准确体格测量。

【护理评估】

　　1. 健康史　本次患儿腹泻半月，发热2天入院，呈黄色稀水样便，每日10余次，量较多，

食欲减退，入睡与病前无异，睡眠过程易惊醒。混合喂养，患儿既往体健。

2．身体状况 患儿意识清醒，精神萎靡，T 38.8℃，P 120 次 / 分，R 40 次 / 分；患儿口唇干燥、皮肤干燥、弹性较差、肛周皮肤破溃。

3．心理 – 社会状况 患儿父母均为初中文化程度。家长对小儿腹泻病的认知不足，表现出紧张情绪和不知所措，喂养和护理婴儿的知识欠缺，希望医护人员能给予指导。

4．实验室检查 查血白细胞总数、中性粒细胞、淋巴细胞和嗜酸性粒细胞等均在正常范围内，血钠、血钾也在正常范围内。大便 A 群轮状病毒抗体检测阳性。

婴儿体重称量操作流程及操作要点

评估 ——
(1) 核对患儿信息。
(2) 评估患儿的月龄（年龄）、意识、病情、配合程度。
(3) 粗估患儿体重范围（10 kg 以内）。

准备 ——
(1) 患儿准备：助患儿取舒适体位。
(2) 环境准备：室温 18 ~ 22℃，相对湿度 55% ~ 60%、安全、安静、光线适宜，关闭门窗。
(3) 护士准备：规范着装，洗手。
(4) 用物准备（图 4-3-1）：婴儿磅秤、清洁布、尿布、记录本、污物筐。

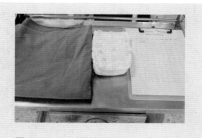

图 4-3-1 测量体重用物

称量体重 ——
(1) 将清洁布铺于磅秤上，检查秤的性能，磅秤刻度校零（图 4-3-2）。
(2) 适当脱去患儿衣物和尿布。
(3) 将婴儿轻放于秤盘上。
(4) 左手悬于患儿上方，保护患儿。
(5) 当磅秤指针稳定时，准确读数（以 g 为单位，精确到 50g）（图 4-3-3）。
(6) 穿好衣服、更换尿布。

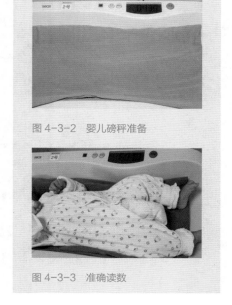

图 4-3-2 婴儿磅秤准备

图 4-3-3 准确读数

整理记录 ——
(1) 整理用物和床单位。
(2) 记录婴儿体重。

婴儿身长测量操作流程及操作要点

评估 ——（1）核对患儿信息。
（2）评估患儿月龄（年龄）、意识、病情、配合程度。
（3）目测患儿身高（长）范围。

准备 ——（1）患儿准备：取合适体位。
（2）环境准备：室温 18～22℃，相对湿度 55%～60%、安全、光线适宜，关闭门窗。
（3）护士准备：规范着装，洗手。
（4）物品准备：卧式身长测量床（图4-3-4）、清洁布、记录本、污物筐（图4-3-5）。

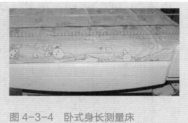

图4-3-4 卧式身长测量床

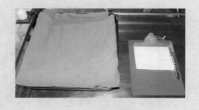

图4-3-5 身长测量用物

测量身长 ——（1）将测量床平放于治疗台。
（2）将清洁布铺于测量床上。
（3）脱去患儿鞋、帽。
（4）使患儿平卧于测量床的中线（图4-3-6）。
（5）固定患儿头部，使头顶轻贴床顶板，双手自然放置于身体两侧，双脚并拢，测量者左手按住患儿双膝使腿伸直，右手推动滑板贴至双足底部。
（6）准确读数（精确到cm，保留1位小数点）。
（7）穿好鞋帽，整理衣物。

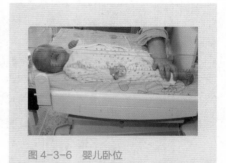

图4-3-6 婴儿卧位

整理记录 ——（1）整理用物。
（2）记录身高至小数点后1位。

婴儿头围、胸围、腹围测量操作流程及操作要点

评估 ——（1）核对患儿信息。
（2）评估患儿月龄（年龄）、意识、病情、配合程度。
（3）评估患儿生长发育情况，营养状况，是否有智力发育迟缓、囟门早闭、迟闭，有无头痛、呕吐、颅内压增高等表现。
（4）评估患儿有无鸡胸、漏斗胸、呼吸困难、腹胀、腹部膨隆等情况。

准备 —— （1）患儿准备：患儿取合适体位。
（2）环境准备：室温 18～22℃，相对湿度
55%～60%，安全、光线适宜，关闭门窗。
（3）护士准备：规范着装，洗手。
（4）物品准备：卷尺、记录单（图4-3-7）。

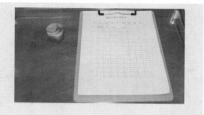
图4-3-7　头围等测量用物

测量头、—— 头围测量法（图4-3-8）
胸、腹围 （1）测量者坐或立于患儿右侧或前方。
（2）用左手拇指将软尺零点固定于患儿右侧
齐眉弓上缘处，软尺从头部右侧经枕骨粗隆
最突出处再经左眉弓回到零点。
（3）准确读数至 0.1cm。
（4）协助患儿取舒适体位。

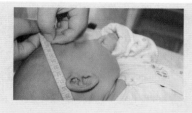
图4-3-8　测量头围

胸围测量法（图4-3-9）
（1）协助患儿脱去衣服，平卧，两臂下垂。
（2）以卷尺经患儿背侧两肩胛骨下角下缘绕
至胸前两乳头连线的中点测量。
（3）于呼气末读数。
（4）协助患儿穿衣。

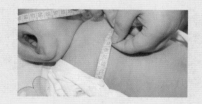
图4-3-9　测量胸围

腹围测量法（图4-3-10）
（1）解开患儿上衣露出腹部，松开腰带。
（2）用软尺从患儿腰背部平脐绕一周测量；
婴儿则测量剑突与脐中点绕腹一周的长度；
待呼气末读数。
（3）协助患儿穿衣，整理床单位。

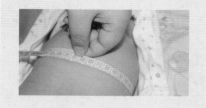
图4-3-10　测量腹围

整理记录 —— （1）整理用物。
（2）记录（以 cm 为单位，记录至小数点后
1位）。

【注意事项】

1. 为婴儿实施体重称量过程中，需注意以下几点：① 每次过磅前应将磅秤调至零点，待平衡后方可使用。② 出生 1 个月后的婴儿称量单位为千克。③ 若需每日称量体重，应在每日同一时间、同一体重秤进行，一般在早晨空腹时称量。④ 称量体重所得数值与前次数值差异较大时，要重新称量核对。⑤ 不合作的患儿称量时，家长可将患儿抱起一同称量，称量后所得数值减去家长的体重和患儿的衣服重量。⑥ 称量时注意保暖和安全。

2. 为婴儿测量身长（高）过程中，需注意以下几点：① 测量者应站立于婴幼儿的一侧，读数时视线与滑测板处于同一水平。② 采用卧式身长测量床测量时，固定婴儿头部使之轻贴床顶板，注意无缝隙。③ 不宜选用塑料尺测量。

3. 为婴儿测量头围、胸围、腹围过程中，需注意以下几点：① 注意保暖，保护隐私；在安静状态下测量。② 测量时软尺贴紧皮肤，左右对称。③ 有腹水的患儿需每日测量腹围；脑积水、

急性脑水肿患儿需遵医嘱每日测量头围。④ 指导患儿家长学会测量、读数和记录。

【实训拓展】

1．评价某一儿童的生长发育状况时，应如何监测其体重？

评价某一儿童的生长发育状况时，应连续定期、定时、定磅秤称量其体重；应在每日同一时间进行，一般在早晨空腹时称量。发现体重增长过多或不足，须查找原因；称量体重所得数值与前次数值差异较大时，要重新称量核对。准确读数，及时记录每次称量的数值。

2．该患儿测量胸围和腹围时，应在呼吸过程的哪个时段读取数值？

婴儿以腹式呼吸为主，为了避免对测得数值的影响，护士为该患儿测量胸围和腹围时，读取数值的最佳时段应选择呼气末。

3．如何判断该患儿的脱水程度和性质？

脱水程度的判断在临床实践中常根据病史和患儿前囟、眼窝、皮肤和循环情况及尿量等临床表现综合评估。不同性质的脱水其临床表现也不尽相同。责任护士评估该患儿有腹泻，7～10 次/日，并伴有呕吐等病史；且该患儿精神稍显萎靡，面部无表情，面色苍白，皮肤稍干燥、弹性较差，前囟门凹陷，口唇干燥，口唇和口腔黏膜完整，指端发凉，尿量减少，周围循环衰竭不明显。因此，依据等渗性脱水的临床表现及分度，结合对该患儿的评估情况，判断该患儿为等渗性中度脱水。

技能实训九　小儿头皮静脉输液法

✧ **临床情境**　···

患儿意识清醒，精神稍显萎靡，T 38.8℃，处中度状态；大便呈黄色稀水样，量较多；伴有呕吐，呈非喷射性，吐出物为胃内容物，量中等；尿量减少。

实训任务：保持体液平衡。

【护理评估】

1．健康史　患儿意识清醒，精神萎靡；大便呈黄色稀水样，量较多；伴有呕吐，呈非喷射性，吐出物为胃内容物，口唇干燥，皮肤稍干燥、弹性较差。

2．身体状况　患儿 T 38.8℃，血钾 2.6mmol/L，血钠 120mmol/L，尿量减少。

3．心理－社会状况　患儿父母情绪紧张和不知所措，希望医护人员能给予指导。

【主要护理诊断／问题】

1．腹泻　与感染 A 群轮状病毒、喂养不当等因素导致胃肠功能紊乱有关。

2．体液不足　与腹泻、呕吐导致体液丢失过多和摄入量不足有关。

3．营养失调：低于机体需要量　与腹泻、呕吐导致营养丢失过多和摄入量不足有关。

4．体温升高　与肠道感染有关。

【护理目标】

1．患儿腹泻、呕吐次数逐渐减少至停止，大便性状正常。

2. 患儿尿量增加，脱水得以纠正。

3. 患儿体重恢复正常。

【护理措施】

1. 去除病因 嘱患儿卧床休息，减少活动，去除病因，家长陪护。

2. 补充液体，维持体液平衡。

（1）口服补液（呕吐未改善前不建议口服补液）：于 8～12 小时内按 80～100ml/kg 补足累积损失量；每 1～2 分钟喂 5ml。

（2）静脉补液（实施详见小儿头皮静脉输液操作流程及操作要点）：根据患儿脱水的程度和性质，结合患儿年龄、营养状况、自身调节功能，计算补液总量、种类和输液速度。输液应遵循"先快后慢"的原则；及时观察输液是否通畅及补液效果。若腹泻、呕吐缓解，可酌情调整输液速度，减少补液量或改为口服补液。

3. 调整饮食 继续母乳喂养，但要减少哺乳次数，缩短每次哺乳时间，暂停添加辅食；随着病情的稳定和好转，逐渐过渡到正常饮食。腹泻停止后，继续给予高热量、营养丰富的饮食。

4. 控制感染 按医嘱选用针对 A 群轮状病毒的药物以控制感染。严格执行消毒隔离，与非感染性腹泻患儿分室居住，护理患儿前后认真洗手，腹泻患儿用过的尿布、便盆应分类消毒，防止交叉感染。

5. 维护皮肤的完整性 选用吸水性强、柔软布质或纸质尿布，勤更换；每次便后用温水清洗臀部，并吸干局部皮肤水分，保持皮肤清洁干燥；皮肤发红处涂以 5% 鞣酸软膏或 40% 氧化锌油，按摩片刻，以促进局部血液循环。

6. 严密观察病情。

（1）监测患儿神志、体温、脉搏、呼吸，必要时测量血压等。由于患儿体温稍高，要多饮水，及时擦干汗液，并更换汗湿的衣服。

（2）观察患儿排便情况：观察并记录大便次数、颜色、气味、性状和量，需要时及时送检，应注意采集黏液部分。观察并记录小便次数、量和性状等。

（3）观察有无全身中毒症状，以及体液平衡状况，发现问题及时报告医生，调整治疗护理措施。

7. 健康指导 指导家长正确洗手，并做好污染尿布及衣物的处理；指导监测出入水量和脱水表现的观察；说明调整饮食的重要性；指导家长配制和使用 ORS 溶液，并强调应少量多次饮用。做好腹泻预防。

【护理评价】

患儿静脉输液后脱水情况明显改善，大便次数、量和性状正常；呕吐停止；尿量增加，体温恢复正常。

【注意事项】

1. 为患儿实施头皮静脉输液过程中，需注意以下几点：① 严格执行查对制度和无菌技术操作原则，合理分配加入的药物，并注意配伍禁忌。② 正确区分小儿头皮静脉与动脉。③ 针头刺入皮肤，如未见回血，可用注射器轻轻抽吸，以确定回血；因血管细小或充盈不全而无回血者，可试着推入极少量液体，如畅通无阻，皮肤无隆起和变化等现象，且滴注顺利，证实穿刺成功。

评估 —— （1）核对患儿信息。
（2）评估患儿年（月）龄、病情、配合程度等。
（3）评估药物性质，有无过敏史。
（4）评估患儿局部皮肤情况及是否需要备皮。
（5）评估患儿头皮静脉情况。

准备 —— （1）患儿准备：助患儿取舒适体位，助患儿排大小便或更换尿布。
（2）环境准备：环境温暖、清洁、安全、舒适、光线充足。
（3）护士准备：规范着装，洗手，戴口罩。
（4）物品准备：清洁治疗盘内放置输液器、小儿头皮针、输液贴、皮肤消毒液、注射器、砂轮、药物、棉签、纱布、治疗巾；治疗盘外放置弯盘、输液卡、瓶签、速干手消毒剂，根据需要备备皮用具（图4-3-11）。

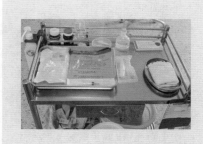

图4-3-11　小儿头皮静脉输液用物

查对 —— （1）核对医嘱、输液卡和患儿信息并请另1位护士核对。
（2）检查输液器、查对药液（图4-3-12），按医嘱配药。

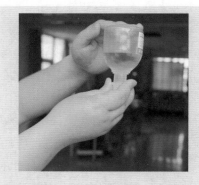

图4-3-12　查对药液

摆体位 —— （1）将用物推至患儿床旁。
（2）再次查对药液、输液卡。
（3）输液瓶挂于输液架，排尽输液器内空气，备好胶布。
（4）助手站在患儿足端，以两臂约束患儿身躯，两手固定患儿头部，并依据需要摆好体位（图4-3-13）；操作者立于患儿头端。

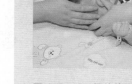

图4-3-13　摆体位

穿刺 —— （1）选择合适的头皮静脉，根据需要备皮（图4-3-14）。

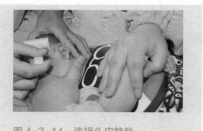

图4-3-14　选择头皮静脉

（2）常规消毒皮肤 2 遍。
（3）右手持针，左手绷紧皮肤固定静脉。
（4）沿静脉走行方向平行刺入（图 4-3-15）。
（5）确认针头有回血（见回血后，可根据针梗进入情况，将针头再行推进）。
（6）打开输液调节器，确认针头在血管内，且无异常情况。

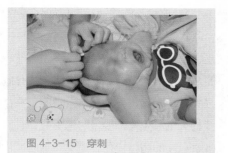

图 4-3-15　穿刺

固定
（1）用敷贴及胶布固定针头，并将输液管绕于合适位置妥善固定（图 4-3-16）（必要时约束患儿）。
（2）调节输液速度，观察输液后反应。
（3）再次核对患儿及药物的信息。
（4）协助患儿取舒适卧位。
（5）向家长交待注意事项。

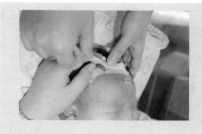

图 4-3-16　固定

整理记录
（1）整理用物，洗手。
（2）记录输液开始的时间、输液速度和药物、患儿全身和局部状况，并签名。

④ 防止空气进入血管。⑤ 穿刺中注意观察患儿的面色和一般情况，注意不要只顾操作而忽视了病情观察。⑥ 头皮针和输液管的固定应牢固，防止头皮针移动脱落。⑦ 根据患儿病情、年龄、药物性质调节输液速度。⑧ 密切观察输液是否畅通，局部是否肿胀，针头有无移动和脱出，各连接处有无漏液等；特别是输注刺激性较强的药物时，尤应注意观察。⑨ 输液过程中应注意观察有无输液反应的发生，若发生输液反应，要及时处理。⑩ 保持患儿体位舒适与安全。

2. 为脱水患儿实施静脉补液时需注意以下几点：① 按医嘱要求全面安排 24 小时的液体总量，并遵循"补液原则"输入。② 使用输液泵严格掌握输液速度。③ 密切观察病情变化，警惕心力衰竭和肺水肿的发生；观察静脉滴注是否通畅；观察脱水是否改善及尿量情况，比较输液前后的变化，判断输液效果；观察酸中毒表现，注意酸中毒纠正后，有无出现低钙惊厥；补充碱性液体时切勿漏出血管外，以免引起局部组织坏死；观察低血钾表现，并按照"见尿补钾"的原则，严格掌握补钾的浓度和速度。④ 记录 24 小时出入量，液体入量包括口服液体量、静脉输液量和食物中的含水量。液体出量包括尿量、呕吐和大便丢失的水量、不显性失水量。婴幼儿大便不易收集，可用"称尿布法"计算液体排出量。

【实训拓展】

1. 小儿头皮静脉穿刺常选择的静脉有哪些？小儿头皮静脉穿刺进针的方向应朝向哪里？

护士为小儿进行头皮静脉穿刺时，常选择的静脉有额上静脉、颞浅静脉、耳后静脉。小儿头皮静脉穿刺进针应该朝向患儿心脏的方向。

2．该患儿的输液速度应如何调节？

该患儿的诊断为小儿腹泻病并中度脱水，如不及时补充液体，会因营养丢失过多、摄入不足，易出现水、电解质平衡紊乱。输液速度主要取决于脱水程度和继续损失的量和速度，对重症脱水有明显周围循环障碍者应先快速扩容，20ml/kg 等渗含钠液，30～60 分钟内快速输入。累积损失量（扣除扩容液量）一般在 8～12 小时内补完，约每小时 8～10ml/kg；脱水纠正后，补充继续损失量和生理需要量时速度宜减慢，于 12～16 小时内补完，约每小时 5ml/kg。输液过程中注意观察患儿的病情变化，避免在短时间内输入过多液体，造成其他并发症的发生。

3．纠正小儿脱水常用的溶液有哪几种？

纠正小儿脱水常用的溶液有：非电解质溶液、电解质溶液、混合溶液和口服补液盐。

技能实训十　红臀护理

◇ 临床情境

> 患儿能较好地配合护理和治疗，经补充液体、调整饮食、控制感染等一系列治疗护理后，病情明显好转。患儿尿量恢复正常，大便每日 3～4 次，呈黄色稀便，量较前减少，无异常气味。偶有哭闹，常用手抓挠臀部。查臀部皮肤潮红，肛周皮肤轻度糜烂，有少许液体渗出。
>
> **实训任务**　维护臀部皮肤的完整性。

【护理评估】

1．健康史　患儿病情明显好转，继续母乳喂养，但减少了哺乳次数，暂停了辅食。偶有哭闹，时常有用手抓挠臀部现象。患儿精神状态明显好转，面色微红，皮肤弹性恢复，脱水情况明显改善。

2．身体状况　患儿尿量恢复正常，每日 3～4 次黄色稀便，量较前减少，无异常气味。臀部皮肤潮红，肛周皮肤轻度糜烂，有少许液体渗出。

3．心理 - 社会状况　患儿家长对小儿腹泻病的认知改善，情绪较稳定，已初步掌握了喂养和护理婴儿的知识。

【主要护理诊断 / 问题】

1．皮肤完整性受损　与大便对臀部皮肤刺激有关。

2．知识缺乏：患儿家长缺乏臀部皮肤护理相关知识。

【护理目标】

1. 患儿红臀痊愈，臀部皮肤完整、无破损。
2. 患儿家长掌握正确的臀部皮肤护理方法。

【护理措施】

1．防止交叉感染　继续按医嘱应用针对 A 群轮状病毒的药物，以控制感染。严格执行消毒隔离，与非感染性腹泻患儿分室居住，护理患儿前后认真洗手，患儿用过的尿布、便盆应分类消毒。

2. 做好臀部护理（实施详见红臀护理操作流程及操作要点）。

（1）注意观察患儿臀部皮肤潮红和糜烂情况。若皮肤有潮红，可采用暴露法或涂抹油类和护肤软膏；皮肤出现皮疹、轻度糜烂、溃破、脱皮时，可涂抹油类、护肤软膏和抗感染药膏。

（2）患儿每次大、小便后用温水洗净臀部及会阴部皮肤（从前往后洗），并揩干，及时更换污湿的尿布，保持皮肤的清洁干燥。

3. 健康指导 指导患儿家长实施暴露法、氧气吹干臀部皮肤和灯光照射法进行臀部的护理。

红臀护理操作流程及操作要点

评估

（1）核对患儿信息。
（2）评估患儿的性别、月龄、病情、配合程度。
（3）评估患儿红臀程度（是否潮红、皮疹、破溃、脱皮、糜烂）和范围。

准备

（1）患儿准备：协助患儿排便，并助其取舒适体位。
（2）环境准备：室温 18～22℃，相对湿度 55%～60%，无对流风，环境安全、光线适宜，屏风遮挡。
（3）护士准备：着装规范，洗手、戴口罩。
（4）用物准备（图4-3-17）：盆内盛 37～39℃热水、清洁尿布或尿裤、湿纸巾、小毛巾、棉签、药膏或油膏、污物桶。

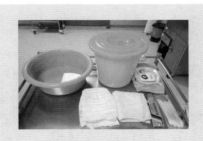

图4-3-17 红臀护理用物

实施

（1）将用物推至患儿床旁。
（2）松开盖被，脱去裤子，露出臀部。
（3）以温开水清洁患儿臀部，并轻轻揩干。
（4）观察患儿臀部皮肤状况。
（5）将清洁尿布垫于臀下，男婴会阴部用另一块尿布遮住（图4-3-18）。
（6）使患儿取侧卧位，充分暴露红臀部位（图4-3-19）。
（7）保持局部干爽。
（8）遵医嘱涂以药膏或油膏。
（9）协助患儿穿好裤子，系好尿布，置患儿于安全、舒适卧位。
（10）告知患儿家长红臀护理的注意事项。

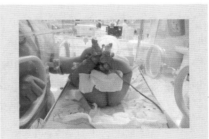

图4-3-18 遮盖男婴会阴部

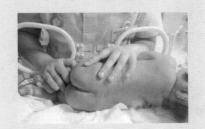

图4-3-19 侧卧暴露红臀部位

整理记录

（1）整理用物、洗手。
（2）记录红臀护理的日期、时间、臀部皮肤情况。

【护理评价】

1. 患儿红臀痊愈，臀部皮肤完整。
2. 家长基本掌握臀部皮肤护理相关知识。

【注意事项】

1. 臀部皮肤溃破或糜烂时，禁用肥皂水清洗；必须清洗时，可以用手蘸水冲洗，避免用小毛巾直接擦洗。
2. 暴露时应注意保暖，一般每日暴露 2～3 次，每次暴露 20～30 分钟。
3. 照射时应有护士守护患儿，并扶持烤灯，不得离开；调整好灯泡与臀部的距离，不宜太近，避免烫伤。随时观察皮肤情况。男性患儿用尿布遮盖会阴部。
4. 根据臀部皮肤受损程度选择油膏或药膏；涂抹时，不可在皮肤上反复涂擦，以免加剧疼痛和导致脱皮。
5. 保持臀部清洁干燥，重度红臀者所用尿布应煮沸、消毒液浸泡或阳光下暴晒消毒。
6. 动作要轻柔、稳妥、准确。

【实训拓展】

1. 该患儿实施烤灯照射后，应如何护理臀部皮肤？

该患儿实施烤灯照射后，还应适时采用暴露法等护理患儿的臀部皮肤。可在患儿臀下垫清洁尿布，不加包扎，尽量使患儿臀部皮肤暴露于空气中或阳光下；及时更换污湿的尿布；患儿每次大小便后用温水清洗臀部皮肤，并揩干，必要时局部皮肤涂以油膏、护肤软膏或抗感染药膏；尽量保持患儿臀部皮肤的清洁干燥。注意患儿的保暖。

2. 如何判断该患儿的红臀程度？

红臀按皮肤损伤情况分为轻度和重度。轻度红臀表现为皮肤潮红。重度红臀又分为：① 重 I 度：表现为局部皮肤潮红，伴有皮疹。② 重 II 度：除了重 I 度表现外，还有皮肤小面积糜烂、溃破、脱皮。③ 重 III 度：表现为局部皮肤大片糜烂或表皮剥脱，有时可继发感染。依据该患儿红臀的皮肤损伤情况，确定该患儿的红臀为重 I 度。

3. 如何为红臀患儿选择油膏或药膏？

根据患儿臀部皮肤受损程度选择油膏或药膏。

（1）轻度可选液体敷料、鞣酸软膏、植物油（如芝麻油）、紫草油，或涂炉甘石搽剂、婴儿专用护臀霜。

（2）重 I、II 度可选鱼肝油膏、湿润烧伤膏或造口护肤粉等，湿润烧伤膏具有抗炎止痛、隔水、保护创面、促进皮肤修复再生的作用。

（3）重 III 度可选康复新液，或同重 I、II 度用药，每日 3～4 次（涂药次数可根据患儿臀红的具体情况而定）。

（4）继发细菌或真菌感染时，可用抗生素软膏如莫匹罗星软膏涂抹局部，也可选红霉素软膏或硝酸咪康唑霜，每日 2 次（涂药次数可根据患儿红臀的具体情况而定），用至局部感染控制。

（靳永萍）

第四节 肺炎患儿护理技能实训

○ 病例摘要

　　　　患儿，女性，6岁。因发热、咳嗽、咳痰10天入院。患儿于10天前无明显诱因出现阵发性咳嗽、咳痰，痰液黏稠不易咳出；无喘息及呼吸困难；伴有发热，最高体温40.5℃，无寒战、抽搐；自觉全身乏力、肌肉酸痛，轻度头痛、咽痛，偶有干呕等症状。当地医院给予静脉滴注"阿奇霉素、头孢哌酮舒巴坦、氨溴索针"等药物，仍有反复阵发性咳嗽、有痰不易咳出和发热等症状，食欲减退，精神不振，大、小便正常，需进一步治疗来院就诊，以"大叶性肺炎"收入院。患儿出生后正规接种疫苗，有呼吸道感染病史，无麻疹、百日咳等呼吸道传染病史，无食物和药物等过敏史。

　　　　体格检查：T 38.5℃，P 126次/分，R 30次/分，体重23kg，意识清醒，精神差，咽部充血，有阵发性咳嗽，左肺呼吸音减低、语颤减弱，双肺可闻及干湿性啰音。

　　　　辅助检查：胸部CT结果显示双肺炎性病变（左肺下叶实变）伴左侧胸腔积液。实验室检查：WBC 13.84×10^9/L，RBC 2.72×10^{12}/L，N 84.1%，L 11%，Hb 108g/L，PLT 316×10^9/L；肺炎支原体抗体阳性；血沉103mm/h；结核抗体阴性；肝功能、心肌酶正常；超敏C反应蛋白97.5mg/L；降钙素原3.26ng/ml。

　　　　诊断：肺炎。

技能实训十一　氧气雾化吸入法

◇ 临床情境

　　　　患儿在家长的陪同下步入病房，责任护士协助其卧床，并通知主治医师。查患儿T 38.5℃，P 126次/分，R 30次/分，体重23kg。患儿自觉全身不适、乏力、肌肉酸痛；阵发性咳嗽、咳痰，痰液黏稠不易咳出；轻度头痛、咽痛，偶有干呕等症状；左肺呼吸音减低、语颤减弱，双肺可闻及干湿性啰音。

　　　　实训任务：湿化痰液，减轻咽喉部黏膜充血水肿。

【护理评估】

　　1. **健康史**　患儿于10天前无明显诱因出现阵发性咳嗽、咳痰，但痰液黏稠不易咳出；呼吸稍促、喘息及呼吸困难；伴有发热，最高体温40.5℃，入院后医嘱给予布洛芬混悬液8ml口服后体温下降。既往体健。

　　2. **身体状况**　患儿意识清醒，精神差，T 38.5℃，P 126次/分，R 26次/分，体重23kg。左肺呼吸音减低、语颤减弱，双肺可闻及干湿性啰音。

　　3. **心理－社会状况**　患儿来到陌生环境，产生了焦虑和恐惧。家长对肺炎的认知不足，加之病程较长，故表现出焦虑和紧张情绪；护理肺炎患儿的知识欠缺，希望医护人员能给予指导。

4. **实验室检查** WBC $13.84 \times 10^9/L$，RBC $2.72 \times 10^{12}/L$，N 84.1%，L 11%，Hb 108g/L，PLT $316 \times 10^9/L$；肺炎支原体阳性；血沉 103mm/h；结核抗体阴性；超敏 C 反应蛋白 97.5mg/L，降钙素原 3.26ng/ml。

5. **辅助检查** 胸部 CT 结果显示双肺炎性病变（左肺下叶实变）伴左侧胸腔积液。

【主要护理诊断／问题】

1. **气体交换受损** 与肺部感染、气道内痰液堆积有关。

2. **低效性呼吸型态** 与呼吸道分泌物过多、痰液黏稠不易咳出有关。

3. **体温过高** 与肺部感染有关。

4. **焦虑和恐惧** 与患儿身体不适和陌生环境有关。

5. **知识缺乏**：缺乏肺炎患儿护理等相关知识。

【护理目标】

1. 患儿维持正常的呼吸功能，能保持平静状态。

2. 患儿能顺利有效地咳出痰液，呼吸道通畅。

3. 患儿体温恢复正常。

4. 患儿焦虑和恐惧感减轻或消除，能积极地配合护理、治疗。

5. 患儿家长情绪稳定；掌握肺炎的预防和肺炎患儿的护理知识。

【护理措施】

1. **改善呼吸功能** 保持室内空气清新，空气流通，室温控制在 18～22℃，相对湿度 55%～60%。嘱患儿卧床休息，减少活动。必要时给予氧气吸入。

2. **保持呼吸道通畅** 及时清除患儿口鼻腔分泌物；经常变换体位，促进炎症吸收。指导患儿进行有效咳嗽，排痰前协助拍背，给予氧气雾化吸入（实施详见氧气雾化吸入操作流程及操作要点），利于痰液咳出。

3. **降低体温** 密切监测体温变化，采取相应的降温措施。注意被褥轻暖，穿衣适中。

4. **控制感染** 遵医嘱尽早选用敏感的抗生素，足量、全程治疗，以控制感染。

5. **补充营养及水分** 给予患儿足量的维生素和蛋白质，少量多餐。鼓励患儿多饮水，使呼吸道黏膜湿润，以利于痰液的咳出，同时防止发热导致的脱水。

6. **严密观察病情** 观察患儿的意识、面色、呼吸、心音、心率、瞳孔和肌张力、有无腹胀、肠鸣音是否减弱或消失、呕吐的性质、是否有便血等病情变化。当患儿出现心力衰竭、肺水肿、中毒性肠麻痹等并发症，应及时报告医生，并减慢输液速度，做好抢救准备。必要时使用输液泵，严格控制输液速度。

7. **健康指导** 讲解氧气雾化吸入的意义，指导患儿进行有效咳嗽，宣教肺炎预防的相关知识。

【护理评价】

1. 患儿呼吸平稳。

2. 患儿能配合氧气雾化治疗，但痰液仍难咳出。

3. 患儿体温逐渐恢复正常。

4. 患儿焦虑和恐惧感减轻，能较积极地配合护理、治疗。

氧气雾化吸入操作流程及操作要点

评估

（1）核对患儿信息。
（2）评估患儿的意识、病情、自理能力、心理状况、配合程度和治疗情况。
（3）评估患儿过敏史、用药情况。
（4）评估患儿面部及口腔黏膜有无感染、溃疡等。

准备

（1）患儿准备：患儿取半坐卧位或坐位。
（2）环境准备：环境清洁、安静、安全。
（3）护士准备：着装规范；洗手，戴口罩。
（4）物品准备（图4-4-1）：氧气雾化器和吸氧装置、漱口液、弯盘、纱布、治疗巾、手电筒、注射器。

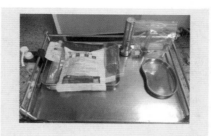

图4-4-1　氧气雾化吸入用物

加药

（1）检查氧气雾化器，各部件完好，无松动、脱落等异常情况。
（2）再次核对医嘱后将药物注入雾化器药杯内（图4-4-2）。
（3）检查储药杯无漏液。

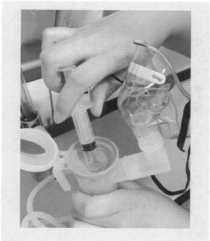

图4-4-2　注药至雾化器药杯

雾化吸入

（1）检查周围环境安全，无火险隐患及易燃易爆物品。
（2）取合适体位。
（3）检查口腔黏膜无感染、溃疡等。
（4）铺治疗巾（或毛巾）于颌下。
（5）连接吸氧装置及氧气雾化器（图4-4-3）。

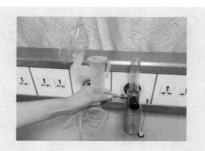

图4-4-3　连接氧气装置

（6）打开氧气流量开关，再次检查氧气装置和雾化装置功能是否完好，调节氧气流量至 1 ~ 2L/min（图4-4-4）。

（7）协助患儿固定好面罩或口含嘴，指导患儿做深呼吸（图4-4-5）。

（8）注意观察患儿反应，发现异常及时处理。

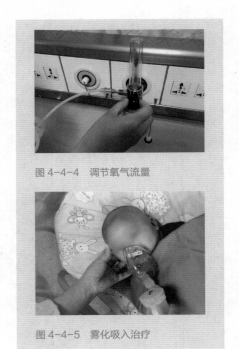

图4-4-4 调节氧气流量

图4-4-5 雾化吸入治疗

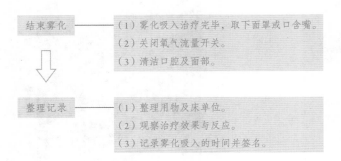

结束雾化 —— （1）雾化吸入治疗完毕，取下面罩或口含嘴。
（2）关闭氧气流量开关。
（3）清洁口腔及面部。

整理记录 —— （1）整理用物及床单位。
（2）观察治疗效果与反应。
（3）记录雾化吸入的时间并签名。

5. 患儿家长基本掌握肺炎患儿的护理知识，情绪较稳定。

【注意事项】

1. 注意用氧安全，室内应避免火源。

2. 氧气湿化瓶内勿盛水，以免液体进入雾化器内，使药液稀释影响疗效。

3. 注意观察患儿痰液排出情况，如湿化后痰液排出困难，可予以拍背，必要时行负压吸引。

4. 雾化过程中如出现呼吸困难、发绀等情况时，应暂停雾化吸入，给予吸氧，及时通知医生处理。

5. 使用激素类药物雾化吸入后，应及时清洁口腔和面部。

【实训拓展】

1. 如何指导患儿正确配合雾化吸入？

护士为患儿实施氧气雾化吸入时，应指导患儿手持雾化器，将口含嘴放入口中，紧闭嘴唇，深长吸气，使药液充分到达细支气管和肺内，屏气 1 ~ 2 秒钟，再用鼻轻松呼气，如此反复，直至药液吸完为止，可提高治疗效果。

2．雾化吸入方法除了采用氧气雾化吸入外还可采用哪些方法?

还可以采用超声雾化吸入、压缩泵雾化吸入等方法。

3．为患儿实施超声雾化吸入时有哪些注意事项?

（1）护士为患儿实施超声雾化吸入时，水槽内应加入冷蒸馏水。

（2）超声雾化吸入器水槽内加入的水量，应视不同类型的雾化器而定，要求浸没雾化罐底部的透声膜。水槽和雾化罐内切忌加温水或热水；水槽内必须保持有足够的冷水，如果发现水温超过 50℃或水量不足，应及时关机，更换或加入冷蒸馏水。

（3）水槽内保证足够的水量，无水时不可开机，以免损坏超声雾化吸入器。

（4）连续使用超声雾化器时，中间需间隔 30 分钟。

（5）为患儿实施超声雾化吸入后，应记录雾化开始的时间、持续时间，患儿的反应及效果。

技能实训十二　胸背部叩击排痰法

◇ 临床情境

　　　　　　患儿能较好地配合护理与治疗，通过卧床休息、减少活动、雾化吸入、指导患儿进行有效咳嗽等一系列护理治疗后，病情已有好转。家长情绪趋于稳定，基本掌握了肺炎的预防和护理知识，但患儿仍有阵发性咳嗽、咳痰，痰液黏稠不易咳出，希望医护人员给予治疗和护理指导，尽早解除患儿的痛苦。

　　　　　实训任务：有效清除呼吸道分泌物。

【护理评估】

1．**健康史**　患儿仍有阵发性咳嗽、咳痰，痰液黏稠不易咳出，无喘息及呼吸困难，睡眠正常。

2．**身体状况**　患儿意识清醒，T 36.9℃，P 106 次 / 分，R 20 次 / 分，体重 23kg；左肺呼吸音仍较低、语颤减弱，双肺仍然可闻及湿性啰音。

3．**心理 - 社会状况**　患儿全身症状有所减轻，逐渐适应了病房环境，焦虑和恐惧感有所减轻。患儿家长基本掌握了肺炎的预防和肺炎患儿的护理知识，家长情绪较稳定，但因患儿的痰液黏稠不能顺利有效地咳出，仍有焦虑和紧张情绪。

【主要护理诊断 / 问题】

1．**清理呼吸道无效**　与呼吸道分泌物过多、痰液黏稠不易咳出有关。
2．**气体交换受损**　与肺部感染有关。

【护理目标】

1. 患儿能顺利有效地咳出痰液，呼吸道通畅。
2. 患儿维持正常的呼吸功能，并保持平静状态。

【护理措施】

1．**保持呼吸道通畅。**

（1）及时清除患儿口鼻腔分泌物，经常变换体位，促进炎症吸收。

（2）指导患儿进行有效咳嗽，排痰前协助转换体位。

（3）指导患儿家长进行胸背部叩击辅助排痰（实施详见胸背部叩击排痰操作流程及操作要点），有效清除呼吸道分泌物。

（4）当采取以上方法排痰效果不佳时，可使患儿取右侧卧位，进行体位引流，利于左侧肺部扩张及呼吸道分泌物的排出。

（5）继续给予患儿雾化吸入，以湿化痰液，抗感染、减轻咽喉部黏膜充血水肿。

2．严密观察病情　预防并发症的发生；一旦发现并发症，要立即报告医生，并积极准备配合抢救。

3．健康指导　指导家长进行有效排痰的护理知识，促使患儿和家长积极配合治疗和护理。

【护理评价】

1．患儿能有效地咳出痰液，呼吸平稳。

胸背部叩击排痰操作流程及操作要点

评估

（1）核对患儿信息。
（2）评估患儿意识、病情、自理能力、心理状况、配合程度。
（3）评估患儿的治疗情况和过敏史。
（4）评估患儿胸背部皮肤有无瘀斑、伤口或感染，肋骨有无骨折等。
（5）评估患儿肺部呼吸音情况，确定肺部有痰，并判断痰液所在的部位（与体位、卧位的关系）。
（6）评估患儿痰液的颜色、性质、黏稠度、量、气味及有无肉眼可见的异常等。

准备

（1）患儿准备：胸背部叩击在餐前30分钟或餐后2小时进行，助取合适体位。
（2）环境准备：室温18～22℃，相对湿度不低于60%、拉上围帘或屏风遮挡
（3）护士准备：着装规范，洗手，戴口罩
（4）用物准备：治疗盘、听诊器、卫生纸、痰缸、软枕、吸水管数根、温开水、一次性口杯、弯盘、卡片、笔、屏风、痰盒（图4-4-6）。

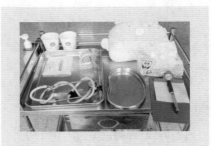

图4-4-6　胸背部叩击辅助排痰用物

确定痰液
潴留部位

（1）告知患儿及家长胸背部叩击的目的、方法、注意事项及配合方法。
（2）询问患儿进食时间，有无其他需求并协助解决。
（3）听诊两侧肺部呼吸音，确定痰液潴留部位（图4-4-7）。

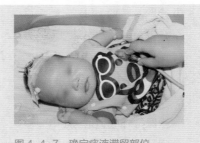

图4-4-7　确定痰液滞留部位

（4）根据患儿的病情及耐受情况，协助患儿取合适体位：该患儿可取头低足高略向右侧卧位（图4-4-8）。

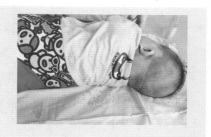

4-4-8 头低足高略向右侧卧位

叩击排痰

（1）将手掌微曲似杯状，掌指关节屈曲120°，指腹与大小鱼肌着落，利用腕关节的力量，有节律叩击患儿胸背部，力度要适中。

（2）叩击时间：持续5～10分钟。

（3）叩击频率为：约60次/分（还可选用机械叩击器）。

（4）叩击与振动的顺序：从下至上，从外向内，背部从第十肋间隙，胸部从第六肋间隙开始。重点叩击需要引流部位。避开脊柱、肩胛骨、乳房、心脏和骨隆突处（图4-4-9）。

（5）鼓励患儿咳嗽，护士可根据病情指导并协助患儿进行有效咳痰（图4-4-10）。

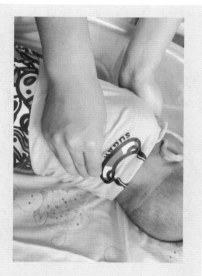

图4-4-9 背部叩击

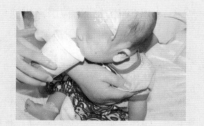

图4-4-10 协助咳痰

助排痰后

（1）协助患儿漱口。

（2）询问患儿排痰效果，听诊肺部呼吸音判断排痰效果（必要时协助患儿再次排痰）。

（3）关爱患儿，协助患儿取舒适卧位，整理床单位，清理用物。

（4）观察患儿痰液的颜色、性质、气味，痰液量与体位的关系，必要时做痰培养。

（5）告知患儿注意事项，将呼叫器放于患儿可触及的位置（图4-4-11）。

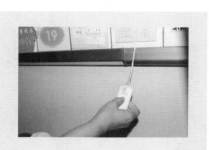

图4-4-11 呼叫器可触及

整理记录

（1）整理用物，垃圾分类处理。

（2）记录痰液颜色、性质、气味、量及与体位的关系并签名。

2. 患儿家长基本掌握了有效排痰的相关知识和护理要点。

【注意事项】

1. 叩击排痰应在餐前 30 分钟或餐后 1~2 小时、饮水 30 分钟后进行。

2. 叩击时需隔一薄层衣服或被单，不能在裸露的皮肤上叩击；不得在有纽扣、拉链的地方叩击；不能在脊柱、乳房及肋骨以下部位叩击。

3. 有凝血功能异常、心脏疾病、肋骨骨折和气胸未进行胸腔引流的病人禁止叩击排痰。

4. 叩击与振动排痰时，依患儿的体型、营养状况、身体耐受能力，合理选择叩击的方式、持续的时间和叩击的频率。

5. 叩击胸背部时，不应产生疼痛或不适，不应在接近伤口处或胸腔引流管处叩击。

6. 叩击过程中需严密观察患儿的反应。注意患儿呼吸频率、脉搏变化，患儿呼吸费力时须评估是否需要配合氧气应用。

7. 排痰过程中，如出现咳血、头昏、倦怠疲惫、血压、呼吸或脉搏不稳等情况时，应立刻停止。

【实训拓展】

1. 患儿痰液黏稠不易咳出，护士在为患儿实施辅助排痰前首先应采取的措施是什么?

若患儿痰液黏稠不易咳出，护士在为患儿实施辅助排痰前，应先进行雾化吸入，以湿化痰液，利于痰液咳出。

2. 为患儿辅助排痰常用的方法有哪些?

常采用的方法有雾化吸入、体位引流、体位变换、胸背部叩击与振动、深呼吸、振动排痰仪排痰。

3. 如为该患儿行体位引流排痰，应采取什么体位? 有哪些注意事项?

如为该患儿行体位引流排痰，护士应协助患儿采取头低足高略向右侧卧位。实施体位引流的过程中，应注意：

（1）严格遵守操作规程。

（2）实施前尽量减少患儿活动量，以免患儿过于疲劳。

（3）勿在餐后、胃潴留时进行体位引流，以防引起呕吐甚至误吸现象。

（4）分泌物容易在夜间潴留，故在清晨醒后行体位引流效果最好。

（靳永萍）

第五节　高热患儿护理技能实训

○ 病例摘要 ....

患儿，女性，7 个月。因咳嗽 4 天、发热 2 天、抽搐 1 次入院。患儿于 4 天前无明显诱因出现阵发性咳嗽、咳痰，在家口服阿奇霉素颗粒、小儿咳嗽糖浆等药物效果欠佳。2 天前出现发热，体温最高 38℃，伴有流涕，口服对乙酰氨基酚后体温仍增高；今晨 8 点左右在家中患儿突然出现抽搐，表现为呼叫不应、双眼上翻、下肢抖动、口角流涎，无口唇发绀和牙关紧闭，持续约 1 分钟后自行缓解，伴有呕吐，呈非喷射性，呕吐物为胃内容物，急诊以"1. 发热抽搐待查：高热惊厥；2. 支气管肺炎"收入院。患儿既往体健。

体格检查：患儿 T 39.3℃，P 138 次 / 分，R 36 次 / 分，体重 8kg，意识清醒，精神差，双侧瞳孔等大等圆，直径约 3mm，对光反射正常；双肺呼吸音粗糙，可闻及湿啰音及痰鸣音。

实验室检查：WBC 23.20×10^9/L，N 89.5%，L 7.5%，Hb 119g/L，PLT 458×10^9/L，肺炎支原体抗体阴性，血沉 40mm/h，血钠 137mmol/L，血钾 4.34mmol/L，血磷 1.03mmol/L，血镁 0.7mmol/L，尿素氮 319mol/L，血糖 7.02mmol/L。

诊断：1. 发热抽搐查因：高热惊厥？ 2. 支气管肺炎。

技能实训十三　小儿股静脉血标本采集

◇ 临床情境

患儿携带氧气袋由家长抱入病房，责任护士协助卧床，并通知主治医师查看患儿。查 T 39.3℃，P 138 次 / 分，R 36 次 / 分，体重 8kg。患儿意识清醒，精神差，双肺呼吸音粗，有阵发性咳嗽，喉中闻及痰鸣，入院前抽搐一次。入院后医嘱给予布洛芬混悬液 3ml 口服，需急查血常规、肺炎支原体抗体、血沉、血钠、血钾、血磷、血镁、尿素氮和血糖等。

实训任务：静脉血标本的采集。

【护理评估】

1. **健康史**　本次患儿在家中突然出现抽搐，持续 1 分钟左右后自行缓解；并伴有呕吐，呈非喷射性，呕吐物为胃内容物；患儿精神差，医嘱给予布洛芬混悬液 3ml 口服后体温有所下降。既往体健。

2. **身体状况**　患儿意识清醒，T 39.3℃，P 138 次 / 分，R 36 次 / 分，体重 8kg。双肺呼吸音粗。

3. **心理 - 社会状况**　患儿家庭居住环境条件、经济状况和卫生状况均为中上等水平，家长对高热惊厥的认知不足，加之患儿出现抽搐现象，故表现出焦虑、紧张和恐惧情绪，希望医护人员能尽快给予指导。

4. **实验室检查**　WBC 23.20×10^9/L，N 89.5%，L 7.5%，Hb 119g/L，PLT 458×10^9/L，肺炎支原体抗体阴性，血沉 40mm/h，血钠 137mmol/L，血钾 4.34mmol/L，血磷 1.03mmol/L，血镁 0.7mmol/L，尿素氮 319mol/L，血糖 7.02mmol/L。

【主要护理诊断 / 问题】

1. **有出血的危险**　与抽血后压迫方法不当有关。
2. **有婴儿行为紊乱的危险**　与患儿发热和抽搐有关。

【护理目标】

1. 患儿静脉血标本的采集顺利，没有发生出血。

2. 患儿病情好转，没有发生行为紊乱。

【护理措施】

1. 降低体温　遵医嘱采取相应的降温措施，密切监测体温变化。

2. 保持室内空气清新，空气流通，室温控制在 18～22℃，相对湿度 55%～60%。嘱患儿卧床休息，减少活动。注意被褥要轻暖，穿衣不要过多，以免引起不安和出汗。必要时给予氧气吸入。遵医嘱给予病因和对症治疗。

3. 供给氧气　惊厥引起严重通气不良和呼吸暂停，导致低氧血症，氧的需要量增加，应及时给予氧气吸入以提高血氧分压，防止组织缺氧与脑损伤，减少惊厥后的脑损伤。

【护理评价】

1. 患儿穿刺处未发生出血。

2. 患儿无行为紊乱的发生。

小儿股静脉血标本采集技术操作流程及操作要点

评估 —— (1) 核对患儿信息与试管信息。
(2) 评估患儿的月龄（年龄）、意识、病情、配合程度。
(3) 评估患儿穿刺部位皮肤情况及肢体活动度。
(4) 评估检查项目、取血量、有无特殊要求。

准备 —— (1) 患儿准备：助患儿取仰卧位。
(2) 环境准备：室温 18～22℃，相对湿度 55%～60%、安全、安静、光线适宜，关闭门窗。
(3) 护士准备：规范着装，洗手，戴口罩。
(4) 物品准备（图 4-5-1）：治疗盘、无菌治疗巾、无菌棉签、无菌手套、无菌注射器、皮肤消毒液、弯盘、垫巾、利器盒、试管架、治疗车、标本容器、化验单等。

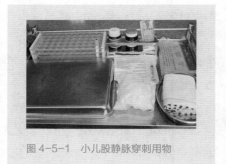
图 4-5-1　小儿股静脉穿刺用物

摆体位 —— (1) 尿布包裹会阴部（图 4-5-2）。

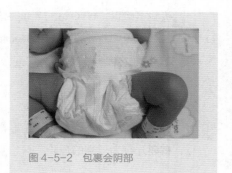
图 4-5-2　包裹会阴部

（2）患儿取仰卧位，固定大腿外展成蛙形，垫高穿刺侧臀部，暴露腹股沟穿刺部位（图4-5-3）。

（3）用脱下的一侧裤腿或尿布遮盖会阴部。

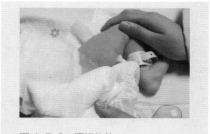

图4-5-3　摆好体位

穿刺抽血————（1）消毒患儿穿刺部位及护士左手示指。

（2）在患儿腹股沟中、内1/3交界处，以左手示指触及股动脉搏动处，右手持注射器于股动脉搏动点内侧0.3～0.5cm垂直穿刺，边向上提针边抽回血（图4-5-4）。

（3）见有暗红色回血后固定针头，抽取所需血液量（图4-5-5）。

（4）拔针，压迫穿刺点5分钟止血。

（5）取下针头，将血液沿采血管壁缓缓注入。

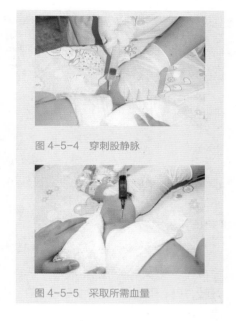

图4-5-4　穿刺股静脉

图4-5-5　采取所需血量

整理记录————（1）再次核对患儿及试管信息。

（2）脱手套（图4-5-6），整理用物，洗手。

（3）记录抽血时间及抽血量并签名，标本送检。

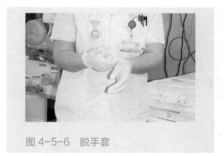

图4-5-6　脱手套

【注意事项】

1. 患儿有出血倾向时，不宜采用此方法采血，若必须通过股静脉穿刺采集血标本，应于血标本采集完成后，延长加压止血的时间。

2. 实施股静脉穿刺前，须用尿布遮盖患儿会阴部，以防其尿液污染穿刺部位。

3. 穿刺过程中注意观察患儿反应，若穿刺失败，不宜在同一处血管反复穿刺，以免局部形成血肿。

4. 穿刺时，针体不要刺入太深，以免损伤髋关节或腹腔组织。

5. 如回血呈鲜红色，提示误入股动脉，不要惊慌，应立即拔出针头，局部加压止血至少5～10分钟，改由另一侧股静脉穿刺。

6. 抽血完毕，拔出针头后持续按压穿刺部位时间至少5分钟。

【实训拓展】

为患儿实施股静脉穿刺采集血标本时，抽血完毕，拔出针头后应如何处置穿刺部位？

护士为患儿实施股静脉穿刺采集血标本，抽血完毕，应迅速拔出针头，并用无菌干棉签按压穿刺点；注射器和血标本交于助手后，用无菌干棉签压迫穿刺部位至少 5 分钟止血，待观察穿刺处无渗血时可停止压迫，局部贴好胶布。嘱家长注意观察局部有无渗血，避免穿刺侧的腿过早、过度用力动作，如蹬腿、站立等。

技能实训十四　肌内注射法

◇ 临床情境

患儿入院后，通过卧床休息、减少活动、保持安静和呼吸道通畅、降低体温、补充水分、严密观察病情和相应的健康指导等一系列护理治疗后，病情有所好转；患儿能配合护理与治疗。今夜间 3 点患儿 T 38.9℃，抽搐一次，表现为双眼上翻、口吐白沫、面色青紫，持续数秒。医嘱给予苯巴比妥 40mg 肌内注射。

实训任务：实施肌内注射，控制抽搐发作。

【护理评估】

1.**健康史**　患儿入院后，能配合护理与治疗，通过卧床休息、减少活动、保持安静和呼吸道通畅、降低体温、补充水分、严密观察病情和相应的健康指导等一系列护理治疗后，病情有所好转，仍有阵发性咳嗽和呕吐，咳出少量痰液，呕吐物为少量胃内容物；意识清醒，呼吸平稳，未发现抽搐和并发症。

2.**身体状况**　今夜间患儿再度发热，T 38.9℃，抽搐一次，意识清楚，双侧瞳孔正常，表现为双眼上翻、口吐白沫、面色青紫，持续数秒，双肺呼吸音粗，可闻及湿啰音。

3.**心理 – 社会状况**　患儿和家长焦急紧张，希望尽快采取措施降低体温。患儿仍由父母亲陪护。

【主要护理诊断 / 问题】

1.**有窒息的危险**　与喉痉挛、呼吸道分泌物增多有关。

2.**有受伤的危险**　与抽搐时意外受伤有关。

3.**知识缺乏**：家长缺乏高热患儿护理等相关知识。

【护理目标】

1. 患儿呼吸道分泌物减少，无窒息发生。

2. 患儿抽搐减少或停止，无受伤。

3. 患儿家长情绪稳定；掌握高热患儿的护理知识。

【护理措施】

1.**惊厥护理**　立即遵医嘱给予苯巴比妥 40mg 肌内注射（实施详见肌内注射操作流程及操作要点）。因患儿有高热惊厥病史，密切观察有无新的症状和体征出现，以防惊厥发生或体温骤降。

密切观察病情变化：密切观察体温、脉搏、呼吸、血压、意识及瞳孔变化。保持患儿安静，避免刺激患儿。发现并发症及时通知医生，并准备配合抢救。

2. 保持呼吸道通畅 及时清除患儿口鼻腔内分泌物；经常变换体位，以减少肺部淤血，促进炎症吸收和呼吸道分泌物的排出。指导患儿进行有效地咳嗽，帮助清除呼吸道分泌物。必要时给予雾化吸入，使痰液变稀薄利于咳出，消除炎症、减轻咽喉部黏膜充血水肿。惊厥发作时应就地抢救。立即使患儿平卧，头偏向一侧，保持呼吸道通畅。

3. 安全防护 护理操作时勿强行按压肢体，以免引起骨折。患儿惊厥发作时要保护患儿肢体，防止抽搐时碰撞造成皮肤破损、骨折或脱臼、坠床。移开患儿周围可能导致受伤物品。拉紧床栏，专人守护。平时安排好患儿日常生活，适当活动与休息，避免受凉、感染。

4. 补充营养及水分 给予患儿足量的维生素和蛋白质，少量多餐。鼓励患儿多饮水，使呼吸道黏膜湿润，以利于痰液的咳出，并防止发热导致的脱水。必要时使用输液泵，严格控制静脉输液速度，以防并发症发生。

5. 健康指导 向家长解释惊厥的病因和诱因，指导家长掌握预防惊厥的措施。告诉家长患儿在今后发热时可能还会发生热性惊厥，故应及时控制体温，是预防惊厥的关键；教给家长在患儿发热时进行物理降温和药物降温的方法。演示惊厥发作时急救的方法（如按压人中、合谷穴等），应保持镇静，发作缓解时迅速将患儿送往医院。经常和患儿及家长交流，解除其焦虑、紧张和恐惧、自卑心理，建立战胜疾病的信心。

【护理评价】

1. 患儿未发生窒息。

2. 患儿未受伤。

3. 患儿和家长仍有紧张和恐惧，但能配合护理、治疗，家长了解高热患儿的护理知识。

【注意事项】

1. 严格执行查对制度和无菌操作原则。

2. 遵医嘱及药品说明书使用药品；需要两种药物同时注射时，应注意配伍禁忌。

3. 选择合适的注射部位。该患儿最好选择臀中肌和臀小肌注射；因 2 岁以下婴幼儿臀大肌尚未发育好，注射时有损伤坐骨神经的危险，故不宜选用臀大肌注射。

4. 注射部位应避开炎症、硬结、瘢痕等部位。

5. 注射时切勿将针梗全部刺入（针梗进入深度 1/2 或 2/3 长），以防针梗从根部折断。若针头折断，应先稳定情绪，嘱患儿保持原位不动，固定局部组织，以防断针移位，同时尽快用无菌止血钳夹住断端取出；如断端全部埋入肌肉，应速请外科医生处理。

6. 推药前应先确定无回血时方可注射。

7. 密切观察注射后疗效和不良反应。

8. 若患儿经常采用肌内注射，应当有计划地交替更换注射部位，以避免或减少硬结的发生。如因长期多次注射，局部出现硬结时，可采用热敷、理疗等方法予以处理。

【实训拓展】

1. 为患儿实施臀部肌内注射时，为使臀部肌肉放松、减轻疼痛与不适，应采取哪些措施?

护士为患儿实施臀部肌内注射时，为了使臀部肌肉放松，减轻疼痛与不适，可嘱患儿采取侧

肌内注射操作流程及操作要点

 评估 ——
(1) 核对患儿信息。
(2) 评估患儿月（年）龄、病情、配合程度等。
(3) 评估用药史、过敏史及目前用药情况。
(4) 评估患儿局部皮肤情况。

准备 ——
(1) 患儿准备：助患儿取舒适体位。
(2) 环境准备：环境温暖、清洁、安全、舒适、光线充足。
(3) 护士准备：规范着装，洗手，戴口罩。
(4) 物品准备（图4-5-7）：① 清洁治疗盘、无菌治疗巾、无菌注射器、无菌针头、注射卡、皮肤消毒液、无菌棉签、弯盘、利器盒。根据医嘱准备药液等；② 铺无菌盘。

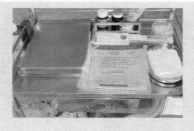

图 4-5-7　肌内注射用物

注射前 ——
(1) 查对药液（图4-5-8），检查注射器、针头，抽取药液，排气，置于无菌盘内（图4-5-9）。
(2) 将备齐用物推至患儿床旁。
(3) 协助患儿摆好体位（侧卧位）（图4-5-10）。
(4) 选择确定注射部位：① 按注射原则选择注射部位；② 该患儿选择臀中肌或臀小肌注射（图4-5-11）。
(5) 常规消毒注射部位皮肤。

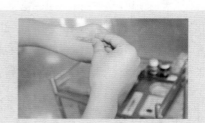

图 4-5-8　查对药液

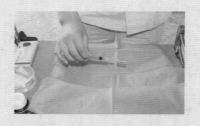

图 4-5-9　备药于无菌盘内

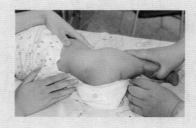

图 4-5-10　侧卧位

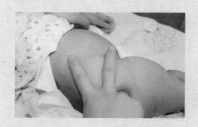

图 4-5-11　臀中肌、臀小肌注射定位法

注射 ——— (1) 持注射器排气。
(2) 左手拇指和示指绷紧局部皮肤，右手握笔式持注射器，示指固定针栓，与皮肤呈90°进针，刺入针梗1/2或2/3，左手放松（图4-5-12）。
(3) 固定针栓，回抽无回血，缓慢均匀注药，观察患儿反应。

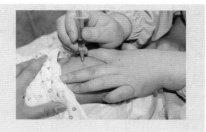

图4-5-12 进针

 注射后 ——— (1) 注射完毕，迅速拔出针头，无菌干棉签轻压进针点，不出血为止。
(2) 再次核对床号、姓名、药名及用法；观察询问患儿不良反应及症状改善情况。

整理记录 ——— (1) 处理用物（图4-5-13），洗手。
(2) 记录注射的时间，用药后患儿的反应并签名。

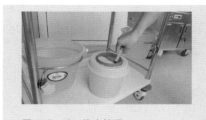

图4-5-13 终末处理

卧位、俯卧位、仰卧位或坐位。为使局部肌肉放松，嘱患儿侧卧位时上腿伸直，下腿稍弯曲；俯卧位时足尖相对，足跟分开，头偏向一侧。

2．臀中肌、臀小肌注射的定位方法是什么？

臀中肌、臀小肌注射的定位方法：① 以示指尖和中指尖分别置于髂前上棘和髂嵴下缘处，在髂嵴、示指、中指之间构成一个三角形区域，其示指与中指构成的内角为注射区。② 髂前上棘外侧三横指处（以患儿的手指宽度为准）。

3．护士为该患儿进行肌内注射时，注入药物的速度应如何选择？

因该患儿对护理治疗的配合较好，且药液的刺激性属中等程度，故护士为该患儿进行肌内注射时，宜选择中等速度、均匀的注入药物。新生儿注射应"三快"即进针快、推药快，拔针快。

4．若患儿住院期间突然发生惊厥，护理人员应如何处理？

患儿住院期间突然发生惊厥时，护理人员应立即就地进行抢救，并报告医生。处理措施如下：

（1）预防窒息：立即让患儿平卧，头偏向一侧（有条件时，在头下放一些柔软的物品）。立即解开衣领，松解衣服，清除患儿口鼻腔内分泌物、呕吐物等，使气道通畅；必要时将舌轻轻向外牵拉，防止舌后坠阻塞呼吸道，保持呼吸道通畅。备好急救用品，如开口器、吸痰器、气管插管用具等。

（2）止惊：在紧急情况下护理人员可针刺患儿的人中、合谷等穴位止惊；按照医嘱给予止惊药物，以免惊厥时间过长，导致脑水肿或脑损伤。惊厥较重或时间较长时应给予吸氧。观察并记录患儿用药后的反应。

（3）预防外伤：惊厥发作时，将柔软的棉质物放在患儿手中和腋下，防止皮肤摩擦受损。在患儿上下臼齿之间放置牙垫，防止舌咬伤。牙关紧闭时，不要用力撬开，以避免损伤牙齿。床边放置床栏，防止坠床，在床栏杆处放置棉垫，同时将床上硬物移开，防止患儿抽搐时碰倒栏杆。若患儿发作时倒在地上应就地抢救，并移开可能伤害到患儿的物品。切勿强力按压或牵拉患儿肢体，以免骨折或脱臼。对有可能发生惊厥的患儿，要有专人守护，以防发作时受伤。

技能实训十五　温水擦浴

◇ **临床情境**

⋯⋯⋯⋯⋯⋯⋯⋯⋯⋯⋯⋯⋯⋯⋯⋯⋯⋯⋯⋯⋯⋯⋯⋯⋯⋯⋯⋯⋯⋯

　　患儿经药物降温、卧床休息、减少活动、保持安静、补充水分、严密观察病情和心理护理等一系列护理治疗后，体温未降；1 小时后测 T 39.5℃，P 138 次 / 分，R 36 次 / 分，呼吸平稳，仍有阵发性咳嗽和呕吐，咳出少量痰液，呕吐物为少量胃内容物。患儿和家长仍紧张和恐惧，希望尽快降低体温。医嘱给予患儿物理降温（温水擦浴）。

　　实训任务：物理降温。

【护理评估】

　　1. 健康史　患儿经药物降温、卧床休息、减少活动、保持安静、补充水分、严密观察病情和心理护理等护理治疗后，体温未降，1 小时后升至 39.5℃；呼吸平稳，仍有阵发性咳嗽和呕吐，咳出少量痰液，呕吐物为少量胃内容物；意识清醒，未发现抽搐和并发症。

　　2. 身体状况　患儿 T 39.5℃，P 138 次 / 分，R 36 次 / 分，意识清醒，双侧瞳孔正常，面色潮红，口唇无发绀，四肢活动自如，肌张力正常，自主体位。

　　3. 心理 - 社会状况　患儿和家长仍有紧张和恐惧情绪，以及无助感，希望尽快采取措施降低患儿体温。患儿父母亲陪护。

【主要护理诊断 / 问题】

　　1. 体温过高　与感染有关。

　　2. 焦虑（家长）　与患儿仍有高热有关。

【护理目标】

　　1. 患儿体温恢复并保持正常。

　　2. 患儿家长紧张和恐惧及无助感减轻或消除，能积极地配合护理、治疗。

【护理措施】

　　1. 发热护理　立即给予物理降温（实施详见温水擦浴操作流程及操作要点）。密切监测体温变化，温水擦浴后 30 分钟复测体温 1 次，之后每 1～2 小时测量体温 1 次。因患儿有高热惊厥史，故应使患儿卧床休息，多饮水，保持室内安静、温度适中、通风良好。衣服、被褥不可过厚，以免影响机体散热和呼吸功能。及时更换被汗液浸湿的衣被，注意口腔的清洁。密切观察有无新的症状和体征出现，以防惊厥发生或体温骤降。

　　2. 补充水分　鼓励患儿多饮水，防止发热导致脱水，并使呼吸道黏膜湿润，以利于痰液的咳出。

3. 密切观察病情变化 密切观察体温、脉搏、呼吸、血压、意识及瞳孔变化。

4. 口腔护理 发热时患儿唾液分泌减少，易发生口腔炎症，同时由于发热时机体抵抗力降低及维生素缺乏易引起口腔溃疡，应加强口腔护理。

5. 心理护理 向家长解释物理降温（温水擦浴）的目的、方法和注意事项，希望患儿和家长给予配合，保持镇静。

【护理评价】

1. 患儿体温恢复并保持正常。
2. 患儿和家长的焦虑情绪消除，能积极有效地配合护理、治疗，无并发症发生。

温水擦浴操作流程及操作要点

评估 —— （1）核对患儿信息。
（2）评估患儿月（年）龄、病情、配合程度等。
（3）评估患儿的局部组织状态，皮肤完整性。
（4）评估患儿对温度的敏感度：如敏感、正常、感觉迟钝。

准备 —— （1）患儿准备：助患儿取舒适体位，助患儿排大小便或更换尿布。
（2）环境准备：环境温暖、清洁、安全、舒适、光线充足。
（3）护士准备：规范着装，洗手，戴口罩。
（4）物品准备（图4-5-14）：① 治疗盘内备大毛巾、小毛巾、热水袋及套、冰袋及套；② 治疗盘外备脸盆内盛放2/3满32~34℃的温水，手消毒液；③ 备干净衣裤、屏风、便器。

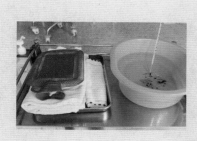

图4-5-14 温水擦浴用物

擦浴前 —— （1）松开床尾盖被（图4-5-15）。
（2）协助患儿脱去近侧衣袖上衣，浴巾垫于擦拭部位下，将温水浸湿的小毛巾包裹手掌以便擦拭。
（3）冰袋置于头部。

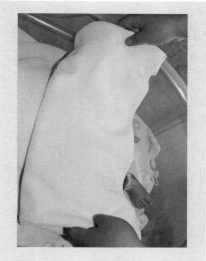

图4-5-15 松床尾盖被

（4）热水袋置于足底部（图4-5-16）。

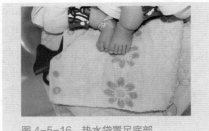

图4-5-16　热水袋置足底部

擦浴

（1）擦拭方法：① 大毛巾垫擦拭部位下（图4-5-17），保护床单位；② 小毛巾浸入温水中，拧至半干，缠于手上成手套状（图4-5-18）；③ 以离心方向擦拭；④ 擦拭毕，用大毛巾擦干皮肤。

（2）擦拭顺序：自侧胸经腋窝、上臂内侧、肘窝、前臂内侧至手心。

（3）擦拭时间：每侧（四肢、背腰部）3分钟，全过程20分钟以内完成。

（4）观察全身反应：观察有无出现寒战、面色苍白、脉搏、呼吸异常等不良反应。

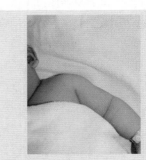

图4-5-17　垫大毛巾

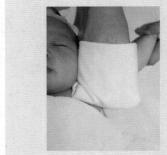

图4-5-18　小毛巾缠成手套状

擦浴后

（1）擦浴毕，取下热水袋。

（2）根据需要更换干净衣裤，协助患儿取舒适体位。

（3）观察降温效果：① 擦浴后30分钟测量体温，若低于39℃，取下头部冰袋；② 降温后体温记录在体温单上。

整理记录

（1）整理用物，洗手。

（2）冰袋内冰水倒空，倒挂晾干，吹入少量空气，夹紧袋口备用。

（3）热水袋内热水倒空，倒挂，晾干，吹气，旋紧塞子，放阴凉处备用（图4-5-19）。

（4）布袋送洗备用。

（5）记录全身用冷的时间、效果、反应。

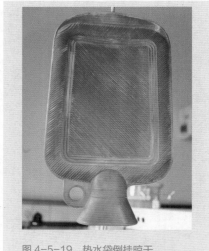

图4-5-19　热水袋倒挂晾干

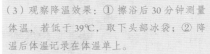

【注意事项】

1. 擦浴过程中，应注意随时观察患儿病情变化、体温变化及患儿反应，观察患儿的皮肤有无发红、苍白、出血点，如出现脉搏及呼吸异常等情况时应立即停止擦浴，报告医生。

2. 后颈、耳廓、胸前区、腹部及足底为擦浴的禁忌部位（男婴的阴囊也是禁擦部位），以免引起不良反应。

3. 擦浴时，以轻拍方式进行，避免用摩擦方式，因摩擦易生热。

4. 擦至腋窝、肘窝、手心处、腹股沟、腘窝处稍用力并延长停留时间，以促进散热。

5. 擦浴时间不超过 20 分钟，并随时调节水温，以避免患儿着凉；擦浴后 30 分钟测量体温并记录。

6. 因患儿年幼，应慎重应用冷疗。

【实训拓展】

1. 护士为患儿实施温水擦浴时，为什么要在头部放置冰袋、足底放置热水袋？

护士为患儿实施温水擦浴时，要在头部放置冰袋，以帮助降温，并防止头部充血，而导致头痛；在足底放置热水袋，以促进足底血管扩张，而减轻头部充血，并使患儿感到舒适。

2. 护士为患儿实施温水擦浴时，应采取的卧位及擦拭的顺序是什么？

护士为患儿实施温水擦浴时，应采取的卧位及擦拭的顺序依次是：

（1）双上肢：患儿取仰卧位，按顺序擦拭：① 颈外侧→上臂外侧→手背；② 侧胸→腋窝→上臂内侧→手心。

（2）腰背部：患儿取侧卧位，按顺序擦拭：从颈下→肩部→臀部；拭浴毕，穿好上衣。

（3）双下肢：患儿取仰卧位，脱去裤子，按顺序擦拭：① 外侧：髂骨→大腿外侧→足背；② 内侧：腹股沟→大腿内侧→内踝；③ 后侧：臀下→大腿后侧→腘窝→足跟。拭浴毕，穿好裤子。

3. 护士为患儿实施温水擦浴前，对患儿和家长应做哪些解释与指导工作？

护士为患儿实施温水擦浴前，对患儿和家长应作如下解释与指导：

（1）解释温水擦浴的目的、作用、方法、注意事项、配合要点及应达到的治疗效果。

（2）告知患儿及家长，在高热（包括温水擦浴）期间应保证摄入足够的水分，以利于降低体温，以防因水分流失过多致身体缺水。

（3）指导患儿及家长，在高热期间采取正确的通风散热方法，如避免对流风，避免捂盖。

（4）在为患儿实施全身降温的过程中，发现患儿有异常情况时，及时告知医护人员。

4. 高热患儿常采用冷疗法降低体温，除了为该患儿实施的物理降温（温水擦浴）方法以外，还可采取哪些方法降低体温？

高热患儿常采用冷疗法降低体温——物理降温，冷疗法包括局部用冷和全身用冷。为该患儿实施了全身用冷的物理降温方法，即温水擦浴；除此法外，还可采取乙醇擦浴——全身用冷，以及局部（表浅大血管处）应用冰袋或冰囊、头戴冰帽等局部用冷的方法降低体温。

（靳永萍）

儿科护理综合实训病例

○ 病例摘要

患儿，男性，4个月。因发热2天，阵发性咳嗽1天入院。患儿于2天前无明显诱因出现发热，最高体温达39.8℃；1天前出现阵发性咳嗽，不剧烈，无明显气喘，至当地医院住院，给予静滴"美洛西林、阿糖腺苷针等"药物治疗，病情未见好转，且患儿稍有烦躁，呼吸急促，偶有阵发性咳嗽，可闻及喉中痰鸣；大便每日1~2次，呈黄绿色稀便；小便正常，睡眠正常。为进一步诊治来院就诊，门诊以"支气管肺炎合并心力衰竭"收入儿科。患儿既往有1次"肺炎"病史，无心血管、支气管哮喘、急性肾炎、严重贫血等病史。患儿被抱入病房，责任护士协助卧床。

体格检查：T 38.4℃，P 182次/分，R 50次/分，体重7.1kg，意识清醒，精神差，双侧瞳孔等大等圆，直径约2mm，对光反射灵敏，反应正常，前囟隆起；面色口唇无明显发绀，颜面部、眼睑无明显水肿；呼吸音粗，可闻及湿啰音；心音低钝，无明显杂音；腹部平软，肝肋下3cm；双下肢无明显水肿；营养良好，母乳喂养较困难。

实验室检查：WBC 15.67×10^9/L，RBC 3.72×10^{12}/L，N 84.1%，L 11%，Hb 108g/L，PLT 336×10^9/L；血沉116mm/h；肺炎支原体抗体、结核抗体阴性；肝功能、心肌酶正常；超敏C反应蛋白97.5mg/L；降钙素原5.26ng/ml。

辅助检查：胸部X线片示双肺纹理增多，心影增大，成"靴状"。
诊断：1. 支气管肺炎；2. 心力衰竭。

临床情境一

患儿入院2小时后，突然发生抽搐现象，护士闻讯赶到患儿床旁查看，发现患儿面色苍白、双目凝视，有呼吸暂停，口唇稍有发绀，咀嚼，双上肢抖动；心电监护显示：窦性心律，节律齐，T 39.5℃，HR 188次/分，R 52次/分；护士在呼叫医生和护理人员的同时，按压患儿人中、合谷穴，症状持续约1分钟后缓解；医生随即赶到，另一名护士推抢救车随至患儿床旁。家长表现出紧张和恐惧情绪，不知所措，希望医护人员能给予救治和指导。患儿父母陪护。

【护理评估】

1. **健康史** 患儿既往有1次"肺炎"病史，无心血管、支气管哮喘、急性肾炎、严重贫血等病史。

2. **身体状况** 患儿高热，呼吸急促，偶有阵发性咳嗽，双目凝视，有呼吸暂停，口唇稍有发绀，咀嚼，双上肢抖动。T 39.5℃，HR 188次/分，R 52次/分。

3. **心理-社会状况** 患儿面色苍白，稍有烦躁；家长表现出紧张和恐惧情绪，不知所措。

4. **实验室检查** WBC 15.67×10^9/L，RBC 3.72×10^{12}/L，N 84.1%，L 11%，Hb 108g/L，PLT 336×10^9/L；血沉116mm/h；肺炎支原体抗体、结核抗体阴性；肝功能、心肌酶正常；超敏C反应蛋白97.5mg/L；降钙素原5.26ng/ml。

5. **辅助检查** 胸部X线片示双肺纹理增多。Brudzinski征（-），Kerning征（-），Babinski征（-）。

【主要护理诊断/问题】

1. **有急性意识障碍的危险** 与惊厥发作有关。

2. **有窒息的危险** 与惊厥发作、咳嗽和呼吸道堵塞有关。

3. **体温过高** 与肺部感染有关。

4. **低效性呼吸型态** 与呼吸频率过快有关。

5. **气体交换障碍** 与肺部感染、痰多、气道内痰液堆积有关。

6. **有受伤的危险** 与抽搐时意外受伤有关。

【护理目标】

1. 镇静止惊,以免导致脑水肿或脑损伤。

2. 保持呼吸道通畅。

3. 降低体温。

4. 维持高效氧供,缓解缺氧。

5. 维持正常的气体交换功能。

6. 患儿抽搐停止,无受伤。

【护理措施】

1. **入院处置** 生命体征测量技能实训。

2. **止痉处理** 肌内注射技能实训。

3. **改善缺氧** 氧气雾化吸入技能实训。

4. **退热处理** 温水擦浴技能实训。

5. **保持呼吸道通畅** 胸背部叩拍辅助排痰技能实训。

6. **建立静脉通路** 头皮静脉输液技能实训。

7. **遵医嘱采集静脉血标本** 小儿股静脉穿刺技能实训。

【护理评价】

1. 惊厥缓解。

2. 呼吸道通畅。

3. 体温恢复正常。

4. 缺氧缓解。

5. 气体交换功能正常。

6. 患儿未受伤。

临床情境二

住院第 2 天中午,患儿哭闹、烦躁加重,护士闻讯赶到患儿床旁,发现患儿面色苍白、呼吸浅快、口唇发绀、哭声低弱、不吃奶、出汗多,且咳出粉红色泡沫样痰,喉中痰鸣音较前加剧;心电监护显示:HR 200 次/分,R 70 次/分,T 38.5℃。护士立即呼叫医生,并嘱患儿家长将患儿竖起抱着;医生查体发现患儿心尖部第一心音减低和奔马律,肺底部闻及湿啰音,肝肋下 3.5cm。此时护士已经给患儿改为经 20%~30% 乙醇湿化后的氧气吸入。医嘱给予 5% 葡萄糖注射液 5ml 加苯巴比妥钠针 0.03g 静脉推注及毛花苷丙针缓慢静脉推注。家长表现出紧张和焦虑情绪。

【护理评估】

1．**健康史**　患儿既往有1次"肺炎"病史，无心血管、支气管哮喘、急性肾炎、严重贫血等病史。

2．**身体状况**　患儿面色苍白、呼吸浅快、口唇发绀、哭声低弱、不吃奶、出汗多，且咳出粉红色泡沫样痰，喉中痰鸣音较前加剧；心电监护显示：HR 200次／分，R 70次／分，T 38.5℃。

3．**心理－社会状况**　患儿面色苍白，哭声低弱、烦躁不安；家长表现出紧张和焦虑情绪。

4．**实验室检查**　WBC 15.67×10^9/L，RBC 3.72×10^{12}/L，N 84.1%，L 11%，Hb 108g/L，PLT 336×10^9/L；血沉116mm/h；肺炎支原体抗体、结核抗体阴性；肝功能、心肌酶正常；超敏C反应蛋白97.5mg/L；降钙素原5.26ng/ml。

5．**辅助检查**　医生查体发现患儿心尖部第一心音减低和奔马律，肺底部闻及湿啰音，肝肋下3.5cm。胸部X线片示心影增大，成"靴状"。

【主要护理诊断/问题】

1．**气体交换障碍**　与肺淤血、肺部感染、痰多、气道内痰液堆积有关。

2．**体液过多**　与心功能下降、循环淤血有关。

3．**心排血量减少**　与心肌收缩力降低有关。

4．**低效性呼吸型态**　与呼吸频率过快有关。

5．**焦虑（家长）**　与患儿病情危重有关。

【护理目标】

1．保持呼吸道通畅，维持正常的气体交换功能。

2．控制肺水肿，减轻肺淤血。

3．增强心肌收缩力，提高心功能。

4．维持高效氧供，缓解缺氧。

5．因患儿病危情况解除，家长的焦虑情绪缓解。

【护理措施】

1．**降低肺泡表面张力，改善缺氧**　氧气吸入法（20%～30%乙醇湿化）技能实训。

2．**控制心衰，严格控制输液速度**　注射泵技能实训。

3．**保持呼吸道通畅**　氧气雾化吸入技能实训。

4．**保持呼吸道通畅，及时清除呼吸道分泌物**　人工吸痰技能实训。

5．**对患儿家长耐心解释，及时给予心理疏导，减轻焦虑情绪，以配合治疗和护理。**

【护理评价】

1．气体交换功能恢复正常。

2．肺水肿控制，肺淤血减轻。

3．心力衰竭控制，心功能恢复正常。

4．缺氧缓解。

5．家长的焦虑情绪缓解。

（靳永萍）

第五章
感染科护理综合实训

学习目标

识记　能陈述结核菌素纯蛋白衍化物（PPD）试验、痰标本采集、空气隔离技术、水痘疱疹护理、病毒性肝炎病人接触隔离技术、保留灌肠、防护用品的使用、钩端螺旋体病病人接触隔离技术、艾滋病病人伤口护理、针刺伤的预防等技能的操作要点及注意事项。

理解
1. 能理解肺结核、病毒性肝炎、水痘、人感染高致病性禽流感、钩端螺旋体病、艾滋病等疾病的临床情境及实训任务。
2. 能解释肺结核、病毒性肝炎、水痘、人感染高致病性禽流感、钩端螺旋体病、艾滋病等疾病的主要护理问题。

应用
1. 能完成结核菌素纯蛋白衍化物（PPD）试验、痰标本采集、空气隔离技术、水痘疱疹护理、病毒性肝炎病人接触隔离技术、保留灌肠、防护用品的使用、钩端螺旋体病病人接触隔离技术、艾滋病病人伤口护理、针刺伤的预防等技能。
2. 能应用所学知识和护理程序对肺结核、病毒性肝炎、水痘、人感染高致病性禽流感、钩端螺旋体病、艾滋病病人进行护理。

05章

第一节　肺结核病人护理技能实训

○ 病例摘要

病人，女性，32岁，已婚，本科学历，外企员工，女儿2岁。因咳嗽、咳痰，午后低热、乏力1月余入院。1个月前因"感冒"后出现咳嗽，咳少量白色黏痰，午后常伴有低热，当地社区医院按照"上呼吸道感染"予以抗感染、抗病毒治疗，疗效不明显。近2周上述症状加重，夜间盗汗，咳嗽加剧，偶见痰中带血丝，并自觉消瘦、疲乏无力、食欲差，为进一步诊治来院就诊。既往体健，有卡介苗接种史，否认乙肝、伤寒等传染病和其他慢性疾病史。幼年丧父，与母同住，5年前母亲曾患肺结核，现已治愈。

体格检查：T 37.3℃，P 82次/分，R 18次/分，BP 109/75mmHg。病人意识清醒，精神欠佳，胸廓对称，双肺呼吸运动一致，触觉语颤正常，听诊双肺呼吸音清，未闻及干湿啰音，腹软，无压痛，肝脾肋下未触及。

辅助检查：胸部X线平片示：双肺纹理增粗，右上肺野有片状阴影。实验室检查：血常规示白细胞计数 $5.79 \times 10^9/L$，中性粒细胞比率69.8%，淋巴细胞比率20.2%，血红蛋白111g/L。肝肾功能：谷丙转氨酶24U/L，谷草转氨酶31U/L，总胆红素5μmol/L，直接胆红素1.2μmol/L，间接胆红素3.8μmol/L，尿素3.9mmol/L，肌酐48.7μmol/L，尿酸137.3μmol/L；血沉：60mm/h。

诊断：肺结核？

技能实训一　结核菌素纯蛋白衍化物试验

◇ 临床情境

病人由家属陪送入病房，责任护士热情接待，完成入院宣教和入院评估。查：T 37.8℃，P 86次/分，R 22次/分，BP 112/70mmHg。病人意识清醒，精神欠佳，慢性病容，消瘦，有咳嗽、咳痰，痰中偶带有血丝，疲倦乏力，食欲差，自诉夜间汗出，醒来汗止。既往有结核病接触史。胸部X线检查结果示右上肺野有片状阴影，考虑肺结核可能性大。为进一步明确诊断，医生下达医嘱：结核菌素纯蛋白衍化物（PPD）试验。

实训任务：正确执行结核菌素纯蛋白衍化物（PPD）皮内试验，协助临床进行疾病诊断。

【护理评估】

1. **健康史**　既往体健，有结核病接触史，有卡介苗接种史，无长期使用肾上腺皮质激素或免疫抑制剂等药物史。病人感疲倦乏力，食欲差，夜间有盗汗。

2. **身体状况**　T 37.8℃，P 86次/分，R 22次/分，BP 112/70mmHg，午后低热，咳嗽、咳痰，

尤以晨起及夜间为甚，偶见痰中带血丝。

3．**心理－社会状况**　病人情绪较为紧张，对疾病知识不了解，但能理解并配合检查，爱人及子女体健，家庭关系和睦，社会支持度良好。

4．**实验室检查**　血常规：白细胞计数 $5.79 \times 10^9/L$，中性粒细胞比率 69.8%，淋巴细胞比率 20.2%，血红蛋白 111g/L；血沉：60mm/h。

5．**辅助检查**　胸部 X 线检查结果示右上肺野有片状阴影。

【主要护理诊断／问题】

1．**焦虑**　与罹患疾病，担心其传染性及预后有关。

2．**知识缺乏**：缺乏结核病诊治的相关知识。

【护理目标】

1. 病人焦虑情绪缓解，积极配合治疗和护理。
2. 了解肺结核相关的诊断方式及治疗方案。

【护理措施】

1. 为病人提供安静舒适的环境，加强心理支持治疗。耐心细致地做好心理疏导，鼓励病人表达自己的想法及情绪，及时发现病人的疑虑，调动亲人朋友等社会支持系统，共同帮助病人改善焦虑情绪。

2. 加强健康知识宣教。对病人有针对性地进行肺结核疾病知识宣教，使其从内心接受并积极配合治疗和护理工作。

3. 及时正确执行 PPD 皮试医嘱（实施详见 PPD 试验操作流程及操作要点），并交代观察皮试结果的时间及相关注意事项，以尽早明确诊断。

4. 告知病人需要继续完成的检验检查项目并做好相应的准备。

5. 指导病人注意保证足够的睡眠及休息，尽量减少不必要的活动。

6. 制定全面的饮食计划，给予高热量、高蛋白、高维生素饮食，如牛奶、豆浆、鸡蛋、水果、蔬菜等。

【护理评价】

1. PPD 试验剂量准确，皮试结果判断无误，为临床诊断提供依据。
2. 病人紧张焦虑情绪缓解。
3. 病人对肺结核疾病有一定了解，配合度高。

【注意事项】

1. 严格执行护理查对制度和无菌技术操作原则。
2. 皮试前，详细询问预防接种史、结核接触史、用药史、过敏史，有无试验禁忌证。
3. 穿刺时，进针以针尖斜面全部进入皮内为宜，进针角度不宜过大，注射剂量应准确，以免影响结果的观察和判断。
4. 嘱病人在观察期间，勿按揉注射部位，以免刺激局部，影响结果的判断。
5. 注射部位避免与水接触，局部勿用沐浴露。

PPD 试验操作流程及操作要点

 评估 ——
（1）核对病人信息。
（2）评估病人的年龄、病情、意识、心理及配合程度。
（3）评估病人的预防接种史、结核接触史、用药史、药物过敏史。
（4）评估病人注射部位皮肤有无破损、硬结、瘢痕等。

准备 ——
（1）病人准备：舒适体位。
（2）环境准备：环境清洁，光线充足。
（3）护士准备：着装规范，洗手，戴 N95 口罩，戴手套。
（4）用物准备：75% 乙醇、棉签、1ml 注射器、生理盐水、砂轮、纱布、弯盘、无菌巾、治疗盘、PPD 注射液（图 5-1-1）、软尺。

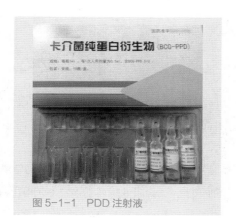

图 5-1-1　PDD 注射液

 配制皮试液 ——
（1）核对药物信息。
（2）将安瓿尖端药液弹至体部，在安瓿颈部划一锯痕。
（3）75% 乙醇棉签消毒，纱布包裹安瓿颈部，折断。
（4）PPD 原液：50IU/ml。① 成人：1ml 注射器抽吸 0.1ml PPD 原液。② 儿童：1ml 注射器抽吸 0.1ml PPD 原液后，再抽取 0.4ml 生理盐水。

穿刺 ——
（1）携用物至床旁，再次核对病人信息及药物。
（2）选择左前臂掌侧前 1/3 处为皮内注射部位。
（3）75% 乙醇消毒皮肤 2 遍，消毒范围直径 >5cm。
（4）排尽空气。
（5）绷紧皮肤，针尖斜面向上，与皮肤呈 5°角刺入皮内（图 5-1-2）后放平，用拇指固定针栓，其余四指固定肢体。
（6）抽回血，如无回血，另一手推动针芯，缓慢注入皮试液 0.1ml，形成 7～8mm 大小的圆形橘皮样皮丘，使皮肤变白并显露毛孔。
（7）迅速拔针，勿按压。
（8）再次核对安瓿，告知病人注意事项，洗手，签执行时间，整理用物。

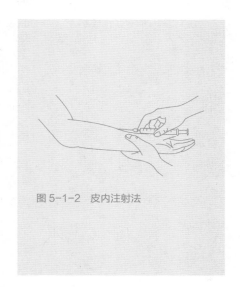

图 5-1-2　皮内注射法

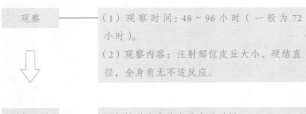

观察 —— （1）观察时间：48~96小时（一般为72小时）。
（2）观察内容：注射部位皮丘大小、硬结直径，全身有无不适反应。

判断试验结果 —— （1）核对病人信息及皮试时间。
（2）查看病人注射部位皮丘的变化，正确判断试验结果（图5-1-3）。
（3）将结果告知医生及病人，并记录。

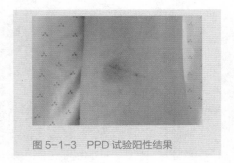

图 5-1-3　PPD 试验阳性结果

【实训拓展】

1. PPD 试验有何临床意义?

结核菌素纯蛋白衍化物（PPD）是鉴定人体是否感染结核杆菌和感染反应程度的一种生物制剂。PPD 试验阳性提示曾有结核杆菌感染，但不一定患病；若 PPD 试验结果呈强阳性，提示有活动性结核病灶。PPD 试验对婴幼儿的诊断价值大于成人，因年龄越小，自然感染率越低。PPD 试验由阴性反应转为阳性反应，或反应强度由原来的小于 10mm 增至大于 10mm，且增幅超过 6mm 时，表示新近有感染。

2. PPD 试验的硬结直径大小如何测量?

具体方法：测量皮肤硬结的横径和纵径，得出平均直径 =（横径 + 纵径）/2。

3. 如何判断 PPD 试验结果?

阴性（-）：硬结直径 <5mm 或无反应；

弱阳性（+）：硬结直径 5~9mm；

阳性（++）：硬结直径 10~19mm；

强阳性（+++）：硬结直径 ≥ 20mm 或 <20mm，但局部出现水疱、坏死及淋巴管炎。

技能实训二　痰标本采集

◇ **临床情境**

病人入院第二天，晨起测得生命体征为 T 37.5℃，P 80 次 / 分，R 20 次 / 分，BP 109/65mmHg。仍然间断咳嗽、咳少量黏痰，夜间盗汗明显，睡眠一般。为进一步寻找诊断依据，需留取痰标本找痰结核分枝杆菌。责任护士来到病房，告知病人留取痰标本的目的，并介绍痰标本留取方法及注意事项。

实训任务：指导病人正确留取痰标本。

【护理评估】

1. 健康史　病人无乙肝、伤寒等传染病和其他慢性疾病史，曾与结核病人有接触史及生活史，无食物、药物过敏史，未服用过抗结核药物。仍诉咳嗽、咳少量黏痰，盗汗。

2．身体状况　T 37.5℃，P 80 次 / 分，R 20 次 / 分，BP 109/65mmHg，病人可自行排痰，痰中偶带血丝，未见明显呼吸困难。

3．心理 - 社会状况　病人紧张焦虑情绪较前缓解，理解并配合检查。

【主要护理诊断 / 问题】

1．知识缺乏：缺乏痰标本留取的相关知识。

2．活动无耐力　与机体消耗增加有关。

【护理目标】

1. 留取痰标本方法正确。

2. 病人活动耐力增加。

【护理措施】

1. 保证病人充足的休息和睡眠，指导放松，消除其紧张的心理。

2. 详细告知病人留取痰标本的目的、意义、流程及注意事项，取得病人的配合。

3. 遵医嘱指导病人正确留取痰标本（实施详见痰标本采集操作流程及操作要点），避免痰液污染。

4. 及时送检标本，做好自身防护。

5. 指导病人循序渐进活动，避免劳累，如有不适，及时通知医护人员。

6. 加强营养支持，进食易消化、高热量、高蛋白、高维生素饮食。

【护理评价】

1. 痰标本采集方法正确，标本合格。

2. 病人疲乏感消失，活动耐力增加。

【注意事项】

1. 采集标本的最佳时机是在使用抗结核药物之前，清晨清水漱口后留痰，避免混入唾液，因清晨痰液量比平时偏多，痰内细菌也可提高检出阳性率。

2. 采集痰标本时，医护人员需注意做好自身防护，戴口罩、手套。

3. 在采集痰标本做痰结核杆菌培养时，应严格无菌技术操作，避免污染标本。

4. 为防止标本中原始菌的死亡或繁殖，送检时间最好在 30 分钟内，不得超过 2 小时。

【实训拓展】

1．痰结核分枝杆菌检查有何临床意义？

痰结核分枝杆菌检查是确诊肺结核最特异性的方法，痰中找到结核杆菌是确诊肺结核的重要依据。临床上主要有痰涂片和痰培养检查。以直接涂片镜检最常用，简单易行，但由于肺结核病人有间断且不均匀排菌的特点，一次痰液检查可能会出现漏诊，故需多次查痰。一般初诊病人留3 份痰标本（即时痰、清晨痰和夜间痰）以提高检出阳性率。痰结核杆菌培养是最可靠的方法，其敏感性和特异性高于涂片法，但检验周期长，一般需培养 2～6 周，培养至 8 周仍未见细菌生

评估 —— （1）核对病人信息。
（2）评估病人的年龄、病情、意识、心理状态及配合程度。
（3）评估病人治疗情况，可否自行排痰。

 准备 —— （1）病人准备：体位舒适，多为半坐卧位。
（2）环境准备：环境清洁，通风良好。
（3）护士准备：着装规范，洗手，戴 N95 口罩，穿一次性隔离衣。
（4）用物准备：治疗单、一次性痰盒（图 5-1-4）或无菌集痰器（图 5-1-5）、检验条形码、手套、水杯（内盛清水或漱口液）、纱布、弯盘。

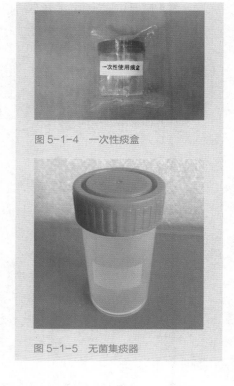

图 5-1-4　一次性痰盒

图 5-1-5　无菌集痰器

采集标本 —— （1）再次核对病人信息、标本容器及条形码。
（2）晨起用清水漱口，深呼吸，轻轻咳动数次后再用力咳出气管深处的痰液，吐入无菌集痰器内。
（3）如果做痰结核杆菌培养检查则用漱口液漱口，然后用清水漱口，再将气管深处痰液咳出，吐入无菌集痰器内。
（4）擦净口唇。

 送检标本 —— 及时送检标本。

长则报告为阴性。

2．如何对活动性肺结核病人进行健康教育，防止病原菌的播散？

（1）痰液应吐入带盖的装有消毒液的容器内，或吐在纸上直接焚烧，不可直接将痰吐于地面。因结核杆菌对外界抵抗力较强，在空气中可存活 6～8 个月，结核杆菌随尘埃被高危人群吸入可致感染。

（2）咳嗽或打喷嚏时用双层纸巾遮住口鼻，避免排出的结核杆菌悬浮在空气中播散。

（3）外出时应戴外科口罩，遮住口鼻，避免去人多拥挤的公共场所。

技能实训三　空气隔离技术

✧ 临床情境

　　入院第4天，病人PPD试验结果强阳性，痰中找到结核杆菌，确诊为"活动性肺结核"。医师将这一结果告知病人，病人表现出紧张焦虑的情绪，急切地询问医师：肺结核有传染性吗？我女儿会不会被传染上？需要住院治疗多久？面对病人这些种种疑虑，护士耐心解答，并按照传染病护理常规进行护理。

　　实训任务：正确采取空气隔离措施，避免交叉感染。

【护理评估】

1. **健康史**　病人曾与结核病人有接触史及生活史，PPD试验结果强阳性，痰中找到结核杆菌，无抗结核药物用药史。

2. **身体状况**　病人生命体征平稳，未见发热，精神及食欲较前好转，仍偶有咳嗽、咳少量痰，未见咯血及呼吸困难。

3. **心理－社会状况**　病人担心家中的女儿及其他家人被传染，疾病是否对今后的生活和工作产生不良影响，心理压力大。

【主要护理诊断/问题】

1. **有传染的危险**　与活动性肺结核有关。
2. **焦虑**　与缺乏肺结核隔离知识有关。

【护理目标】

1. 病人掌握相关隔离知识。
2. 病人配合使用抗结核药物，焦虑情绪缓解。

【护理措施】

1. 在标准预防的基础上，采取空气隔离措施（实施详见空气隔离技术操作流程及操作要点），避免交叉感染。

2. 安置病人于单间病房隔离，通向走道的门窗须关闭。有条件时，尽量使隔离病室远离其他病室或使用负压病室。严格空气消毒。

3. 向病人介绍肺结核相关隔离知识，取得其配合。

4. 如病情允许，病人应戴外科口罩，并定时更换，限制病人活动范围。

5. 遵医嘱正确使用抗结核药物，并观察其疗效。

6. 定期复查肝肾功能，监测药物不良反应。

7. 被病人污染的敷料应袋装标记后焚烧或按照"消毒－清洁－消毒"程序处理。

8. 告知病人肺结核是可以痊愈的，预后良好，消除其紧张焦虑情绪，积极配合治疗和护理。

评估 —— （1）核对病人信息。
（2）评估病人年龄、病情、意识、心理状态及配合程度。
（3）评估病人治疗情况、隔离种类。

 准备 —— （1）病人准备：病人体位舒适。
（2）环境准备：环境干净清洁，符合隔离要求。
（3）护士准备：着装规范，洗手、戴医用防护口罩（图5-1-6）。
（4）用物准备：医用防护口罩、手套、帽子、防护面屏、痰杯、84消毒液、速干手消毒液、隔离标识。

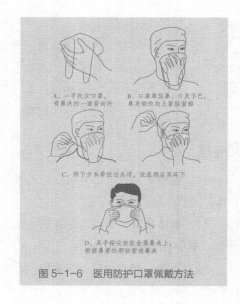

A. 一手托住口罩，有鼻夹的一面背向外

B. 口罩罩住鼻、口及下巴，鼻夹部位向上紧贴面部

C. 将下方系带拉过头顶，放在颈后双耳下

D. 双手指尖放在金属鼻夹上，根据鼻梁的形状塑造鼻夹

图5-1-6　医用防护口罩佩戴方法

入隔离室 —— （1）隔离病室外悬挂黄色隔离标识（空气隔离）。
（2）洗手，戴帽子、医用防护口罩、手套，必要时戴防护面屏。
（3）进入隔离病室。

 操作 —— 实施护理操作。

 出隔离室 —— （1）操作完毕，脱下手套。
（2）洗手后取下帽子和医用防护口罩，弃入医疗废物袋。
（3）洗手，手消毒。

 终末处置 —— （1）痰杯内的痰液集中消毒处理，吐有痰液的纸直接焚烧处理。
（2）餐具煮沸消毒5分钟，被褥、书籍暴晒6小时以上。
（3）在无人环境下，空气用紫外线照射30分钟或用过氧化氢消毒液喷雾消毒。
（4）地面用84消毒液擦拭消毒。

【护理评价】

1. 与病人接触的家属及医护人员等无结核感染发生。
2. 病人焦虑情绪解除，积极配合治疗。

【注意事项】

1. 肺结核病人住单间病室，如条件不允许，可与其他肺结核病人同居一室。
2. 房间应每日开窗通风 30 分钟，用紫外线空气消毒每日 2 次，每次 1 小时。
3. 定期对病人所用床单、被套、衣服、餐具和洗漱用品清洗和消毒。
4. 严禁随地吐痰，咳嗽或打喷嚏时，用手帕捂住嘴或戴口罩，不近距离面对他人大声说话。
5. 限制家属及其他人员探视，探视者应戴外科口罩。
6. 医务人员与病人接触时戴医用防护口罩，口罩可持续使用 6～8 小时，遇污染、潮湿及时更换。

【实训拓展】

1. 医护人员进出隔离区穿脱防护用品应遵循的程序是什么？

（1）穿戴防护用品：① 从清洁区进入潜在污染区：洗手→戴帽子→戴医用防护口罩→穿工作衣裤→换工作鞋→进入潜在污染区。② 从潜在污染区进入污染区：穿隔离衣或防护服→戴护目镜/防护面屏→戴手套→穿鞋套→进入污染区。③ 为病人吸痰、进行气管切开、气管插管等操作，可能被病人的分泌物及体内物质喷溅的诊疗护理工作前，应戴防护面罩或全面型呼吸防护器。

（2）脱防护用品：离开污染区进入潜在污染区前：摘手套、消毒双手→摘护目镜/防护面屏→脱隔离衣或防护服→脱鞋套→洗手和（或）手消毒→进入潜在污染区，洗手或手消毒。从潜在污染区进入清洁区前：洗手和（或）手消毒→脱工作服→摘医用防护口罩→摘帽子→洗手和（或）手消毒后，进入清洁区。

（3）离开清洁区：沐浴、更衣后离开清洁区。

2. 如何才能确定病人女儿是否被传染？

可以先做 PPD 试验来辅助诊断。了解孩子是否接种过卡介苗，如果没有接种过卡介苗而此次 PPD 试验阳性，表示体内有新的结核病灶，年龄越小，活动性结核可能性越大；若接种过卡介苗而 PPD 试验阳性，则不能确定已被感染，需进一步进行痰结核杆菌检查、影像学检查等，以明确诊断。

3. 结核病药物治疗的原则是什么？

结核病须早发现、早诊断、早治疗。抗结核化学药物治疗是治疗和控制疾病、防止传播的主要手段，药物治疗的原则为早期、联合、适量、规律、全程。此病可控，坚持治疗是可以痊愈的。在服药过程中注意定时监测肝肾功能等项目，以免出现药物副作用。

（李玉红）

第二节　水痘病人护理技能实训

○ **病例摘要**

　　病人，女性，15岁。因发热2天，皮疹1天入院。病人2天前无明显诱因出现发热，体温波动在37.6～38.2℃之间，1天后躯干部出现散在斑丘疹，逐渐延及面部及四肢，今日斑丘疹加重，部分形成水疱伴痛痒感，周围有明显红晕，遂来院就诊。病人目前就读于某中学，所在学校的班级近日有1名学生因"水痘"住院治疗，病人与其有接触史，规范疫苗接种，既往体健。

　　体格检查：T 38.0℃，P 94次/分，R 21次/分，BP 102/64mmHg，全身皮肤黏膜可见较多斑丘疹、水疱疹，3～5mm大小，呈椭圆形，壁薄，疹周见红晕，疹间皮肤正常。咽部充血，双侧扁桃体Ⅰ°肿大。

　　辅助检查：胸部X线示双肺纹理清晰，未见明显阴影。实验室检查：血常规示白细胞计数 $5.8×10^9/L$，中性粒细胞45%，淋巴细胞50%；肝功能：白蛋白31g/L，球蛋白30g/L，总胆红素6.4μmol/L，谷丙转氨酶45U/L，谷草转氨酶56U/L；电解质：钾4.7mmol/L，钠132.7mmol/L，氯98.4mmol/L。

　　诊断：水痘。

技能实训四　水痘疱疹护理

◇ **临床情境**

　　入院第2天，病人诉皮疹增多，伴痛痒感。体格检查：T 37.5℃，P 84次/分，R 19次/分，BP 105/68mmHg，新增皮疹主要集中在胸腹部及腰部，颜面部较少。原先的疱疹少量趋向结痂，部分疱壁紧张，疱疹液清亮，少数疱疹已破溃，出现糜烂面和少许渗液，皮损以躯干、四肢为主。病人自诉疱疹破溃可能因夜间睡眠时，疱疹瘙痒不自觉挠抓所致。病人为15岁年轻少女，担忧皮肤留下瘢痕。

　　实训任务：严格执行接触隔离，实施局部皮肤护理，防止破溃皮肤继发感染。

【护理评估】

　　1. **健康史**　病人既往体健，按计划接种水痘疫苗，与水痘病人有接触史，无免疫抑制剂应用史。自诉皮疹增多，新增皮疹主要集中在胸腹部及腰部，伴痛痒感。睡眠时不自觉抓挠致少量疱疹破溃。

　　2. **身体状况**　T 37.5℃，P 84次/分，R 19次/分，BP 105/68mmHg，少数疱疹已破溃，出现糜烂面和少许渗液。

　　3. **心理-社会状况**　病人担忧疾病转归，担心愈后皮肤留有瘢痕。

【主要护理诊断／问题】

1．皮肤完整性受损 与皮肤痛痒，抓挠后疱疹破溃有关。

2．有感染的危险 与皮肤破损有关。

3．焦虑 与担心预后及自身形象受损有关。

【护理目标】

1. 受损皮肤范围未见扩大。

2. 破溃受损皮肤愈合好，未留瘢痕，无继发感染。

3. 了解疾病相关知识及转归，病人紧张焦虑情绪缓解。

【护理措施】

1. 安置病人于单间隔离病室，病室负压通风，减少人员流动，保证足够的休息和睡眠。

2. 在标准预防的基础上，实施空气隔离和接触隔离，避免交叉感染。

3. 避免进食辛辣刺激性食物，多饮水，促进药物和毒素的排泄，减少药物的副作用。

4. 保持皮肤清洁，温水轻拭皮肤，禁用皂液、乙醇擦拭皮肤。病人应选择宽松、质地柔软的棉质衣物，勤换内衣。

5. 皮肤瘙痒时，不可随意抓挠，尤其颜面部，以免破皮引起化脓感染，留下瘢痕，影响美观。

6. 可涂炉甘石洗剂止痒，涂擦前注意摇匀；破溃处外涂抗病毒药；继发细菌感染者局部涂抗生素软膏（实施详见水痘疱疹护理流程及操作要点）。

7. 修剪指甲，必要时戴防抓伤防护手套。儿童病人可为其戴布制手套或用布包手。

8. 注意观察皮疹发展情况及有无继发细菌感染。

9. 密切监测病人生命体征，尤其注意病人的体温变化。

10. 向病人讲解水痘的形成及预后，疾病具有自限性，可不留瘢痕，减轻病人的心理负担，解除病人顾虑。

【护理评价】

1. 皮疹好转，皮肤受损范围减少。

2. 破溃皮肤无继发感染。

3. 病人对疾病转归有一定的了解，焦虑情绪缓解。

【注意事项】

1. 限制病人的活动范围，限制探陪，探视者进入隔离室前应穿戴好相应防护用品。接触病人前后均应严格执行手卫生。

2. 减少病人的转运，如需转运，应采取有效措施，减少对其他病人、医务人员和环境表面的污染。

3. 病人接触过的一切物品均应先灭菌，再按照"清洁－消毒－灭菌"程序处理，被病人污染的垃圾袋标记后直接焚烧。

4. 为病人进行皮肤护理时，动作宜轻柔，以免擦破皮疹，手上有伤口时戴双层手套。

5. 皮疹结痂后让其自行脱落，不可强行撕脱，翘起的痂皮可用消毒剪刀剪去。

评估 → （1）核对病人信息。
（2）评估病人的治疗情况、心理状态及配合程度。
（3）评估病人皮疹的分布、数量、皮肤的完整性等。

⬇

准备 → （1）病人准备：体位舒适，排尽大小便。
（2）环境准备：环境干净整洁，符合隔离要求，隔帘遮挡。
（3）护士准备：着装规范，洗手、戴口罩。
（4）用物准备：生理盐水、棉签、弯盘、手套、医用防护口罩、隔离衣、速干手消毒剂，遵医嘱备外用药。

⬇

进隔离室 → （1）洗手。
（2）戴医用防护口罩和手套。
（3）必要时穿隔离衣。
（4）进入隔离室。

⬇

皮肤护理 → （1）暴露皮疹处皮肤，注意保暖及保护隐私。
（2）用棉签蘸取生理盐水清洁皮疹，待干。
（3）未破溃皮疹（图5-2-1），涂抹炉甘石洗剂。
（4）已破溃的皮疹，涂抹外用抗病毒药，必要时涂抗生素软膏。
（5）协助病人更换衣物，更换清洁被服，整理床单位。

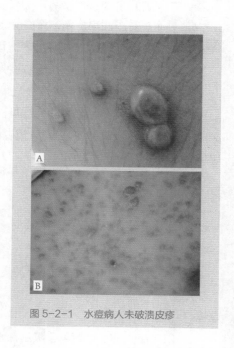

图5-2-1　水痘病人未破溃皮疹

⬇

出隔离室 → （1）脱手套，洗手。
（2）摘除医用防护口罩、脱隔离衣。
（3）洗手、手消毒。

⬇

终末处置 → （1）病人衣物和被服先消毒后清洗。
（2）医疗废物集中处理。

6. 水痘病人慎用免疫抑制剂。

【实训拓展】

1．如何预防水痘？

（1）病人应予空气隔离和接触隔离至全部疱疹结痂，被其血液、体液污染的物品、用具可用煮沸或日晒等方法进行消毒。

（2）对于免疫功能低下、正在使用免疫抑制剂治疗的病人或孕妇，如有接触史，应肌内注射丙种球蛋白 0.4 ~ 0.6ml/kg，或带状疱疹免疫球蛋白 0.1ml/kg。

2．水痘出疹的特点有哪些？

（1）出疹顺序：水痘的皮疹先见于躯干和头部，后延及面部及四肢，分批出现。

（2）疱疹分布：皮疹呈向心性分布，主要位于躯干，其次为头部和颜面部。四肢相对较少，手掌、足底可更少。

（3）疱疹数量：非常多，且不同形态的疱疹同时存在。

（4）疱疹演变：一般初为红色斑疹，后变为丘疹，再发展成疱疹，最后结痂，大约一周痂皮脱落愈合。

（5）疱疹特点：椭圆形，单房性，疹液透明，后变混浊，常伴瘙痒感。

3．水痘常见并发症有哪些？

（1）皮疹继发细菌感染，如化脓性感染、脓毒症等。

（2）肺炎：原发性水痘肺炎多见于成人病人或免疫功能缺陷者。轻者可无临床表现，仅胸部X线检查有肺部弥漫性结节性浸润；重者有咳嗽、胸痛、呼吸困难等症状；严重者可死于急性呼吸衰竭。继发性肺炎多为继发细菌感染所致，见于小儿。

（3）肝炎：轻者表现为转氨酶升高，重者可出现肝性脑病。

（4）脑炎：发生率低于 1%，多见于出疹后 1 周左右，临床表现和脑脊液改变与一般病毒性脑炎相似，病死率为 5% 左右。严重者可遗留神经系统后遗症。

（李玉红）

第三节　病毒性肝炎病人护理技能实训

○ 病例摘要

病人，男性，58 岁，个体经营户。因疲倦乏力、食欲下降、腹胀10 天，皮肤巩膜黄染 5 天入院。自诉 10 天前家中装修新房，劳累后出现食欲下降、腹胀、乏力等现象，5 天前出现尿黄、皮肤巩膜黄染，偶有恶心、呕吐。既往有慢性乙型肝炎病史 7 年，在家间断服用恩替卡韦分散片抗病毒治疗，肝区时常隐约不适。否认结核病、高血压、糖尿病史，无药物过敏史，无烟酒嗜好。

体格检查：T 37.0℃，P 72 次 / 分，R 17 次 / 分，BP 130/80mmHg，

病人意识清醒，慢性病容，消瘦，面色灰暗，可见肝掌及蜘蛛痣，腹部略膨隆，有明显压痛及反跳痛，移动性浊音（＋），肝、脾肋缘下均可触及，下肢轻度凹陷性水肿。

辅助检查：电子胃镜检查示食管、胃底静脉中度曲张。实验室检查：肝功能示血清谷丙转氨酶76U/L，总胆红素280μmol/L，白蛋白25.8g/L；凝血功能：凝血酶原百分率32%；乙肝三对：乙肝病毒表面抗原阳性，乙肝病毒e抗原阳性，乙肝病毒核心抗体阳性；乙肝病毒DNA定量2.53×10³拷贝。

诊断：肝炎肝硬化（失代偿期）；病毒性肝炎（慢性重型乙型）。

技能实训五　病毒性肝炎病人接触隔离技术

◇ 临床情境

病人经过1周护胃、护肝、退黄疸等对症治疗后，病情趋于稳定，精神及食欲有所好转。病人早餐进食豆浆和油条。午后，病人感觉胃部隐约不适，伴恶心，晚饭未进食，夜间辗转难眠，未告知医护人员。次日清晨医师查房，病人诉头晕、疲乏无力，上腹部不适，恶心症状加重。上午10点左右，病人解柏油样大便1次，量约50g，随即呕吐咖啡色液体约200ml。病人及家属均紧张不已，紧急配合医师抢救。

实训任务：立即配合医师进行抢救，迅速补充血容量，及时清除呕吐物。

【护理评估】

1. **健康史**　病人既往有慢性乙型肝炎病史7年，病情反复，间断服用恩替卡韦分散片抗病毒治疗，无烟酒嗜好，无药物过敏史。今晨起头晕、无力，面色苍白，恶心，上腹部不适。

2. **身体状况**　T 36.8℃，R 21次/分，P 120次/分，BP 97/58mmHg，解柏油样大便1次约50g，呕咖啡色液体约200ml。电子胃镜检查示食管、胃底静脉中度曲张。

3. **心理-社会状况**　病人受教育程度低，经济基础薄弱，对病情转归以及住院花费表示担忧。

【主要护理诊断/问题】

1. **潜在并发症：血容量不足**　与上消化道出血所致血容量不足有关。
2. **恐惧**　与上消化道出血，担忧预后有关。

【护理目标】

1. 维持有效循环血容量。
2. 活动性出血停止，病人的恐惧程度减轻。

【护理措施】

1. 在标准预防的基础上采取接触隔离（实施详见病毒性肝炎病人接触隔离操作流程及操作要点）。

2. 立即取平卧位，呕血时头偏向一侧，给予病人心电监护，吸氧。

3. 建立静脉通路，积极配合医师迅速、准确地实施输血、输液、各种止血治疗及用药等抢救措施。

4. 密切观察病人生命体征、有无再发出血情况，做好抢救及护理记录。

5. 安慰病人及其家属，保持病人情绪稳定，以免激动诱发再次出血。

【护理评价】

1. 病人未出现低血容量性休克，有效止血。

病毒性肝炎病人接触隔离操作流程及操作要点

评估	（1）核对病人信息。 （2）评估病人的意识、生命体征、心理状态及配合程度。 （3）评估病人呕吐物及大便的量、颜色、性状和伴随症状。
准备	（1）病人准备：立即取平卧位并将下肢略抬高，呕吐时头偏向一侧。 （2）环境准备：环境安静整洁，符合抢救及隔离要求。 （3）护士准备：着装规范，洗手、戴口罩。 （4）用物准备：手套、护目镜、隔离衣、防护面屏、纱布、含氯消毒剂，必要抢救设备。
实施抢救	（1）洗手，戴手套。 （2）穿隔离衣、必要时戴防护面屏、护目镜。 （3）协助病人去枕平卧（必要时取休克体位），及时用纱布清除口腔内血迹、污物，保持呼吸道通畅。 （4）及时配合进行抢救。 （5）做好抢救记录。 （6）嘱绝对卧床休息，注意保暖。
抢救完毕	（1）脱手套，洗手。 （2）摘除口罩、护目镜。 （3）脱防护面屏、隔离衣。 （4）洗手、手消毒。
终末处置	（1）更换清洁衣物和被服，整理床单位。 （2）污染衣物和被服按"消毒—清洁—消毒"流程处理。 （3）病人呕吐物及排泄物用含氯消毒液浸泡后排放。 （4）含氯消毒剂擦拭床头柜、床栏。

2. 病人的恐惧程度减轻，积极配合治疗和护理。

【注意事项】

1. 病人的血液、呕吐物、排泄物均携带乙肝病毒，医护人员必须戴手套、口罩，必要时戴护目镜，穿隔离衣进行各项操作。

2. 严格执行手卫生。

3. 用过的注射器针头或采血针等锐器应直接放入耐刺、防渗漏的锐器盒内，禁止回套针帽。

4. 为病人进行抽血、肌内注射等操作时，工作人员必须做好自身防护，严防针刺伤。

【实训拓展】

1. 本案例中，病人为什么会突发上消化道出血？在饮食方面有哪些注意事项？

病人食管、胃底静脉中度曲张，在吞咽坚硬而油腻的食物时，机械的刺激使曲张的静脉血管破裂，致使上消化道出血。

饮食注意事项：

（1）暂禁食，静脉补充营养。

（2）经止血治疗，无新发出血后，可进食少量温凉、清淡流质饮食。

（3）胃部无不适后，可改为营养丰富、易消化、无刺激性的半流质软食。

（4）逐渐过渡为低盐少渣饮食。禁食粗纤维、坚硬、刺激性食物，以防诱发再次出血。

2. 接触隔离标准预防的措施有哪些？

（1）接触病人周围环境后应洗手。

（2）接触或可能接触到病人的血液、体液、分泌物、排泄物时应戴手套，脱手套后洗手，手消毒。

（3）面部可能被血液或其他体液喷溅时，戴护目镜、防护面屏。

（4）当衣物或皮肤可能会受到病人的血液或其他体液喷溅时，穿隔离衣或防水围裙，处置完毕脱隔离衣后，洗手，手消毒。

（5）使用后的注射针头和其他锐器物应直接放入锐器盒内，避免二次处理，严防针刺伤。

3. 如何判断继续或再次出血？

（1）反复呕血，甚至呕吐物由咖啡色转为鲜红色。

（2）黑便次数增多且稀薄，色泽转为暗红色，伴肠鸣音亢进。

（3）周围循环衰竭的表现经补液、输血而未改善，或好转后又恶化，血压波动，中心静脉压不稳定。

（4）红细胞计数、血细胞比容、血红蛋白测定不断下降，网织红细胞计数持续升高。

技能实训六　保留灌肠

◇ 临床情境　⋯⋯⋯⋯⋯⋯⋯⋯⋯⋯⋯⋯⋯⋯⋯⋯⋯⋯⋯

病人上消化道出血后第 2 天。经昨日医护人员的全力救治，病人的出血情况得到控制，生命体征平稳，心电监护示：T 37.2℃，P 76 次 / 分，R 18 次 / 分，BP 115/70mmHg，SpO$_2$95%。今日未再发呕血及黑便。考虑到病人昨日上消化道出血会有一定量的积血积存于肠道，可能会诱发肝性脑病。医师开具医嘱：乳果糖 30ml+ 食醋 30 ml+ 生理盐水 40ml 保留灌肠。

实训任务：正确执行保留灌肠，减少肠道对氨的吸收。

【护理评估】

1. **健康史**　消化道出血后第 2 天，现出血情况得到控制，病人自觉症状好转。无结核病、高血压、糖尿病史，无药物过敏史，无烟酒嗜好。

2. **身体状况**　T 37.2℃，P 76 次 / 分，R 18 次 / 分，BP 115/70mmHg，$SpO_2$95%，暂未见呕血及黑便。

3. **心理 - 社会状况**　病人经过医师对病情及治疗方案详细解释后，现已情绪稳定，安全感增强。

【主要护理诊断 / 问题】

1. **潜在并发症**：肝性脑病。
2. **知识缺乏**：缺乏疾病及灌肠操作方面的知识。

【护理目标】

1. 病人未发生肝性脑病。
2. 病人了解相关知识，主动配合治疗和操作。

【护理措施】

1. 提供安全舒适的环境，告知病人注意卧床休息，保证充足的睡眠。
2. 观察病人的意识及生命体征、出血倾向，加强巡视。
3. 指导病人进食低脂、高维生素、优质低蛋白清淡易消化饮食，少量多餐，不宜过饱。
4. 观察大便的颜色及性状，避免排便用力过猛；体弱乏力者，于床上或床旁排便，注意保持大便通畅。
5. 输注新鲜冰冻血浆、白蛋白或免疫球蛋白，加强支持治疗。
6. 遵医嘱予以乳果糖 + 食醋 + 生理盐水保留灌肠（实施详见保留灌肠操作流程及操作要点）。
7. 向病人解释保留灌肠的目的、方法及配合要点，取得病人的理解。

【护理评价】

1. 正确实施保留灌肠，病人未发生肝性脑病。
2. 病人对疾病知识有一定了解，能主动配合操作及护理。

【注意事项】

1. 告知病人提前排空大小便。
2. 插管动作轻柔，在灌肠过程中密切观察病人反应，如出现脉速、面色苍白、出冷汗、剧烈腹痛、心慌气促，应立即停止灌肠，通知医生，积极处理。

评估 ——（1）核对病人信息。

（2）评估病人的年龄、病情、意识、心理状况及配合程度。

（3）评估病人的治疗情况、排便情况，肛周皮肤黏膜状况，有无痔疮。

准备 ——（1）病人准备：排空大小便，取左侧卧位。

（2）环境准备：环境安全整洁，光线充足，关闭门窗，隔帘遮挡。

（3）护士准备：着装规范，洗手，戴口罩，穿隔离衣。

（4）用物准备：肠道冲洗袋、治疗碗、20ml注射器、按医嘱备灌肠药、肛管（20号以下）、润滑剂、棉签、手套、弯盘、卫生纸、一次性垫单、小垫枕、便盆和便盆巾、输液架。

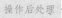**保留灌肠** ——（1）将乳果糖30ml、食醋30ml、生理盐水40ml共同注入治疗碗内，混匀。关闭肠道冲洗袋开关，将药液注入袋内。

（2）携用物至床旁，再次核对病人信息。

（3）安置病人于左侧卧位，臀部移至床边。

（4）将垫枕、垫单置于病人臀下，抬高臀部10cm。

（5）戴手套，润滑肛管前端，排尽肛管内空气，夹管。

（6）缓慢插入肛门10~15cm（图5-3-1）。

（7）打开冲洗袋开关，缓慢注入药液。

（8）注入完毕，抬高肛管尾端。

（9）拔出肛管，擦净肛门，取下手套。

（10）嘱病人尽量保留药液1小时以上。

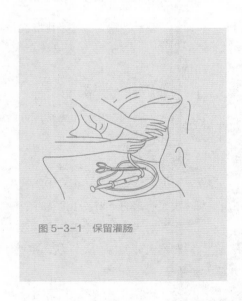

图5-3-1 保留灌肠

操作后处理 ——（1）排便：将便盆及便盆巾轻柔地塞入病人臀下，协助病人排便。

（2）协助病人整理衣物，保持床单位整洁，安置病人于舒适体位。

（3）接触病人的污物弃入医疗废物袋内，排泄物消毒后统一排放。

洗手、记录 ——（1）脱手套，脱隔离衣，洗手，手消毒。

（2）记录内容：灌肠时间，灌肠液种类及量，病人反应，排出粪便的量、颜色和性状。

（3）记录方式举例：灌肠后排便1次，记录为1/E。

3. 如病人感觉腹胀或有便意时，嘱深呼吸，适当减慢灌肠液流速。

4. 灌肠液面下降过慢或停止，考虑粪块堵塞管孔，可移动或轻轻挤捏肛管。

5. 灌肠液宜选用温水或弱酸性溶液，禁用肥皂水，以减少氨的产生和吸收；心衰者，禁用生理盐水灌肠。

6. 保留灌肠的要诀是肛管要细、插入要深、液量宜少，压力要低，推注要慢，保留药液时间要长。

【实训拓展】

1. 发生肝性脑病的诱因有哪些？肝性脑病的临床分度及表现如何？

常见的诱因：上消化道出血、高蛋白饮食、严重感染、大量排钾利尿、大量放腹水、使用镇静剂等。

肝性脑病临床分为四度。

（1）轻型肝性脑病：轻度性格改变和行为异常，如衣冠不整或随地便溺，淡漠少言或欣快激动，扑翼样震颤可引出，脑电图多数正常。

（2）中型肝性脑病：表现为意识错乱、睡眠障碍、行为异常。病人对时间、地点、人物的概念混乱，不能完成简单的计算题，出现睡眠时间倒错、健忘等轻度精神异常，可出现嗜睡、行为异常、言语不清、书写及定向力障碍，脑电图有特异性异常。

（3）重度肝性脑病：以昏睡和精神错乱为主，大部分时间病人呈昏睡状态，但可以唤醒，醒时尚可应答，但常有意识不清和幻觉，脑电图明显异常。

（4）深昏迷状态：意识完全丧失，不能唤醒。

2. 为什么乳果糖保留灌肠可预防和治疗肝性脑病？

采用乳果糖溶液保留灌肠可及时清除肠内含氨物质，同时使肠内 pH 下降保持偏酸环境，可减少氨的形成和吸收，达到降低血氨的目的。

（李玉红）

第四节　人感染高致病性禽流感病人护理技能实训

○ 病例摘要

病人，男性，69 岁。因咳嗽、腹泻、腹痛、胸闷 5 天，高热 3 天入院。5 天前上午，在养鸡场结束 1 天工作后，病人突然出现腹泻、腹痛、胸闷，偶有咳嗽，未见发热。回家后自服止泻止痛药，药名不详，后症状稍有缓解。3 天前开始发热，T 38.9℃，咳嗽、胸闷症状加重。既往体健，按计划免疫，接触过患病动物的皮毛、排泄物，无乙肝、伤寒等传染病及其他慢性病，无食物药物过敏史。

体格检查：T 39.1℃，P 98 次 / 分，R 26 次 / 分，BP 105/67mmHg，

意识清醒，精神萎靡，咽部充血，听诊双肺过清音，腹部无压痛、反跳痛。

　　　辅助检查：胸部 CT 提示右肺炎性改变，双侧胸腔积液；X 线胸片可见肺内斑片状，弥漫性浸润。实验室检查：白细胞计数 $6.7 \times 10^9/L$，中性粒细胞百分比 83.6%；心肌酶：肌酸激酶 407U/L。

　　　诊断：发热腹泻查因：人感染高致病性禽流感？

技能实训七　防护用品的使用

◇ 临床情境 ···

　　　病人由平车推送入院，行入院宣教。病人呼吸急促、咳嗽、咳痰，诉腹泻。体格检查：T 38.7℃，P 96 次/分，R 25 次/分，BP 140/80mmHg。实验室检查：白细胞计数为 $4.2 \times 10^9/L$，中性粒细胞百分比 84.2%；C 反应蛋白 8.4mg/L。应用荧光定量 PCR 方法检测病人痰液，检测结果为禽流感病毒核酸阳性。确诊为人感染性高致病性禽流感。入科第 2 日胸部 CT 复查提示两肺炎症范围扩大，抗感染治疗效果不佳。病人在高流量面罩给氧的情况下，血氧饱和度维持在 91%～95% 之间，安置于抢救病房，单间隔离。

　　　实训任务：正确穿脱防护用品，做好职业防护。

【护理评估】

　　1. **健康史**　病人既往体健，接触过患病动物的皮毛、排泄物。既往无乙肝、伤寒等传染病，无食物药物过敏，意识清醒，精神差，呼吸急促、咳嗽、咳痰，腹泻。

　　2. **身体状况**　T 38.7℃，P 96 次/分，R 25 次/分，BP 140/80mmHg，血氧饱和度维持在 91%～95% 之间。荧光定量 PCR 方法检测结果示禽流感病毒核酸阳性。暂未见胸痛、头痛等现象。

　　3. **心理 - 社会状况**　病人及其家庭成员对疾病知识不了解，由于急性起病，进展快、隔离治疗等因素，病人出现焦虑、恐惧等心理状况。

【主要护理诊断 / 问题】

　　1. **体温过高**　与禽流感病毒的侵入有关。

　　2. **恐惧**　与隔离、担心疾病预后有关。

　　3. **知识缺乏**：医护人员对职业防护的认知不足。

【护理目标】

　　1. 体温较前下降。

　　2. 病人恐惧情绪解除，积极配合治疗护理。

　　3. 医护人员能正确执行防护用品的穿戴。

　　4. 医护人员职业防护的认知提高。

【护理措施】

1. 安置病人于单间病房隔离，环境安静舒适，利于保证其充足的休息及睡眠。

2. 严密监测病人生命体征及血氧饱和度的变化，观察意识改变。

3. 做好基础护理，增强病人舒适度，防止继发感染。

4. 高热者，加强体温监测，遵医嘱予以物理降温或药物降温。

5. 制订全面饮食营养计划，进食高热量、高蛋白、高维生素、营养丰富且易消化的饮食。

6. 做好心理护理，主动向病人讲解疾病的相关知识和治疗方案，利用沟通技巧对病人进行多种方式的心理疏导，鼓励病人以积极的态度面对疾病，树立战胜病魔的信心。

7. 接触病人前后均应严格执行手卫生。根据暴露风险程度采取相应的防护措施：① 接触病人的血液、体液、分泌物、排泄物、呕吐物及污染物品时应戴橡胶手套，必要时戴双层手套，脱手套后洗手，再用手消毒剂消毒双手。② 进入隔离病房巡视病人或查房，与病人近距离接触，如静脉输液、翻身、吸痰等操作时，戴外科口罩或医用防护口罩、护目镜、防护服（实施详见防护用品使用操作流程及操作要点）。③ 防护用品被病人血液、体液、分泌物等污染时应及时更换。④ 正确穿戴和脱摘防护用品，脱去手套或隔离服后立即洗手和手消毒。⑤ 严防针刺伤。⑥ 接触病人后的医疗器械、器具按要求进行清洁与消毒。

【护理评价】

1. 病人体温逐渐下降，未发生暴露。

2. 病人恐惧情绪解除，主动配合治疗和护理，病人及家属对疾病均有所了解。

3. 医护人员正确执行防护用品穿戴。

防护用品使用操作流程及操作要点

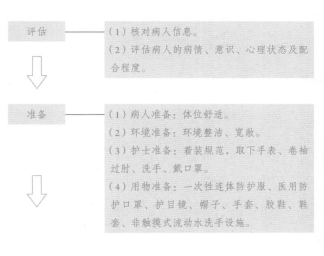

评估 —— （1）核对病人信息。
（2）评估病人的病情、意识、心理状态及配合程度。

准备 —— （1）病人准备：体位舒适。
（2）环境准备：环境整洁、宽敞。
（3）护士准备：着装规范，取下手表、卷袖过肘、洗手、戴口罩。
（4）用物准备：一次性连体防护服、医用防护口罩、护目镜、帽子、手套、胶鞋、鞋套、非触摸式流动水洗手设施。

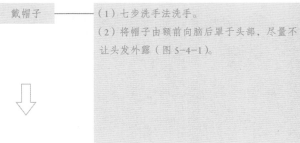

戴帽子 —— （1）七步洗手法洗手。
（2）将帽子由额前向脑后罩于头部，尽量不让头发外露（图5-4-1）。

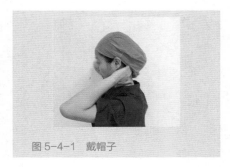

图5-4-1 戴帽子

戴口罩	（1）一手托住口罩，有鼻夹一面背向外。 （2）将口罩罩住口、鼻、下巴，紧贴面部。 （3）在颈后双耳下及头顶中部分别系带。 （4）双手指尖放在金属鼻夹上，从中间位置分别向两侧移动和向内按压，塑造鼻夹（图5-4-2）。 （5）检查口罩密合性：双手完全盖住口罩，快速呼气。如有漏气调整鼻夹位置。

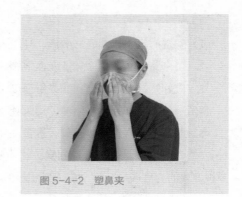

图 5-4-2 塑鼻夹

穿防护服	（1）一次性连体防护服，干燥，大小合适，确定内面和外面。 （2）穿下衣。 （3）穿上衣。 （4）戴帽子。 （5）拉拉链。

戴护目镜	戴护目镜（图5-4-3），调节舒适度。

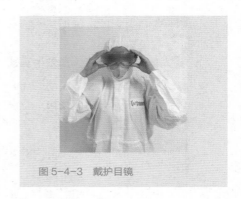

图 5-4-3 戴护目镜

穿胶鞋或鞋套	（1）穿胶鞋，将防护服裤脚罩于胶鞋外面。 （2）穿鞋套。

戴手套	（1）戴上一次性橡胶手套，将防护服袖口罩于手套内。 （2）戴第二层加强型防护手套。

完成护理操作	（1）集中进行治疗护理操作。 （2）防护用品如有破损、污染、潮湿等，及时更换。

脱手套、摘护目镜	（1）操作完毕，脱掉第一层加强型防护手套。 （2）抓住护目镜一侧边缘，轻轻摘下，弃入医疗废物袋。

脱防护
服、脱胶 ———— （1）拉开拉链，拉到底。
鞋或鞋套 　　　　　（2）向上提拉帽子，使其脱离头部。
　　　　　（3）先脱袖子，再由上向下边脱边卷，污染
　　　　　面朝里（图 5-4-4）。
　　　　　（4）用防护服包裹胶鞋，防护服内面始终朝
　　　　　外，一起弃入医疗废物袋。

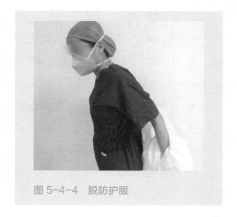
图 5-4-4　脱防护服

脱口罩和 ———— （1）摘掉第二层手套。
手套、摘 　　　　　（2）口罩内面朝外，防止污染（图 5-4-5）。
帽子 　　　　　（3）将帽子内面朝外取下，放入污物袋。

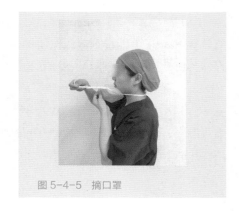
图 5-4-5　摘口罩

整理用物 ———— 收拾用物、洗手、消毒。

【注意事项】

　　1. 防护服只能在规定区域内穿脱，穿前检查有无潮湿、破损，长短是否合适

　　2. 接触多个同类传染病的病人时，防护服可连续使用，接触疑似病人时，防护服应每次更换。

　　3. 防护服如有潮湿、破损或污染，应立即更换。

　　4. 临床医护人员在接触甲类或按甲类传染病管理的传染病病人时，接触空气传播或飞沫传播的传染病病人，可能受到病人血液、体液、分泌物、排泄物喷溅时，应穿防护服。

【实训拓展】

　　1. 护理一位人感染高致病性禽流感病人的整个过程中，何时应洗手、手消毒？

　　（1）接触人感染高致病性禽流感病人前后。

　　（2）接触病人血液、体液、排泄物、分泌物和被污染物品后。

　　（3）进入和离开隔离病房穿戴防护用品前、脱掉防护用品后。

　　（4）在同一病人身上，从污染操作转为清洁操作之间。

　　（5）戴手套前，摘手套后。

　　2. 人感染高致病性禽流感病毒的特性及常见灭活方法有哪些？

　　特性：人感染高致病性禽流感病毒对外界环境抵抗较强。在低温环境的粪便中，病毒至少能存活 3 个月，在 22℃水中能存活 4 天，在 0℃能存活 30 天以上。

常见灭活方法：人感染高致病性禽流感病毒对乙醚、三氯甲烷、丙酮等有机溶剂均敏感。常用消毒剂如氧化剂、稀酸、卤素化合物（如漂白粉和碘剂）等均可迅速破坏其感染性，将其灭活。禽流感病毒对热比较敏感，65℃加热30分钟或煮沸（100℃）2分钟以上可灭活。病毒在阳光直射下40～48小时即可灭活，如果用紫外线直接照射，可迅速破坏其传染性。

3．如何对人感染高致病性禽流感病人进行隔离？

人感染高致病性禽流感是通过飞沫传播和接触传播，因此，在标准预防的基础上，需采取飞沫隔离和接触隔离的双重隔离措施。主要传染源为病、死禽和健康携带禽流感病毒的水禽。

（1）病人管理：单间隔离，经病原学确诊的同类型感染病人可同室安置。病人的活动限制在隔离病房内，离开隔离区域时，应戴外科口罩。严格限制探视，如需探视，探视者应正确穿戴个人防护用品，严格执行手卫生。

（2）消毒、灭菌：病区通风良好，定时用空气消毒机进行空气消毒，每日2次。地面可用含有效氯2000mg/L消毒剂喷洒作用60分钟后再拖地。接触病人的听诊器、体温计、血压计等医疗器具应专人专用。非专人专用的医疗器具使用后，应彻底清洁和消毒。血压计及听诊器可用75%～80%乙醇擦拭。

（3）医疗废物消毒处理：病人分泌物、排泄物应收集在装有1500～2500mg/L含氯消毒液的加盖容器内，消毒作用时间为30～60分钟。病人使用后的衣被、床单应收集在加盖容器内，集中清洗并消毒。病人的生活垃圾用双层黄色垃圾袋盛装，标识明确，集中焚烧处理。

（王延莉）

第五节　钩端螺旋体病病人护理技能实训

○ 病例摘要

病人，男性，24岁，农民。因畏寒、发热伴全身酸痛5天，皮肤巩膜黄染1天入院。病人5天前突然寒战、高热，体温最高达39.5℃，于当地卫生院行抗感染治疗，体温未见明显下降。1天前出现皮肤巩膜黄染、尿黄。既往体健，无乙肝、伤寒等传染病和慢性疾病史，无食物药物过敏史，有疫水接触史。

体格检查：T 38.7℃，P 103次/分，R 24次/分，BP 121/79mmHg，病人意识清醒，急性面容，结膜充血，皮肤及巩膜中度黄染，有散在出血点，浅表淋巴结肿大，肝肋下1.0cm，压痛（＋），脾肋下未触及。

辅助检查：胸部X线结果示双肺弥散性点、片状或融合性片状阴影。实验室检查：血常规示白细胞计数15.4×10^9/L，中性粒细胞百分比80%，淋巴细胞百分比20%；总胆红素85μmol/L；尿常规：尿蛋白（＋），白细胞8～15/μl，红细胞20～30/μl。钩端螺旋体特异性抗体血清学检查显示血清凝集效价1：300。

诊断：钩端螺旋体病。

技能实训八　钩端螺旋体病病人接触隔离技术

◇ 临床情境

　　　　病人平车推送入病房，责任护士接待，行入院宣教。体格检查：T 39.1℃，P 106 次 / 分，R 25 次 / 分，BP 130/85mmHg。病人意识清醒，痛苦面容，精神萎靡，皮肤巩膜中度黄染，全身肌肉酸痛明显，肾区轻度叩击痛，腓肠肌轻压痛，结膜充血，皮肤可见散在出血点，注射部位可见瘀斑，尿色深黄，24 小时尿量约 900ml。遵医嘱给予抗感染、护肝、止血、营养支持治疗。

　　　　实训任务：实施接触隔离技术，减少钩端螺旋体病的传播与扩散。

【护理评估】

　　1. **健康史**　既往体健，有疫水接触史（10 余天前曾于稻田间劳作数日），未接触患病动物的皮毛、排泄物等，无乙肝、伤寒等传染病和慢性疾病史，无食物药物过敏史。病人意识清醒，痛苦面容，精神萎靡，全身肌肉酸痛明显。

　　2. **身体状况**　T 39.1℃，P 106 次 / 分，R 25 次 / 分，BP 130/85mmHg。病人结膜充血，皮肤可见散在出血点，注射部位可见瘀斑，肾区轻度叩击痛，腓肠肌轻压痛，皮肤巩膜中度黄染，尿色深黄；无咳嗽、咳痰、痰中带血及呼吸困难，无鼻出血、呕血及便血等。

　　3. **心理 - 社会状况**　病人缺乏对相关疾病知识的了解，担心传染给其家人，存在紧张、焦虑心理。

【主要护理诊断 / 问题】

　　1. **体温过高**　与感染有关。

　　2. **有出血的危险**　与钩体毒素侵袭致血管壁损伤有关。

　　3. **焦虑**　与病情进展及对疾病缺乏认识有关。

　　4. **防护无效**　与医护人员对接触隔离的认知和执行欠缺有关。

【护理目标】

　　1. 病人体温较前下降。

　　2. 瘀斑消退，未见出血。

　　3. 病人对疾病知识了解，焦虑情绪解除。

　　4. 医护人员能正确执行接触隔离技术，防护有效。

【护理措施】

　　1. 密切观察病人的体温变化，遵医嘱采取冰袋或温水擦浴物理降温，避免乙醇擦浴。钩端螺旋体病一般不用退热药，因服用退热药后，可使体温骤降，易引起周围循环衰竭。

　　2. 监测生命体征，注意有无呼吸和心率加快，血压下降等出血性休克的表现。

　　3. 观察皮肤黏膜瘀斑范围，注意有无鼻出血、呕血、黑便、血尿等。

　　4. 急性期病人应严格卧床休息，恢复期可逐渐增加活动量。

　　5. 给予高热量、低脂、适量蛋白、少渣易消化的流质或半流质饮食，鼓励病人多饮水。

6. 评估病人及家属的心理状况及应对方式，做好病人和家属的思想工作，耐心解释病情，既要认识疾病的严重性，也要认识疾病的可治性，树立战胜疾病的信心，消除紧张焦虑心理。

7. 严格和正确执行接触隔离技术（实施详见钩端螺旋体病病人接触隔离操作流程及操作要点），切断传播途径，保护易感人群，真正做到有效防护。

钩端螺旋体病病人接触隔离操作流程及操作要点

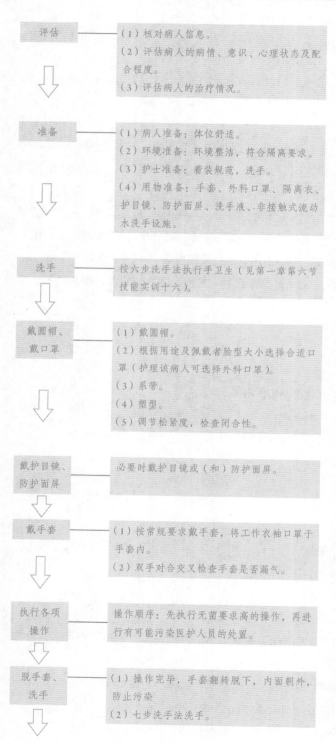

评估
（1）核对病人信息。
（2）评估病人的病情、意识、心理状态及配合程度。
（3）评估病人的治疗情况。

准备
（1）病人准备：体位舒适。
（2）环境准备：环境整洁，符合隔离要求。
（3）护士准备：着装规范，洗手。
（4）用物准备：手套、外科口罩、隔离衣、护目镜、防护面屏、洗手液、非接触式流动水洗手设施。

洗手
按六步洗手法执行手卫生（见第一章第六节技能实训十六）。

戴圆帽、戴口罩
（1）戴圆帽。
（2）根据用途及佩戴者脸型大小选择合适口罩（护理该病人可选择外科口罩）。
（3）系带。
（4）塑型。
（5）调节松紧度，检查闭合性。

戴护目镜、防护面屏
必要时戴护目镜或（和）防护面屏。

戴手套
（1）按常规要求戴手套，将工作衣袖口罩于手套内。
（2）双手对合交叉检查手套是否漏气。

执行各项操作
操作顺序：先执行无菌要求高的操作，再进行有可能污染医护人员的处置。

脱手套、洗手
（1）操作完毕，手套翻转脱下，内面朝外，防止污染
（2）七步洗手法洗手。

| 摘口罩、摘帽子 | (1) 摘口罩时,使口罩内面朝外,防止污染。 |
| 摘帽子 | (2) 将帽子内面朝外取下,放入污物袋。 |

| 摘除护目镜、防护面屏 | 按常规摘除护目镜或(和)防护面屏。 |

| 整理用物 | (1) 按医疗废物处置接触病人的一次性用物。 |
| | (2) 洗手、消毒。 |

【护理评价】

1. 病人体温下降。

2. 病人未见新发出血,原瘀斑消退。

3. 病人紧张焦虑情绪缓解,积极配合治疗和护理。

4. 医护人员执行接触隔离技术正确,防护有效。

【注意事项】

1. 戴口罩后,不可用污染的手接触口罩;如有潮湿,立即更换。

2. 口罩使用完毕,立即取下,不可悬挂于胸前,取下时手不可接触污染面。

3. 纱布口罩 4～8 小时更换;一次性口罩使用时间不超过 4 小时。

4. 佩戴帽子,以不露头发为宜,一次性帽子使用时间不超过 4～8 小时。

5. 一次性帽子、口罩,脱下后放入医疗废物袋;布制帽子或口罩,每日更换,清洗消毒。

【实训拓展】

1. 钩端螺旋体病按临床表现可分为哪几型?

(1) 流感伤寒型,典型临床表现为三症状(即寒热、酸痛、全身乏力)和三体征(即眼红、腿痛、淋巴结肿大)。

(2) 肺出血及肺弥漫性出血型。

(3) 黄疸出血型。其中急性肾衰竭是黄疸出血型最主要的死亡原因。

(4) 肾型及脑膜炎型。

2. 钩端螺旋体病的流行病学特点有哪些?

(1) 传染源:传染源主要是野鼠和猪,而黑线姬鼠是稻田型钩端螺旋体病的主要传染源,猪是洪水型钩端螺旋体病的主要传染源。钩端螺旋体病病人尿中虽有钩端螺旋体排出,但数量很少,迄今为止尚未证实人与人之间的传播,故人作为传染源的可能性很小。

(2) 传播途径:主要通过皮肤黏膜直接接触传播。感染动物通过尿液排出钩端螺旋体,污染稻田中的水和土壤。易感者接触疫水时,钩端螺旋体病直接侵入皮肤黏膜而使之感染。其次,可通过接触患病动物的皮毛、排泄物等而被感染。

(3) 人群易感性:普遍易感,感染后可获得较持久的同型免疫力,但不同型别间无交叉免疫,新入疫区的人易感性高,且易于发展为重型。

(4) 流行特征:本病遍布世界各地,以热带和亚热带为主要流行区。我国以西南和南方各省多见。多于夏秋季节发病,以 6～10 月发病最多,在秋收季节(稻田型)或洪水多雨季节(洪水型），可有短期流行或大流行。另外，农村人口的发病率高于城市，农民、牧民、屠宰工人及下水道工人等为易感人群。

3．如何预防钩端螺旋体病的院内交叉感染？

本病通过皮肤黏膜直接接触传播，因此，应采取全面的接触隔离措施，防止交叉感染。

（1）将病人安置于单人病房，若条件受限，可将感染或定植相同病原体的病人置于同一病房。隔离病室设立蓝色隔离标识。限制病人在病房外活动及转运。如需要转运，应采取有效措施，减少对其他病人、医务人员和物体表面的污染。

（2）病房定时通风。病房环境表面，应每天用 2000～5000mg/L 的含氯消毒液擦拭消毒。

（3）一般诊疗物品，如听诊器、血压计、体温计、止血带、压舌板等应专人专用，不能专用的器械和仪器，在病人使用后应进行清洁和消毒。

（4）实施标准预防，为病人实施治疗护理操作，接触病人的血液、体液、分泌物、排泄物等物质时，需戴手套、口罩，接触污染物品后摘除手套，洗手和手消毒。

（5）病人的痰液、尿、大便等，置于专用的容器中，用 1000mg/L 含氯消毒液消毒后排放。

（王延莉）

第六节　艾滋病病人护理技能实训

○ **病例摘要**

　　病人，男性，56 岁，退休老师。因腹泻 1 个月，口腔黏膜白斑 20 余天，呼吸困难 5 天入院。病人 1 个月前无明显诱因出现腹泻，日均 3～4 次，黄色稀水便，伴腹痛；行胃镜、肠镜检查，结果未见异常，未系统诊治。20 余天前出现口腔黏膜白斑，伴吞咽疼痛，在社区医院予对症治疗后好转。5 天前开始出现呼吸困难，活动后加重。既往有高血压、糖尿病史，10 年前有冶游史，无输血、吸毒史，无同性恋史，无食物、药物过敏史。

　　体格检查：T 37.7℃，P 86 次 / 分，R 19 次 / 分，BP 142/80mmHg，病人意识清醒，消瘦，腋下及腹股沟淋巴结肿大，质硬，无压痛，左肺呼吸音粗，右肺呼吸音减低。

　　辅助检查：胸部 X 线结果示肺部多发结节状、边界不规则病灶。

　　实验室检查：血常规示白细胞计数 4.5×10^9/L，红细胞计数 3.1×10^{12}/L，血红蛋白 92g/L；$CD4^+T$ 淋巴细胞数 185/mm^3；HIV 抗体血清学检查结果初筛阳性；大便培养示真菌感染。

　　诊断：发热腹泻查因：艾滋病？

技能实训九　艾滋病病人伤口护理

◇ 临床情境

病人由家属扶助入病房，予入院告知及健康宣教。体格检查：T 38.1℃，P 90 次 / 分，R 20 次 / 分，BP 146/85mmHg。病人意识清醒，精神萎靡，乏力明显，发热，口腔黏膜溃烂，食欲下降，体重明显减轻，腹泻 1 个月，每日 3～4 次，黄色稀水便，偶伴腹痛；腋下及腹股沟淋巴结肿大；左侧髋部 II 期压疮，少量渗液。实验室检查：血常规示白细胞计数 $4.8×10^9$/L，红细胞计数 $2.9×10^{12}$/L，血红蛋白 90g/L；无咳嗽、咳痰、头晕、头痛，小便正常；10 年前有冶游史。完成入院评估和护理，HIV 抗体血清学确证试验阳性。安置病人卧床安静休息，进行下一步治疗。

实训任务：正确实施接触隔离，保护病人及医护人员，防止交叉感染。

【护理评估】

1. **健康史**　病人既往有高血压、糖尿病史，无吸毒史、同性恋史，无输血史，10 年前有冶游史。病人意识清醒，精神萎靡，乏力明显。

2. **身体状况**　T 38.1℃，P 90 次 / 分，R 20 次 / 分，BP 146/85mmHg。发热，口腔黏膜溃烂，食欲下降，体重明显减轻，腹泻 1 个月，每日 3～4 次，腋下及腹股沟淋巴结肿大，左侧髋部有 2 期压力性损伤，少量渗液。无咳嗽、咳痰、头晕、头痛等症状。

3. **心理 - 社会状况**　艾滋病是一种慢性传染病，很多人谈"艾"色变，病人及家属虽已接受病情事实，但仍存在明显焦虑、恐惧心理。病人担心家属及社会歧视。

4. **实验室检查**　血常规示白细胞计数 $4.8×10^9$/L，红细胞计数 $2.9×10^{12}$/L，血红蛋白 90g/L，HIV 抗体血清学确诊试验阳性。

【主要护理诊断 / 问题】

1. **有感染的危险**　与免疫功能受损有关。
2. **恐惧**　与担心疾病预后及担心受到歧视有关。
3. **防护无效**　与病人及医护人员对接触隔离的认知欠缺有关。

【护理目标】

1. 未见新发感染灶，未发生交叉感染。
2. 病人接受病情，家属理解，恐惧心理缓解。
3. 病人及医护人员对艾滋病接触隔离的认知提高，医护人员能正确执行艾滋病病人的接触隔离技术。

【护理措施】

1. 在执行标准预防的基础上，实施接触隔离（实施详见艾滋病病人伤口护理操作流程及操作要点），病人存在免疫缺陷，为防止机会性感染，应实施保护性隔离。

2. 提供安静舒适的环境，保证充足的休息和睡眠。

3. 保持室内空气新鲜，每天定时通风，每次 15～30 分钟，或使用循环风紫外线消毒机定时进行空气消毒。

4. 指导病人进食高热量、高蛋白、高维生素、易消化的饮食，鼓励多饮水。

5. 保持口腔清洁卫生，做好肛周皮肤的护理。

6. 做好皮肤护理，增强病人舒适度。

7. 密切监测生命体征的改变，特别是病人体温的改变。

8. 遵医嘱服用抗逆转录病毒类药物，观察药物副作用，定期监测肝肾功能。

9. 严格执行手卫生，治疗和护理集中进行。

10. 加强护患沟通，鼓励病人表达自己的感受，消除心理障碍，尊重病人、保护病人隐私。动员亲友及社会团体给病人提供生活上、精神上最大限度的支持帮助，增强其生活信心。

【护理评价】

1. 未见新发感染灶，未发生交叉感染。

2. 病人接受病情，恐惧心理缓解，舒适度增加。

艾滋病病人伤口护理操作流程及操作要点

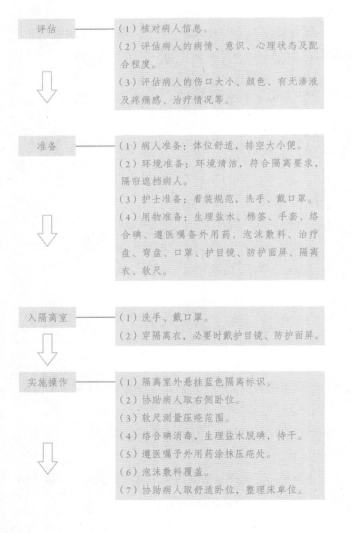

评估 —— （1）核对病人信息。
（2）评估病人的病情、意识、心理状态及配合程度。
（3）评估病人的伤口大小、颜色、有无渗液及疼痛感、治疗情况等。

准备 —— （1）病人准备：体位舒适，排空大小便。
（2）环境准备：环境清洁，符合隔离要求，隔帘遮挡病人。
（3）护士准备：着装规范，洗手、戴口罩。
（4）用物准备：生理盐水、棉签、手套、络合碘、遵医嘱备外用药、泡沫敷料、治疗盘、弯盘、口罩、护目镜、防护面屏、隔离衣、软尺。

入隔离室 —— （1）洗手、戴口罩。
（2）穿隔离衣，必要时戴护目镜、防护面屏。

实施操作 —— （1）隔离室外悬挂蓝色隔离标识。
（2）协助病人取右侧卧位。
（3）软尺测量压疮范围。
（4）络合碘消毒，生理盐水脱碘，待干。
（5）遵医嘱予外用药涂抹压疮处。
（6）泡沫敷料覆盖。
（7）协助病人取舒适卧位，整理床单位。

出隔离室 ————— （1）脱手套，洗手。
（2）摘除口罩、护目镜。
（3）脱防护面屏、隔离衣。
（4）洗手、手消毒。
（5）记录压疮大小、颜色、深度、周围皮肤黏膜及渗液量。

3. 病人及医护人员的接触隔离认知提高，医护人员正确执行艾滋病病人伤口接触隔离技术，防护有效。

【注意事项】

1. 实施接触隔离措施前，做好病人及家属的思想工作，说明隔离的必要性和重要性，取得病人及家属的理解和配合，以免加重病人思想负担。

2. 戴手套不能代替洗手，接触被病人血液、体液、分泌物、排泄物污染的物品，脱手套后立即洗手，必要时进行手消毒。

3. 免疫缺陷者，在标准预防的基础上，应同时做好接触隔离和保护性隔离。

【实训拓展】

1. 艾滋病病毒的消毒方法有哪些？

艾滋病病毒在外界抵抗力不强，对热较为敏感，56℃ 30 分钟、25% 以上浓度的乙醇、0.2% 次氯酸钠或漂白粉能将其灭活。但对 0.1% 甲醛、γ 射线及紫外线不敏感。艾滋病病毒的消毒主要是针对被艾滋病病毒携带者和艾滋病病人的血液和体液污染的医疗用品、生活用品及场所等。如敷料、纱布、衣物、杯具等。对艾滋病病毒的消毒灭菌可以根据不同物品选择适当的物理方法或化学方法。需要重复使用的物品可用煮沸或高压蒸汽灭菌。不宜煮沸的物品可用邻苯二甲醛浸泡、75% 乙醇擦拭等进行消毒灭菌。

2. 艾滋病病人出院或死亡，病人接触的物品应如何处理？

（1）病人接触的物品，如病号服、床单、被罩、换药器械等均应先消毒，再按"清洁－消毒"程序处理。

（2）一般诊疗物品，如听诊器、血压计、体温计、止血带、压舌板等应专人专用，不能专用的器械和仪器，在病人使用后进行彻底清洁和消毒。

（3）含氯消毒剂擦拭床头柜、床栏。

（4）病人血液、体液等用 0.2% 次氯酸钠或漂白粉等消毒液等浸泡消毒后方可排放。

（5）地面用含有效氯 2000mg/L 消毒剂喷洒作用 60 分钟后再拖地。

（6）被病人污染的敷料装袋标记焚烧处理。

3. 艾滋病的传染源、传播途径和易感人群是什么？

（1）传染源：艾滋病病人和 HIV 无症状病毒携带者是本病的传染源。病毒主要存在于血液、精液、子宫和阴道分泌物中，其他体液如脑脊液、唾液、眼泪和乳汁中也可分离到艾滋病病毒，但含量很低。

（2）传播途径：① 性接触传染：为艾滋病的主要传播途径。同性恋、异性恋均可传播。② 注射及血源传播：药物依赖者共用针头，或输注含病毒的血液及血制品。③ 母婴传播：感染

HIV 的孕妇可通过胎盘、分娩过程及产后血性分泌物和哺乳传染婴儿。④ 其他途径：应用艾滋病感染者的器官移植或人工授精、被污染的针头刺伤或破损皮肤意外受感染。

（3）易感人群：人群普遍易感，儿童和妇女感染率逐年上升。高危人群为同性恋、静脉药物依赖者、性乱者、血友病、多次接受输血或血制品者。

技能实训十　针刺伤的预防

◇ 临床情境

　　病人入院后，隔离于单间病房。晚间诉呼吸困难、胸闷，立即遵医嘱予心电监护、血氧饱和度监测，示 HR 98 次 / 分，R 26 次 / 分，BP 152/89mmHg，SpO_2 93%，体温仍升高，T 38.5℃，病人意识清醒，精神萎靡，意志消沉，极度乏力，偶有咳嗽、咳少量黏白痰。遵医嘱急抽静脉血查血常规、肝肾功能、电解质、血浆脑钠肽，抽动脉血查血气分析。遵医嘱给予病人高流量吸氧 5L/min。予温水擦浴，安静休息。

　　实训任务：规范采集各种血液标本（以采集静脉血为例），减少针刺伤。

【护理评估】

1. 健康史　病人既往有高血压、糖尿病史，否认乙肝、伤寒等传染病，无输血史，无吸毒史、同性恋史，10 年前有冶游史。意识清醒，精神萎靡，意志消沉，极度乏力。

2. 身体状况　T 38.5℃，P 98 次 / 分，R 26 次 / 分，BP 152/89mmHg，SpO_2 93%，偶有咳嗽、咳少量黏白痰。病人消瘦，静脉血管弹性差。

3. 心理 - 社会状况　病人虽接受病情事实，随着疾病进展、症状加重，心理状态变差，意志消沉，悲伤无助。

【主要护理诊断 / 问题】

1. 体温过高　与感染有关。

2. 悲伤　与疾病进展，预后差有关。

【护理目标】

1. 病人体温较前下降，舒适度增加。

2. 情绪好转，积极配合治疗，未发生意外。

【护理措施】

1. 及时正确采集血标本，避免针刺伤（实施详见针刺伤预防操作流程及操作要点）。

2. 为病人提供安静舒适的环境，卧床休息，减少氧耗。

3. 加强巡视，密切监测病人生命体征的变化。

4. 遵医嘱予以物理降温或药物降温，及时更换被汗液浸湿的衣物、被褥。

5. 保持皮肤清洁，注意口腔及会阴部卫生，防止继发感染。

针刺伤预防操作流程及操作要点（以静脉采血为例）

评估 —— (1) 核对病人信息。
(2) 评估病人病情、意识、治疗情况、心理状态及配合程度。
(3) 评估病人治疗情况，血管充盈程度及弹性，血管周围皮肤是否完好无破损。

⬇

准备 —— (1) 病人准备：体位舒适，排尽大小便。
(2) 环境准备：环境清洁、光线充足。
(3) 护士准备：着装规范，洗手、戴口罩。
(4) 用物准备：安全采血针、真空采血管、检验条形码、止血带、治疗巾、小垫枕、手套、棉签、络合碘、治疗盘、弯盘、隔离衣。

⬇

采血前准备 —— (1) 洗手、戴口罩。
(2) 戴手套。
(3) 穿隔离衣。

⬇

采血 —— (1) 携用物至床旁，再次核对病人信息及检验单、真空采血管、条形码。
(2) 选择合适静脉，将治疗巾铺于小垫枕上，置于穿刺部位下。
(3) 在穿刺部位上方（近心端）约6cm处扎止血带。
(4) 常规消毒皮肤（图5-6-1）。
(5) 二次核对病人信息。
(6) 采血。
(7) 拔针、按压（图5-6-2）。

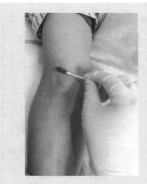

图5-6-1 消毒皮肤

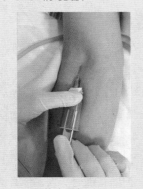

图5-6-2 静脉采血

⬇

操作后处理（未发生针刺伤） —— (1) 妥善处理采血针，及时安全放于锐器盒中（图5-6-3）。
(2) 再次核对病人姓名、检验单及标本。
(3) 标识提醒标本运送人员及检验人员，及时送检。
(4) 脱手套，洗手，手消毒。
(5) 在执行单上签字。

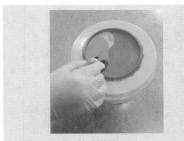

图5-6-3 处理锐器

6. 协助病人多饮水，可鼓励其多进食蔬菜、水果、米粥等。

7. 加强心理疏导，鼓励病人积极面对疾病，动员亲友及社会团体给病人提供生活上、精神上最大限度的支持。

【护理评价】

1. 病人体温逐渐下降。

2. 病人情绪好转，未发生意外。

3. 护士采集血标本正确。

【注意事项】

1. 接触病人体液、血液的侵入性操作时，戴橡胶手套，若操作者皮肤有破损，戴双层手套；操作完毕，脱手套后，立即洗手和手消毒。

2. 选择安全采血针等带保护装置的用具。如为病人静脉输液时，建议选择安全型静脉留置针，建立无针输液系统，减少穿刺次数和针刺伤几率。

3. 在进行侵入性诊疗、护理操作过程中，保证光线充足，注意防止被针头、缝合针、刀片等锐器刺伤或者划伤。

4. 使用后的针头、锐器等及时放入锐器盒，避免二次处理医疗废物。

5. 禁止将使用后的一次性针头回套针帽，禁止用手直接接触使用后的针头、刀片等锐器。

【实训拓展】

1. 发生针刺伤应如何处理?

（1）发生针刺伤后，保持镇静，迅速脱去手套。

（2）流动水下反复冲洗 1 ~ 3 分钟。

（3）立即用手从伤口的近心端向远心端挤出少量血液（重复 5 ~ 10 次），禁止在伤口局部挤压或按压。

（4）用 75% 乙醇或 0.5% 碘伏消毒伤口 2 遍，输液贴包扎。

（5）口头或电话报告护士长发生了职业暴露，查阅病人病例资料，病人 HIV 阳性，带病人检测资料到医院负责员工职业卫生的主管部门就诊，检测暴露者 HIV 的基线值。遵医嘱采用预防性药物或观察。如暴露者 HIV 阴性，则应根据暴露程度由专科医师指导是否预防性服用抗病毒药物，于 4 周、8 周、12 周和半年复查 HIV 抗体。

（6）及时填写职业暴露登记表。

2. 护理艾滋病病人，什么情况下需要穿隔离衣?

一般情况下，护理艾滋病病人不需要穿隔离衣，但是如果实施侵入性操作（如吸痰、导尿、采集动脉血气等），皮肤或工作服有可能受到病人血液、体液污染的情况下，应做好个人职业防护，需穿隔离衣。

（王延莉）

感染科护理综合实训病例

○ 病例摘要

病人，男性，43岁，工人。因发热、头痛1月余，咳嗽、咳痰5天，胸闷、呼吸困难3天入院。1个月前无明显诱因出现发热，最高体温达40℃，伴头痛，为胀痛，难以忍受。于外院行肺CT检查提示双肺尖及左肺上叶斑片影，给予"头孢菌素"抗感染治疗，3～4天后，体温降至正常，但头痛无缓解，偶见抽搐。5天前出现咳嗽、咳痰，以清晨及夜间为甚，入睡差。3天前自觉胸闷不适，呼吸困难，吸气费力。既往有胃出血、高血压病史，无乙肝、伤寒等传染病，无冶游、吸毒史，无食物药物过敏史，有输血史。

体格检查：T 37.9℃，P 112次/分，R 28次/分，BP 138/85mmHg。病人意识清醒，慢性病容，贫血貌，口腔未见黏膜白斑，眼结膜苍白，颈部浅表淋巴结肿大，颈项强直阳性，胸廓对称，双肺呼吸运动一致，触觉语颤正常，双肺听诊呼吸音清，未闻及干湿啰音，各瓣膜听诊区未闻及病理性杂音，腹软，无压痛，肝脾肋下未触及，双下肢轻度水肿，阴茎处可见疱疹。

辅助检查：颅脑MRI显示脑实质内 T_1 呈低信号、T_2 呈高信号的类圆形肿块，部分呈多发粟粒状结节样改变。实验室检查：血常规示白细胞计数 $4.3 \times 10^9/L$，红细胞计数 $2.8 \times 10^{12}/L$，中性粒细胞百分比69.8%，淋巴细胞百分比20.2%，血红蛋白95g/L。人免疫缺陷病毒抗体初筛及确证试验阳性。腰椎穿刺提示脑脊液压力增高，脑脊液培养可见新型隐球菌。

诊断：艾滋病、新型隐球菌脑膜炎、肺结核。

临床情境一

病人由家人轮椅推送入院。入院后遵医嘱予以低流量吸氧，心电监护、血氧饱和度监测。当天体温在37.8～38.4℃之间波动，心率在97～118次/分之间波动，血氧饱和度维持在92%～97%之间，最高血压为145/96mmHg。病人精神萎靡，活动无耐力，嘱病人卧床休息。遵医嘱给予抗结核、降颅压、调节免疫及对症支持治疗。

【护理评估】

1. **健康史** 既往有胃出血、高血压病史.

2. **身体状况** 1个月前无明显诱因出现发热，最高体温达40℃，伴头痛，为胀痛，难以忍受。于外院行肺CT检查提示双肺尖及左肺上叶斑片影，给予"头孢菌素"抗感染治疗，3～4天后，体温降至正常，但头痛无缓解，偶见抽搐。5天前出现咳嗽、咳痰，以清晨及夜间为甚，入睡差。3天前自觉胸闷不适，呼吸困难，吸气费力。

3. **心理-社会状况** 病人痛苦面容，呼吸困难，忌讳谈及私人生活。

4．实验室检查 血常规示白细胞计数 $4.3 \times 10^9/L$，红细胞计数 $2.8 \times 10^{12}/L$，中性粒细胞百分比 69.8%，淋巴细胞百分比 20.2%，血红蛋白 95g/L。人免疫缺陷病毒抗体初筛及确证试验阳性。腰椎穿刺提示脑脊液压力增高，脑脊液培养可见新型隐球菌。

5．辅助检查 颅脑 MRI 显示脑实质内 T_1 呈低信号、T_2 呈高信号的类圆形肿块，部分呈多发粟粒状结节样改变。

【主要护理诊断／问题】

1．**体温过高** 与感染有关。

2．**营养失调：低于机体需要量** 与疾病慢性消耗有关。

3．**活动无耐力** 与 HIV 感染、并发各种机会性感染和肿瘤有关。

4．**恐惧** 与担心疾病预后及担心受到歧视有关。

5．**潜在并发症：脑疝** 与颅内压增高有关。

【护理目标】

1．病人体温恢复正常。

2．病人活动耐力增加。

3．病人情绪稳定，敢于面对疾病。

4．病人营养满足机体需要量。

【护理措施】

1．入院处置 做好消毒隔离，防止艾滋病及肺结核的传播与扩散。针刺伤预防技能实训。

2．病情观察 密切监测病人生命体征的改变，尤其是体温的变化。生命体征测量技能实训。

3．加强营养支持，增强病人抵抗力。经外周静脉留置针输液技能实训。

4．发病期静卧休息，恢复期可逐渐增加活动量。

5．遵医嘱用药，控制颅内压，预防脑疝的出现。

6．加强病人心理护理，减轻病人心理压力。

7．协助诊断 PPD 试验、痰标本采集技能实训。

【护理评价】

1．病人感染得到有效控制，体温恢复正常。

2．防护有效，未发生医院感染事件。

3．病人颅内压恢复正常，未出现脑疝等并发症。

4．病人情绪稳定，敢于面对疾病。

（王延莉）

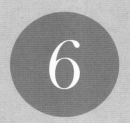

第六章
急危重症护理综合实训

学习目标

识记　能陈述急诊分诊、洗胃、止血包扎、CVC 的维护、轴线翻身、心电监护、心肺复苏术、吸痰、人工气道护理等技能的操作要点及注意事项。

理解
1. 能理解急性中毒、多发伤、心跳骤停、过敏性休克、脓毒症、多器官功能障碍等疾病的临床情境及实训任务。
2. 能解释急性中毒、多发伤、心跳骤停、过敏性休克、脓毒症、多器官功能障碍疾病的主要护理问题。

应用
1. 能完成急诊分诊、洗胃、止血包扎、CVC 的维护、轴线翻身、心电监测、心肺复苏术、过敏性休克抢救、吸痰、人工气道护理、亚低温治疗以及尸体料理等技能。
2. 能应用所学知识和护理程序对急性中毒、多发伤、心脏骤停、过敏性休克、脓毒症、多器官功能障碍等疾病病人进行护理。

06章

第一节　急性中毒病人护理技能实训

○ 病例摘要

　　病人，男性，26岁，未婚，农民。因自服约20ml百草枯2小时入院。2小时前病人与家人争吵后，自服百草枯，被家人发现后立即拨打120，由120救护车送入急诊就诊。病人既往有抑郁症病史，未予以任何治疗。

　　体格检查：T 36.8℃，P 108次/分，R 22次/分，BP 110/70mmHg，SpO_2 95%。病人意识清醒，口唇、口腔黏膜未见明显糜烂，自诉咽喉稍有不适，口角仍留有药液痕迹，双肺呼吸音清，腹部平软，无压痛和反跳痛。

　　诊断：急性百草枯中毒。

技能实训一　分诊

◇ 临床情境

　　病人在急救人员的护送下由家人陪同入急诊科。分诊护士立即接诊，查看病人并询问病史。病人意识清醒，情绪低落，不愿言语。家属代述病人于2小时前自服百草枯约20ml，后感咽喉不适，无恶心、呕吐、腹痛、腹泻等症状。分诊护士予以测量生命体征：T 36.8℃，P 108次/分，R 22次/分，BP 110/70mmHg，SpO_2 95%。病人口唇、口腔黏膜未见糜烂。分诊护士与急救人员进行交接并分诊。

　　实训任务：准确分诊。

【护理评估】

　　1.**健康史**　病人自服百草枯后2小时，量约20ml。无恶心、呕吐、腹痛、腹泻等症状，感咽喉不适。既往有抑郁症病史。

　　2.**身体状况**　病人意识清醒，情绪低落，不愿言语。P 108次/分，R 22次/分，SpO_2 95%。病人口唇、口腔黏膜未见糜烂。

　　3.**心理－社会状况**　病人有抑郁症病史，家属缺乏抑郁症相关知识。

【主要护理诊断/问题】

　　1.**有中毒的危险**　与病人自服百草枯有关。
　　2.**有自杀的危险**　与病人有抑郁症病史有关。

【护理目标】

　　1. 准确快速分诊，使病人得到及时诊治。
　　2. 病人未再次出现自杀行为。

【护理措施】

1. 判断病人是否有致命性紧急状况，是否需要马上采取抢救措施。

2. 简明、扼要询问病人病史及主诉。

3. 简单快速体格检查，评估病人口腔黏膜是否糜烂，食管是否有灼伤、水肿，有无呼吸困难。

4. 评估病人心理状况，了解病人自杀的原因及服用毒物种类、量及服用时间。

5. 准确分诊（实施详见分诊操作流程及操作要点），护送病人至抢救室，与抢救室医护人员交接病人病情。

6. 家属及医护人员守护病人床旁，防止再次自杀。

7. 指导家属相关就诊流程及注意事项。

分诊操作流程及操作要点

准备 —— （1）环境准备：宽敞、明亮、安全。
（2）护士准备：着装规范，动作敏捷，急救意识强。
（3）用物准备：血压计、血氧饱和度仪、体温表、手表、手电筒、压舌板、手套。

接诊 —— （1）热情迎接病人。
（2）判断病人是否有致命性紧急状况。
（3）询问病史，了解病人就诊原因（图6-1-1）。
（4）测量生命体征，快速收集病人的客观资料。

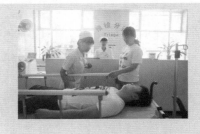

图 6-1-1　接诊

分诊分流 —— （1）引导家属至挂号处建立病人基本信息（图6-1-2）。
（2）根据初步评估结果，进行病情分级和分科。
（3）详细记录病人就诊原因、生命体征、病情分级、分诊科室等。

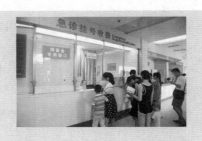

图 6-1-2　基本信息建立

分诊护理 —— （1）引导病人到相关区域就诊。
（2）与相关区域医护人员进行交接，并协助处理（图6-1-3）。

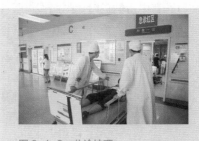

图 6-1-3　分诊护理

【护理评价】

1. 分诊快速准确，病人得到及时有效诊治。

2. 病人住院期间未出现再次自杀行为。

【注意事项】

1. 分诊护士应沉着冷静，按照病人病情的轻重缓急进行分诊。若病人出现生命体征不稳定，需立即进行抢救，实行先抢救后补办手续原则。

2. 实行首诊负责制，如有分诊不准确，分诊护士应做好会诊或转诊的协调工作。

3. 遇成批伤员，应立即报告上级及有关部门，同时按所在医疗单位规定进行快速检伤、分类、分流处理。多发伤病人涉及两个以上专科，应先分到病情最重的科室，由其首先负责处理。

4. 遇患有或疑似传染病病人，应按规定安排至隔离室或相应科室就诊。

5. 遇身份不明的病人，应先予处理，再登记并报告。

6. 意识不清者，应由两名以上工作人员清点其随身所带的钱物，签名后上交负责部门保管，待病人清醒或家属到来后归还。

7. 注意动态评估候诊病人病情，及时做好二次分诊。

【实训拓展】

1．什么是急诊分诊？

急诊分诊是指对病情种类和严重程度进行简单、快速的评估与分类，确定就诊的优先次序，使病人在恰当的时间、恰当的治疗区获得恰当的治疗与护理的过程，也称分流。

2．如何快速准确分诊？

急诊病人病种多且复杂，分诊难度大。分诊护士可按如下步骤初步重点评估病情：初级评估（气道、呼吸、脉搏、意识），次级评估（症状、病史和生命体征），重点和进一步评估，病情变化重新评估。

3．分诊问诊的SAMPLE模式是什么，主要作用是什么？

SAMPLE是由六个英文单词首字母组成的单词，其中S（sign and symptom）：症状和体征；A（allergy）：过敏史；M（medication）：用药情况，如询问"您有没有用过药？"P（pertinent medical history）：相关病史，如"您以前患过什么病吗？"L（last meal or last menstrual period）：最后进食时间，对育龄女士询问"您最近一次月经是什么时候？"E（event surrounding this incident）：围绕患病前后情况，如询问"您是哪里不舒服？"SAMPLE主要用于询问病史，为分诊提供信息。

4．急诊的"三区四级"是如何划分的？意义何在？

三区：红区、黄区和绿区。红区即抢救监护区，适用于一级和二级病人处置；黄区即密切观察诊疗区，适用于三级病人，原则上按照时间顺序处置病人，当出现病情变化或分诊护士认为有必要时可考虑提前应诊，病情恶化的病人应被立即送入红区；绿区即四级病人诊疗区。

四级：一级是濒危病人，二级是危重病人，三级是急症病人，四级是非急症病人。

其意义在于：急诊病人病情的严重程度决定病人就诊及处置的优先次序。急诊病人病情分级不仅是为病人排序，且还要分流病人，使病人在合适的时间到达合适的区域获得恰当的诊疗。提高急诊病人分诊准确率，保障急诊病人医疗安全。

技能实训二　洗胃

✧ 临床情境　··

　　病人由分诊护士护送入急诊抢救室。立即予以心电监护、建立静脉通路、抽血查肝肾功能等处理。医生查看病人，病人意识清醒，双侧瞳孔等大等圆，约 3mm，口角仍留有药液痕迹，口唇、口腔黏膜无糜烂，双肺呼吸音清，腹部平软，无压痛和反跳痛。心电监护示：HR 106 次 / 分，R 22 次 / 分，BP 106/72mmHg，SpO$_2$96%。

　　实训任务：迅速清除胃内残留毒物。

【护理评估】

　　1．**健康史**　自服毒物后 2 小时，无消化道出血及胃穿孔等病史。

　　2．**身体状况**　意识清醒，双侧瞳孔等大等圆，约 3mm，口角仍留有药液痕迹，口唇、口腔黏膜无糜烂。HR 106 次 / 分，R 22 次 / 分，BP 106/72mmHg，SpO$_2$96%。

　　3．**心理 – 社会状况**　病人最初不愿配合治疗，在医务人员和家属的耐心解释和心理疏导下，病人最终同意进行洗胃及相关治疗。

【主要护理诊断 / 问题】

　　1．**低效型呼吸型态**　与毒物吸收导致肺损伤有关。

　　2．**潜在并发症：误吸、上消化道黏膜受损**　与洗胃操作不当有关。

　　3．**疼痛**　与毒物致口咽部及消化道灼伤有关。

　　4．**有自伤的危险**　与情绪不稳定有关。

【护理目标】

　　1．及时清除未被吸收的毒物。

　　2．治疗过程中未发生误吸及上消化道黏膜受损等并发症。

　　3．口咽部疼痛未加重。

　　4．无再次自伤行为及自伤倾向。

【护理措施】

　　1．**促进毒物排出**　遵医嘱洗胃（实施详见洗胃操作流程及操作要点），洗胃过程中密切观察病人病情，护士不得离开病人，注意保持气道通畅，观察洗胃液的颜色、性质、量，保持出入量平衡。

　　2．**病情观察**　嘱病人卧床休息，减少活动，协助病人日常生活。密切观察病人生命体征，尤其是呼吸型态的变化。

　　3．**防止肺纤维化**　遵医嘱使用药物，指导正确的咳痰方法。保持呼吸道通畅，密切监测血氧饱和度和血气分析的变化，必要时遵医嘱予以氧气吸入。

　　4．**减轻口咽部疼痛**　做好口腔护理，遵医嘱用碳酸氢钠溶液漱口，同时观察口腔黏膜有无出血和感染。

　　5．**做好心理护理**　与病人有效沟通，帮助病人克服消极心理，配合治疗。

评估

（1）核对病人及腕带信息（图6-1-4），评估病人的年龄、病情、意识、心理状态及配合程度。
（2）评估中毒物的种类、中毒时间及途径。
（3）评估病人有无活动性义齿及口腔损伤。
（4）解释洗胃目的、方法及注意事项。

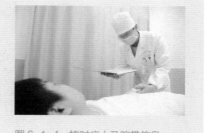

图 6-1-4　核对病人及腕带信息

准备

（1）病人准备：病人左侧卧位（图6-1-5），铺好治疗单。
（2）用物准备（图6-1-6）：自动洗胃机、水温计、无菌洗胃包、胶布、手套、听诊器、50ml无菌注射器、手电筒、塑料桶2个（1个盛洗胃液，另1个盛排出物）。
（3）环境准备：环境安静、清洁，保护隐私，光线适宜。
（4）护士准备：护士着装规范、洗手、戴口罩，有急救意识。

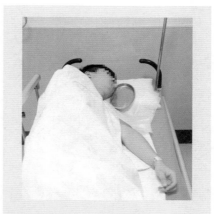

图 6-1-5　病人左侧卧位

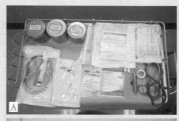

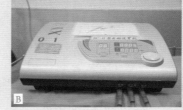

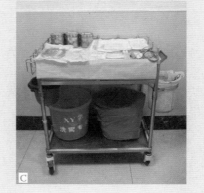

图 6-1-6　用物准备

插胃管 (1) 测量胃管插入长度，用液状石蜡润滑胃管前端（图6-1-7）。
(2) 从口腔或鼻腔插入胃管至合适长度（图6-1-8）。
(3) 验证胃管在胃内，妥善固定。
(4) 如毒物不明需要留取标本送检。

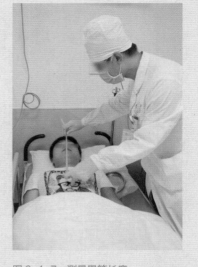

图6-1-7　测量胃管长度

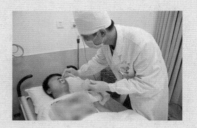

图6-1-8　插胃管

洗胃 (1) 将胃管与洗胃机连接（图6-1-9）。
(2) 打开洗胃机电源开关，按下出入量平衡键，启动洗胃按钮开始洗胃（图6-1-10）。
(3) 操作者守护病人床旁，观察洗胃机运转情况，出入液颜色、性质、量，进出液量是否平衡；观察病人病情变化及有无急性胃扩张、呛咳等情况。

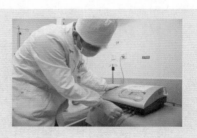

图6-1-9　正确连接洗胃机各管路

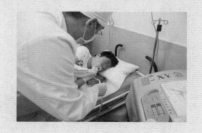

图6-1-10　洗胃

拔胃管 (1) 至洗出液清亮无渣时停止洗胃，关电源开关。
(2) 分离胃管和洗胃机连接管；反折胃管末端，用纱布包裹边拔边擦拭至咽部时嘱病人屏气，迅速拔出胃管置于弯盘。
(3) 清洁病人面部和口咽部，撤去治疗单。

【护理评价】

1. 病人胃内毒物已清除。

2. 病人未出现误吸及上消化道黏膜受损等并发症。

3. 病人咽喉部疼痛没有明显加剧。

4. 病人配合良好，无自行拔出胃管等自伤行为。

【注意事项】

1. 插入胃管时如病人有呛咳、呼吸困难，应立即拔出胃管。

2. 插入胃管后应确认是否在胃内。

3. 洗胃的最佳时间为服毒后 4～6 小时。但如服毒量大或所服毒物存在二次吸收，尽管时间超过 6 小时，仍有洗胃指征。

4. 根据毒物的种类选择合适的洗胃液，每次灌入洗胃液为 300～500ml，总洗胃液量 10 000～20 000ml，洗胃液温度为 25～38℃为宜。

5. 洗胃过程中保证出入量平衡，如出现急性胃扩张或洗胃液只进不出，检查胃管是否贴在胃壁，同时检查胃管是否堵塞。如果胃管堵塞，可用 50ml 注射器抽吸，如仍不通畅，需更换胃管重插。

6. 洗胃过程中如出现洗出液呈血性、腹痛、惊厥等应立即停止洗胃，告知医生并处理。

7. 洗胃过程中，如出现心跳呼吸骤停，应立即行心肺复苏术。

【实训拓展】

1. 什么是百草枯中毒?

百草枯是速效触灭型除草剂，接触土壤后迅速失活。可经消化道和呼吸道吸收。吸收后主要蓄积于肺组织，被肺泡Ⅰ、Ⅱ型细胞主动摄取和转运，造成细胞破坏，最终因肺纤维化致呼吸窘迫综合征死亡，死亡率约在 90% 以上。

2. 洗胃的禁忌证有哪些?

（1）强腐蚀性毒物（如强酸、强碱）中毒。

（2）肝硬化伴食管胃底静脉曲张。

（3）胸腹主动脉瘤。

（4）上消化道出血及胃穿孔、胃癌。

3. 如何选择洗胃溶液?

根据医嘱按毒物性质选择合适的洗胃溶液，常见的洗胃溶液选择如下：

（1）敌敌畏：2%～4% 碳酸氢钠溶液、1% 盐水、1:15 000～1:20 000 高锰酸钾溶液。

（2）1605、1059、乐果：2%～4% 碳酸氢钠溶液。

（3）百草枯：1% 皂土溶液、2% 碳酸氢钠溶液。

（4）酸性物：镁乳、蛋清水、牛奶。

（5）碱性物：蛋清水、牛奶、5% 醋酸。

（6）抗凝血类灭鼠药温水洗胃，硫酸钠导泄。

4．急性中毒的急救原则是什么？

（1）立即终止毒物接触。

（2）清除进入体内已被或尚未被吸收的毒物。

（3）促进已吸收的毒物排出体外。

（4）使用特效解毒剂。

（5）对症支持治疗。

（李映兰）

第二节　多发伤病人护理技能实训

○ **病例摘要**

　　病人，男性，24 岁。因车祸致全身多处受伤 5 小时由外院转入。病人 5 小时前通过人行道时被行驶的汽车撞伤，右前臂出血，双上肢麻木，右小腿疼痛，无恶心、呕吐和意识障碍。既往体健，否认肺结核、高血压、冠心病等病史。

　　体格检查：T 37.2℃，P 92 次 / 分，R 26 次 / 分，BP 100/80mmHg，意识清醒，双侧瞳孔等大等圆，3mm，对光反射灵敏；急性痛苦面容，头皮擦伤，颈部用颈托固定；右锁骨下留置有中心静脉导管；胸廓无畸形，两侧肋弓交界处皮肤瘀斑，左侧胸部压之有骨擦感，双侧呼吸音对称；右前臂中段掌侧有一 8cm×10cm 大小软组织损伤创面，敷料可见鲜血渗出；右小腿予以夹板固定。

　　辅助检查：外院头颈部 CT 扫描结果显示，颈椎 $C_4 \sim C_5$ 错位，颈神经受压；X 线检查示左侧胸部多发肋骨骨折，右前臂未见明显骨折征象，右下肢胫腓骨中段闭合性骨折。

　　诊断：以"多发伤"收入院。

技能实训三　止血包扎

◇ **临床情境**

　　病人入院后卧于硬板床，予以吸氧、心电监护等处理。受伤肢体置功能位，右前臂伤口敷料可见鲜血渗出，心电监护示：HR 110 次 / 分，BP 90/60mmHg，皮肤湿冷，面色苍白，立即告知医生，加快输液速度。

　　实训任务：包扎止血，减少失血量。

【护理评估】

1. **健康史** 病人 5 小时前被汽车撞伤，右前臂出血，双上肢麻木，右小腿疼痛，无恶心、呕吐和意识障碍。外院已行破伤风注射。既往体健，否认高血压、结核病。

2. **身体状况** 右前臂伤口敷料可见鲜血渗出，心电监护示：HR 110 次 / 分，BP 90/60mmHg，皮肤湿冷，面色苍白。

3. **心理 - 社会状况** 病人意识清醒，生活自理能力丧失，因意外事故而感到紧张和恐惧。

4. **辅助检查** 外院头颈部 CT 扫描结果显示，颈椎 $C_4 \sim C_5$ 错位，颈神经受压；X 线检查示左侧胸部多发肋骨骨折，右前臂未见明显骨折征象，右腿胫腓骨中段闭合性骨折。

【主要护理诊断 / 问题】

1. **体液不足** 与失血有关。

2. **疼痛** 与骨折、软组织损伤有关。

3. **有感染的危险** 与皮肤完整性受损、制动有关。

【护理目标】

1. 右前臂伤口出血停止。

2. 病人疼痛减轻，能忍受。

3. 无感染征象。

【护理措施】

1. **控制出血** 右前臂伤口予以止血包扎（实施详见止血包扎操作流程及操作要点）。

2. **加快输液速度，迅速补充血容量** 从右锁骨下中心静脉置管处连接 2 条静脉通路，同时监测中心静脉压。

3. **严密观察病情** 监测病人生命体征，观察每小时尿量、颜色及性状，记录每小时出入量，及时发现早期休克的表现。

4. **减轻病人疼痛** 绝对卧床，受伤肢体取功能位，及时行疼痛评估，必要时遵医嘱予以药物镇痛。注意给予心理支持，缓解疼痛。

5. **胸带固定胸部** 胸带妥善固定胸部防止出现反常呼吸，遵医嘱予以吸氧，密切监测呼吸频率、节律及 SpO_2 的变化。

6. **保持伤口清洁** 伤口及时清创包扎，全身多处擦伤处予以络合碘消毒。

7. **协助生活护理** 定时巡视病人，协助病人日常生活及活动，满足病人的基本生理需求。

【护理评价】

1. 病人伤口包扎及时，无明显可见活动性出血，CVC 置管输液通畅，复测 P 92 次 / 分，BP 100/75mmHg。

2. 病人主诉疼痛明显减轻，能忍受，配合治疗和检查。

3. 病人胸带固定妥善，R 22 次 / 分，未见反常呼吸，SpO_2 96%，维持在正常范围。

4. 伤口未出现红肿热痛等感染征象，体温维持在 36.8 ~ 37.2℃。

5. 病人饮食饮水及如厕等日常生活需要得到满足。

| 评估 | （1）核对病人床号、姓名、ID 号。
（2）评估病人的病情、意识、心理状态及合作程度。
（3）评估病人损伤部位、伤口情况。
（4）向病人解释操作目的和方法。 | |

| 准备 | （1）病人准备：病人已使用止痛药，配合治疗。
（2）环境准备：环境清洁、安全、屏风或隔帘遮挡。
（3）护士准备：衣帽整齐、剪指甲、洗手、戴口罩和手套。
（4）用物准备（图 6-2-1）：绷带、无菌敷料、无菌手套、动脉止血带。 | 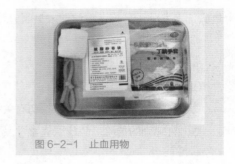
图 6-2-1 止血用物 |

| 止血 | （1）指压止血：嘱伤者 / 助手用手掌按压病人伤侧近心端大血管止血（图 6-2-2）。
（2）去除渗湿敷料：操作者戴手套，去除病人伤处已渗湿敷料。
（3）伤处盖上无菌敷料：取大于创面的无菌敷料完整覆盖于伤口创面，手接触面不接触创面；请伤者 / 助手协助固定敷料。 | 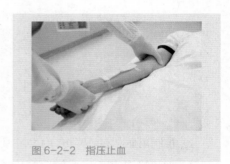
图 6-2-2 指压止血 |

| 固定包扎 | （1）固定：取绑带先在伤口远端环形包扎两圈使其牢固。
（2）包扎：绷带以螺旋方式由下往上将敷料完全包裹（图 6-2-3）。 | 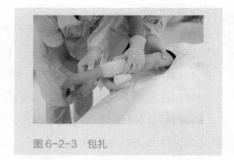
图 6-2-3 包扎 |

| 观察记录 | （1）观察：密切观察伤肢末梢血运、皮肤颜色、疼痛、麻木等情况。
（2）记录：详细记录伤口部位、止血包扎时间。 | |

【注意事项】

1. 包扎前要检查伤口位置、大小、深浅、有无出血、污染程度及有无异物。

2. 包扎前要弄清包扎的目的，以便选择适当的包扎方法。

3. 包扎伤口前，先清创后再盖上无菌纱布，然后再行包扎；不要用手和脏物触摸伤口，不要轻易取出伤口内异物。

4. 包扎的方向是从远心端向近心端进行，包扎材料打结或其他方法固定的位置要避开伤口和坐卧受压的位置。

5. 包扎部位准确，动作轻巧迅速包扎牢固，松紧适宜，注意肢端血运；包扎肢体末端宜外露，以便观察。包扎期间，如有不适、组织异常（苍白、发紫、麻木、疼痛），应松开重新包扎。

6. 止血包扎必须注明每一次上止血带的时间，并每隔 45~60 分钟放松止血带一次，每次放松止血带的时间为 3~5 分钟。

【实训拓展】

1．出血分哪几种？如何鉴别？

由于出血部位不同，一般有三种状况：动脉出血，静脉出血和毛细血管出血。动脉出血颜色是鲜红色的，它的出血一般形成喷射状，量多且速度非常快；静脉出血是暗红色的，流速稍微缓慢，量也是中等的；毛细血管一般是水珠样的往外渗。

2．包扎止血的目的是什么？

（1）抢救伤病员生命，为医院进一步治疗赢得时间。

（2）及时有效地止血，减少出血，保存有效血容量，防止休克。

（3）就地取材，保护伤员、预防和减少伤口污染，减少出血，保护深部组织免受进一步损伤。如使用敷料和夹板包扎止血，还可夹托受伤的肢体，减轻伤员痛苦，防止刺伤血管、神经等严重并发症。

3．什么是多发伤？其特点是什么？与多处伤、复合伤的区别是什么？

多发伤指在同一机械致伤因素（直接、间接暴力，混合性暴力）作用下，机体同时或相继遭受两种以上解剖部位或器官的较严重损伤，至少 1 处损伤危及生命或并发创伤性休克。

多发伤的特点是多发、伤重、并发症多、死亡率高。

与多处伤的区别是：多处伤指同一部位或同一脏器的多处损伤，例如腹部肝脾损伤、小肠多处穿孔、体表多处裂伤等。多处伤伤情不一，轻者不需处理，重者可致死。

与复合伤的区别是：复合伤指两种以上致伤因素同时或相继作用于人体所造成的损伤。如核爆炸时冲击伤合并辐射、烧伤，机械伤合并化学、生物武器伤等。

技能实训四　中心静脉导管的维护

◇ 临床情境

病人入院时右前臂敷料可见有活动性出血，复测 BP 90/60mmHg，血压有下降趋势，遵医嘱立即包扎止血，同时加快输液速度。在查看输液通路时发现中心静脉导管（CVC）置管处贴膜已卷起，穿刺点伴有少量渗血，立即行 CVC 的护理。

实训任务：CVC 的维护。

【护理评估】

1．**健康史**　病人因车祸致伤全身多处 5 小时急诊就诊。5 小时前过人行道时被行驶的汽车撞伤，出现右前臂明显出血，双上肢麻木，右小腿疼痛，无明显昏迷史和恶心、呕吐。既往体健，否认高血压、结核病。

2．**身体状况** T 37.2℃，P 92 次 / 分，R 22 次 / 分，BP 100/75mmHg，SpO_2 96%，急性痛苦面容；头皮擦伤；意识清醒，双侧瞳孔等大等圆、对光反射灵敏；颈托固定；右锁骨下 CVC 置管，贴膜已卷起，穿刺点伴有少量渗血；胸廓无畸形，两侧肋弓交界处皮肤淤血，压之骨擦感，已胸带固定；右前臂敷料干燥无渗血；右胫腓骨闭合性骨折，外以夹板固定。

3．**心理 – 社会状况** 病人意识清醒，配合治疗，生活自理能力差，焦虑，有家属陪护。

【主要护理诊断 / 问题】

有感染的危险 与 CVC 导管护理不当有关。

【护理目标】

穿刺点得到妥善保护，贴膜及时更换，无渗血渗液。

【护理措施】

1．CVC 及时维护（实施详见 CVC 维护操作流程及操作要点），并作好维护记录。

2．保持穿刺处皮肤清洁 保持病人穿刺处皮肤清洁干燥，汗湿衣裤，床单及时更换；协助病人卧床休息，减少活动，家属陪护。

<h3 style="text-align:center">CVC 维护操作流程及操作要点</h3>

评估 —— （1）核对病人床号、姓名、ID 号。
（2）评估病人的病情、意识、治疗情况、心理状态及合作程度。
（3）评估导管有无损伤，留置时间；穿刺点皮肤有无红、肿、压痛、硬结等；敷料有无潮湿、松动、污染、更换时间；外露长度是否正确（图 6-2-4）。
（4）向病人解释 CVC 维护目的。

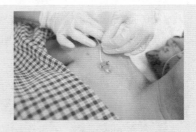

图 6-2-4 评估 CVC 置管处情况

准备 —— （1）病人准备：病人取平卧位，暴露前胸部
（2）环境准备：环境宽敞、明亮、整洁，床帘拉上。
（3）护士准备：衣帽整洁大方、剪指甲、洗手、戴口罩。
（4）用物准备（图 6-2-5）：治疗车、快速手消、CVC 换药包、75% 乙醇、络合碘、无菌手套、3M 透明敷贴、标识。

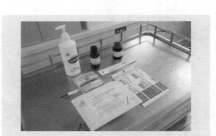

图 6-2-5 用物准备

撕贴膜 —— 戴清洁手套松解敷料（图 6-2-6）；再次观察局部皮肤是否有红、肿、热、痛等症状或皮肤过敏反应；脱手套，洗手或快速手消毒。

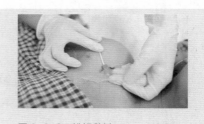

图 6-2-6 松解敷料

消毒 ——

（1）乙醇消毒穿刺处：洗手，戴无菌手套，以乙醇离穿刺点 0.5cm 以外为中心由内向外交替环形消毒 3 遍（图 6-2-7）。

（2）络合碘消毒穿刺处：消毒 3 遍（先在穿刺点上方按压片刻，包括导管消毒），待干（图 6-2-8）。

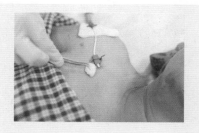

图 6-2-7　乙醇消毒皮肤

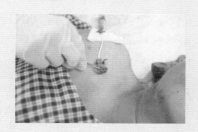

图 6-2-8　络合碘消毒皮肤

固定 ——

以穿刺点为中心无张力粘贴薄膜（图 6-2-9），挤出空气并塑形，写日期，贴标识（图 6-2-10），并协助病人取舒适体位。

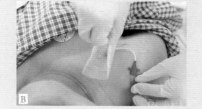

图 6-2-9　贴贴膜

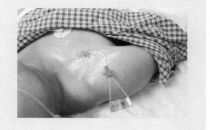

图 6-2-10　贴标识

健康教育与记录 ——

（1）健康教育：告知病人勿牵拉管道，防止脱出；在擦浴的时候勿湿水；皮肤瘙痒或疼痛时及时报告护士。

（2）脱手套、洗手，填写维护记录。

【护理评价】

CVC 置管处敷料清洁干燥、无卷边，穿刺点无渗血渗液，降低感染。

【注意事项】

1. 导管外需注明导管名称、置入深度、置入时间和更换敷贴时间，禁止直接将胶布贴于导管上。

2. 封管液及封管注射器选择。建议使用含 10U/ml 的肝素液封管，每次用导管容积加延长管容积 2 倍的生理盐水或肝素盐水正压封管。肝素盐水对出凝血机制正常的病人是安全的。冲管和封管应使用 10ml 及以上注射器或一次性专用冲洗装置。

3. 一定要手动脉冲方式冲管，不可依赖静脉重力静滴方式或普通推注方式冲管。

4. 置管期间要保持导管通畅，防止导管血栓形成，应尽量避免自中心静脉导管采血和输血，以免有较小的血凝块沉积或黏附于导管腔内。

5. 输液过程加强巡视，如出现液体流速不畅，使用 10ml 注射器抽吸回血，不应正压推注液体；防止导管受压、打折或输液器与导管接头脱开造成导管内回血凝固。

6 观察穿刺点周围皮肤，有无红、肿、脓点、破损及分泌物，如有异常，即时通知医生，并做好护理记录。

7. 观察导管位置是否移位，如有导管脱出，经 X 线确定是否在血管内，不在血管内，应立即拔出不可回送。

8. 告知病人穿宽松衣物，更衣时勿牵拉、拖拽导管。

【实训拓展】

1. CVC 置管后，如何做好 CVC 导管维护？

（1）严格做好手部卫生：接触导管前后及穿刺置管前后要洗手。

（2）无菌技术：在导管维护时要严格执行无菌技术。

（3）用力摩擦消毒：连接输液、冲管、更换接头或添加管路装置，均需用乙醇棉球用力摩擦连接处进行消毒。

（4）确保管路通畅：用足量的生理盐水或肝素盐水冲洗每一条管路。

（5）"零感染"首先要对病人及穿刺部位认真评估，查看有无红肿、渗漏、穿刺部位疼痛及周围区域的情况。

（6）透明敷料：敷料必须稳妥。当敷料卷边、污染及到了更换时间必须及时更换。

2. 测量中心静脉压的临床意义是什么？

低血压时如中心静脉压 <5cmH_2O，提示有效血容量不足，可快速补液，使中心静脉压升高至 6～12cmH_2O；低血压但中心静脉压 >12cmH_2O，应考虑有心功能不全的可能，可用增加心肌收缩力的药物，如多巴胺、多巴酚丁胺等，并控制入量。中心静脉压 >15～20cmH_2O 提示有明显的右心功能不全，且有发生肺水肿的可能，需应用快速利尿药及洋地黄类药物。此外，低中心静脉压亦可见于败血症、高热等所致血管扩张的状态。必须指出，评价中心静脉压高低的意义，应当从血容量、心功能及血管状态三方面考虑。当血容量不足而心功能不全时，中心静脉压可以正常，故需结合临床，综合判断。

技能实训五　轴线翻身

◇ 临床情境 ·······

　　　　病人体格消瘦，肋骨骨折，胸带固定，右下肢胫腓骨骨折，夹板固定，予以制动，卧床休息。辅助检查：颈部 CT 扫描显示，$C_4 \sim C_5$ 错位，颈神经受压，双上肢麻木，颈托固定。病人感肩胛及骶尾部不适需行翻身，因病人有颈椎错位，搬运及翻身时需实行轴线翻身，以免加重颈椎损伤和发生其他并发症。

　　　　实训任务：轴线翻身。

【护理评估】

　　1．**健康史**　病人车祸伤，颈部 CT 扫描显示，$C_4 \sim C_5$ 错位，颈神经受压，双上肢麻木，颈托固定。肋骨骨折，右下肢胫腓骨骨折，夹板固定，予以制动，卧床休息。

　　2．**身体状况**　病人车祸入院，体格消瘦，外院颈部 CT 扫描显示，$C_4 \sim C_5$ 错位，颈神经受压，双上肢麻木，颈托固定。肋骨骨折，胸带固定，右下肢胫腓骨骨折，夹板固定，予以卧床制动。病人现感肩胛及骶尾部不适需行翻身，已予以布桂嗪肌内注射镇痛。

　　3．**心理 – 社会状况**　病人意识清醒，配合治疗，但因生活自理能力差，焦虑。

　　4．**辅助检查**　颈部 CT 扫描显示，$C_4 \sim C_5$ 错位，颈神经受压，左侧多发肋骨骨折，右下肢胫腓骨中段闭合性骨折。

【主要护理诊断 / 问题】

　　1．**潜在并发症：坠积性肺炎**　与制动有关。

　　2．**有皮肤完整性受损的危险**　与制动有关。

　　3．**颈椎损伤加重**　与不适当活动有关。

【护理目标】

　　1. 病人无坠积性肺炎发生。

　　2. 病人皮肤完整性未受损。

　　3. 病人没有发生颈椎的再损伤。

【护理措施】

　　1. 指导病人做深呼吸及等张运动，每日两次，每次 15 ~ 30 分钟。

　　2. 睡气垫床，骨隆突处予以减压贴保护。

　　3. 加强营养，予以高蛋白、高维生素、高热量饮食，保证正氮平衡。

　　4. 增进局部血液循环，全身及局部按摩。

　　5. 保持床单位整洁，避免潮湿排泄物的刺激。

　　6. 轴线翻身（实施详见轴线翻身操作流程及操作要点），避免长期局部受压。

【护理评价】

　　病人翻身后自感体位舒适度增加，肩胛及骶尾部压红较前缓解，未发生压力性损伤。

| 评估 | （1）核对病人床号、姓名、ID号。
（2）评估病人的病情、意识、治疗情况、心理状态及合作程度。
（3）评估病人损伤部位、伤口情况和管道情况。
（4）向病人解释操作目的和方法。 | |

| 准备 | （1）病人准备：病人平卧位，两臂交叉于胸前，戴颈托。
（2）环境准备：环境清洁、安静、屏风或隔帘遮挡。
（3）护士准备：护士衣帽整洁大方、剪指甲、洗手、戴口罩。
（4）用物准备（图6-2-11）：翻身枕、软垫，将用物按使用顺序置于治疗车上。 | 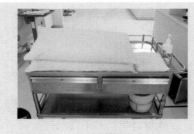
图6-2-11　翻身用物 |

| 平移病人至操作者侧 | （1）移去枕头、松开被尾。
（2）由3位操作者共同执行：第1操作者站在床头，用双手固定病人头部和颈部，沿纵轴向上略加牵引，使头、颈、躯干在同一直线。
（3）其余2位操作者均站在病人同侧，第2操作者将双手分别置于肩部、腰部；第3操作者将双手分别置于腰部、臀部。
（4）第1操作者喊口号，3人同时将病人缓慢平移至操作者近侧床旁（图6-2-12）。 | 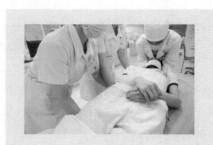
图6-2-12　实施翻身 |

| 侧卧 | （1）第1操作者喊口号，3人同时用力将病人翻转至对侧侧卧（图6-2-13）。
（2）将一软枕放于病人背部，另一软枕放于两膝之间，正确带好颈托或头部两侧放置沙袋。 | 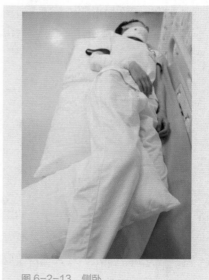
图6-2-13　侧卧 |

| 观察与记录 | （1）询问病人体位是否舒适。
（2）观察呼吸、全身受压部位皮肤情况。
（3）填写翻身卡。 | |

【 注意事项 】

1. 协助病人翻身时，注意操作动作稳、准、轻，注意节力。应注意保持病人脊椎平直，以维持脊柱的正确生理弯度，避免由于躯干扭曲而加重脊柱骨折、脊髓损伤和关节脱位。翻身角度不可超过 60°，避免由于脊柱负重增大而引起关节突骨折。颈椎损伤时勿扭曲或旋转病人头部，以免加重神经损伤引起呼吸肌麻痹而死亡。

2. 石膏固定或伤口较大的病人，翻身后应将患处放于适当的位置，使用软枕支撑，防止局部受压。

3. 翻身时避免拖拉，注意皮肤情况，保护局部皮肤，做好预防压力性损伤的护理。

4. 注意翻身过程中病人的安全，防止坠床，保护管路，注意保暖。

5. 翻身后，应用辅助用具支撑体位保持稳定，确保肢体和关节处于功能位。

6. 注意维持牵引的有效性，不要放松牵引。

7. 注意翻身后病人的舒适；观察病情、生命体征的变化，准确记录翻身时间。

【 实训拓展 】

1. 轴线翻身适用于哪些病人？其目的是什么？

轴线翻身适应于颅骨牵引、脊椎损伤、脊椎手术、髋关节术后的病人。其目的是：协助颅骨牵引、脊椎损伤、脊椎手术、髋关节术后病人在床上翻身；预防脊椎再度损伤及关节脱位；预防压力性损伤的发生，增加舒适感。

2. 轴线翻身会引起哪些并发症？

轴线翻身会引起以下这些并发症：坠床，继发性脊髓神经损伤，植骨块脱落，椎体关节突骨折，管道脱落，压力性损伤等。

3. 什么是多发伤病人的"CRASH PLAN"体格检查程序？

对于危重伤员，收集受伤史与查体、复苏同步进行。为避免遗漏重要的伤情，主张按照 CRASH PLAN 的程序进行检查。其含义是：C（cardiac，心脏），R（respiratory，呼吸），A（abdomen，腹部），S（spine，脊柱），H（head，头颅），P（pelvis，骨盆），L（limb，四肢），A（arteries，动脉），N（nerves，神经）。

4. 多发伤病人发生死亡的主要原因是什么？

大出血、严重颅脑损伤、脓毒症/MODS 是多发伤死亡的三大主要原因。

（1）伤后即刻：多为严重颅脑损伤、高位脊髓损伤、窒息、心脏大血管损伤。

（2）伤后早期（1～3 天）：失血性休克、颅脑损伤、张力性气胸、心脏压塞等。

（3）伤后中晚期：感染、严重脓毒症、多器官功能衰竭。

（李映兰）

第三节　心跳骤停病人护理技能实训

○ 病例摘要 ···

病人，男性，41 岁。因发现呼之不应 2 小时余入院。约 2 小时前病人与朋友饮酒后（量不详）出现呼之不应，呼吸渐消失，立即呼救"120"，同时家属予以"口对口人工呼吸"。10分钟后"120"急救人员到达现场发现病人无心跳、无呼吸，头侧有较多呕吐物，予以心肺复苏术、气管插管、肾上腺素静脉注射等处理，约3分钟后病人自主心跳恢复，仍无自主呼吸，转运至医院进一步治疗。途中行心电监护。

病人既往体健，有长期饮酒史，未婚，父母体健。

体格检查：T 36.5℃，P 110次/分，呼吸机辅助呼吸10次/分，BP 85/65mmHg。意识深昏迷，急性病容，被动体位，皮下无出血点，四肢湿冷，双侧瞳孔等大等圆，5mm，对光反射消失，颈静脉无怒张，胸廓未见异常，双肺叩诊呈清音，听诊双肺呼吸音粗，双下肺可闻及少许湿啰音，心界不大，心律齐，各瓣膜区未闻及杂音，腹部膨隆，叩诊鼓音，腹部未触及包块。肝脾脏肋下未触及，双肾未触及，双下肢无水肿。

辅助检查：脑部CT提示左侧额叶片状低密度影，脑肿胀？胸部X线检查提示双肺感染。实验室检查：WBC 11.08×10^9/L、N 77%，Hb 153g/L，ALT 147U/L，AST 173U/L，AG 43.1mmol/L，Glu 23.39mmol/L。

诊断：心肺复苏术后；急性乙醇中毒。

技能实训六　心电监护

◇ 临床情境

病人送入急诊科后，仍无自主呼吸，立即予以呼吸机辅助呼吸，给予病人心电监测及血氧饱和度监测。心电示波显示：HR 110次/分，可见频发室性早搏，SpO_2 95%，BP 85/65mmHg。医生查体后向病人家属交代病情及注意事项，家属表示理解并尽力配合抢救。予以吸痰、开放静脉通路、床旁血气分析、戴冰帽等处理，完善相关检查。

实训任务：实施心电监测及血氧饱和度监测。

【护理评估】

1. **健康史**　病人本次发病因饮酒后出现呼之不应。家属诉病人既往无高血压、冠心病病史，直系亲属中有无与遗传相关的心血管疾病史不详。

2. **身体状况**　病人意识丧失，瞳孔对光反射消失。被动体位，无自主呼吸，皮肤湿冷。心电示波显示：HR 110次/分，可见频发室性早搏，SpO_2 95%，BP 85/65mmHg。

3. **心理-社会状况**　病人为中年男性，未婚，与父母同住，有多年饮酒史。父母年老，母亲哭泣，不能言语，情绪紧张。

4. **实验室检查结果**　WBC 11.08×10^9/L、N 77%，Hb 153g/L，ALT 147U/L，AST 173U/L，AG 43.1mmol/L，Glu 23.39mmol/L。

5. **辅助检查**　脑部CT提示左侧额叶片状低密度影，脑肿胀？胸部X线检查提示双肺感染。

【主要护理诊断/问题】

1. **心律失常**　与心脏组织灌注不足有关。

2．自主呼吸障碍　与呼吸中枢抑制有关。

3．清理呼吸道无效　与病人呕吐有关。

4．有皮肤受损的危险　与外周组织灌注不足有关。

【护理目标】

1. 及时发现病人心率、心律的变化，维持病人心率、心律的稳定。

2. 保持病人呼吸道通畅，维持正常的血氧饱和度。

3. 病人身体清洁舒适，未发生压力性损伤等并发症。

【护理措施】

1. 持续床旁心电监护。密切观察血压、脉搏、呼吸、心率、心律及血氧饱和度（实施详见心电监护操作流程及操作要点）的变化。

2. 继续呼吸机辅助呼吸，并密切观察氧疗效果。

3. 摇高床头 30°～45°。

4. 保持呼吸道通畅。及时吸痰，痰液黏稠时遵医嘱行雾化吸入，注意观察病人的呼吸及血氧饱和度的变化，防止误吸、窒息的发生。

5. 做好皮肤护理。定时翻身、拍背，保持床单位的整洁、干燥，防止压力性损伤的发生。

6. 保持病室环境安静，避免各种刺激。加床栏，酌情采取保护性约束，防止坠床。

7. 严密观察病人意识障碍的变化。用 Glasgow 昏迷评定量表准确评估病人意识障碍的程度。通过言语、针刺及压迫眶上神经，检查病人能否回答问题，有无睁眼动作和肢体反应情况。

8. 气管插管的护理。严密观察气管导管固定情况，记录气管导管插入深度，及时发现气管导管有无移位。如病人出现由痰液、气管导管扭曲、气管导管脱出等引起气道堵塞的情况，及时处理。做好口腔护理。

9. 用药护理。遵医嘱给予药物治疗，观察药物疗效。

【护理评价】

1. 病人心电示波为窦性心律，未见心律失常。

2. 病人自主呼吸未恢复，继续呼吸机辅助呼吸。血氧饱和度 95% 以上。

3. 病人身体清洁舒适，皮肤无损伤。

【注意事项】

1. 安置电极片时不影响行常规心电图检查，避开伤口、瘢痕、中心静脉导管、起搏器及电除颤时电极板的放置部位。

2. 心电监护可用于观察心率及心律变化，不能据此分析 ST–T 改变或详细解释心电图，也不可作为诊断心脏器质性病变的依据，必要时做常规心电图检查。

3. 观察安放电极片部位的皮肤情况，如出现瘙痒、疼痛等异常应及时处理；观察安放血氧探头及血压计袖带部位皮肤的情况，定时更换安放位置，防止皮肤过度受压。

4. 协助病人取舒适体位，对躁动病人，应固定好电极，避免电极脱落及导线打折缠绕，必要时给予镇静剂。如出现电极接触不良，伴随呼吸运动、出汗等原因可致基线不稳时应更换电极。

5. 及时处理报警情况，不可关闭报警声音。

评估 —— （1）核对病人信息。
（2）评估病人的年龄、病情、意识、治疗情况及配合程度。

 准备 —— （1）病人准备：协助病人取平卧位或半卧位。
（2）环境准备：安全、宽敞、安静，周围无电磁干扰。
（3）护士准备：着装规范，洗手。
（4）用物准备（图6-3-1）：多功能心电监护仪、电极片、75%乙醇、棉签、纱布、弯盘、记录单、笔。

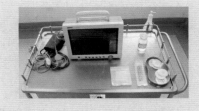

6-3-1 用物准备

 开机自检 —— 接通电源，打开监护仪电源开关，检查监护仪的性能。

 安放电极片 —— （1）确定安放电极片的位置（图6-3-2）：
右上（RA）：右锁骨中线下0.5cm处；
右下（RL）：右锁骨中线肋弓下缘处；
左上（LA）：左锁骨中线下0.5cm处；
左下（LL）：左锁骨中线肋弓下缘处；
胸导（C）：胸骨左缘第四肋间。
（2）用75%乙醇棉签清洁安放电极片部位皮肤（图6-3-3），以确保电极片与皮肤紧密接触。将心电导联线的电极头与相应电极片上电极扣好，待干后贴好电极片（图6-3-4）。
（3）整理好病人的衣服及盖被。

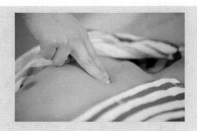

图6-3-2 定位

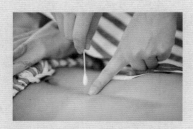

图6-3-3 清洁皮肤

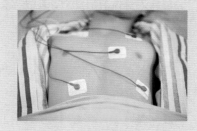

图6-3-4 安放电极片

连接血氧
探头

（1）清洁病人中指指端皮肤及指甲，将血氧探头夹于中指末端（图6-3-5）。
（2）将血压计袖带缠于上臂，袖带下缘距肘窝2~3cm（图6-3-6）。

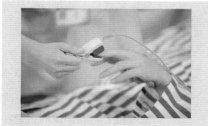

图6-3-5　连接血氧探头

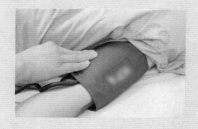

图6-3-6　缠血压计袖带于上臂

调节波形
及设定报
警参数

（1）输入病人的一般资料。
（2）选择P波清晰的Ⅱ导联，波幅比例设定为1。
（3）打开报警系统，根据病人病情逐项设定心率、血氧饱和度、血压等报警参数（图6-3-7）及报警级别。

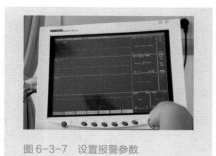

图6-3-7　设置报警参数

观察

（1）观察心电波形，及时处理干扰和电极脱落等情况。
（2）观察血氧饱和度波形，及时发现探头是否脱落。
（3）观察并记录心率、血压、血氧饱和度等监测数值。

停止监护

（1）关监护仪开关，切断电源。取下血氧探头及血压计袖带。
（2）除去病人胸前电极片，并用纱布清洁皮肤。

整理

（1）协助取舒适体位，整理床单位。
（2）清洁监护仪，整理并固定各种导线。

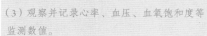

6. 告知家属避免在监护仪附近使用手机等电子设备，以免干扰监测波形。

【实训拓展】

1．血氧饱和度的正常值及临床意义是什么？

血氧饱和度的正常值为 95% ~ 100%。血氧饱和度 <90% 提示有低氧血症。

2．如何设置心电监护仪的报警参数？

（1）心率报警值的设置：一般根据病人实际心率的 ±30% 设定上下限值；成人下限不得低于 45 次 / 分，上限不得高于 150 次 / 分。

（2）血氧饱和度报警值的设置：报警设定在 95% 以上，特殊病人如Ⅱ型呼吸衰竭病人，根据医嘱来设定报警范围，下限不得低于 85%。

（3）血压报警值的设置：一般默认报警设定收缩压 90 ~ 140mmHg，舒张压 60 ~ 90mmHg，平均动脉压 70 ~ 110mmHg。如病人为异常血压，应结合病人的病史、根据医嘱要求、设定目标血压报警范围。

（4）呼吸报警值的设置：一般设置 10 ~ 30 次 / 分，低限不得低于 8 次。

3．如何观察心电波形变化？

（1）定时观察心率、心律并记录。

（2）观察每一个心动周期中是否有 P 波，P 波的形态、高度、宽度，P 波与 QRS 波之间的关系，P 波与 QRS 波群形态有无异常；观察 QRS 波形是否正常、有无脱落；观察 T 波是否正常；注意有无异常波形出现。

（3）有无致死性心律失常的发生：心室扑动、心室颤动、室性逸搏和室性逸搏心律均可危及病人的生命，应立即处理。发现如下心律失常，如多源性室性期前收缩、R-on-T 型室性期前收缩、阵发性室性心动过速、Ⅱ度Ⅱ型房室传导阻滞和高度房室传导阻滞、双束支传导阻滞和心室率 <40 次 / 分等，立即报告医生处理。

（4）有无 ST 段改变及异常 Q 波：发作时有无 ST 段抬高，发作后有无 ST 段下降，T 波平坦或倒置的心肌缺血性改变，有无向心肌梗死发展的趋势；有无心律失常发生或原有心律失常加重；有无病理性 Q 波出现。如出现以上情况需做心电图检查。

技能实训七　成人基础生命支持及电除颤

✧ **临床情境**

病人经进一步生命支持，意识仍昏迷，双侧瞳孔等大等圆，5mm，双眼球结膜水肿。自主呼吸未恢复，继续呼吸机辅助呼吸。抽血查电解质，结果示血钾 2.6mmol/L，予以补钾治疗。凌晨 3 点 50 分，责任护士巡视病人时，发现病人心率进行性下降，心电示波随即转为心室颤动，颈动脉搏动消失，血压测不出。

实训任务：恢复病人的有效自主心律。

【护理评估】

1．**健康史**　病人心肺复苏术后，意识仍昏迷，自主呼吸未恢复。

2．**身体状况**　病人血钾 2.6mmol/L，颈动脉搏动消失，血压测不出，心电监护仪显示为心室颤动。胸前部皮肤无损伤，体内无植入性金属。

3．心理－社会状况 家属表现出恐惧、焦虑情绪，希望尽全力抢救病人。

【主要护理诊断／问题】

1．潜在并发症：心跳骤停 与低血钾有关。

2．心输出量减少 与心脏射血不足有关。

3．外周组织灌注量不足 与心输出量减少有关。

【护理目标】

恢复有效循环。

【护理措施】

1．识别心跳骤停 判断有无反应，无反应立即启动应急反应系统；判断病人大动脉有无搏动（5～10秒内）及自主呼吸。若病人大动脉搏动消失，立即开始心肺复苏。

2．行胸外心脏按压（实施详见成人基础生命支持操作流程及操作要点）和电除颤（详见电除颤操作流程及操作要点）。

3．病情观察 严密观察病人心率、心律、体温、血压、心电示波的改变。观察病人末梢循环、血氧饱和度的变化。

4．遵医嘱予以补钾治疗，及时抽血复查电解质。

【护理评价】

病人自主循环恢复，心电监护显示有效自主心律。

【注意事项】

1．发现病人无反应、无呼吸或呼吸不正常、大动脉搏动消失，立即启动应急反应系统。

2．胸外按压应早期、快速、有效地进行，确保正确的按压频率和深度。

3．胸外按压部位要准确，用力均匀，每次按压后让胸廓完全回弹。

4．施救时先开始胸外按压，再进行人工呼吸，以减少首次按压时间的延迟。按压次数和人工呼吸次数比值为30∶2。对气管插管或气管切开的病人施救时，胸外按压不中断，每6秒给予一次人工通气。

5．尽可能减少按压的中断，中途换人应在胸外按压与人工呼吸的间隙进行。

6．通气量适宜，成人每次通气量为400～600ml，以免引起胃部胀气。每次通气历时1秒，可见胸廓运动。

7．复苏成功后，协助病人头偏向一侧，防止呕吐物误吸，继续进行进一步生命支持。

8．安慰病人及家属情绪，向病人及家属解释心肺复苏的目的、病情观察和护理的要点。

9．电击除颤时，保持皮肤清洁、干燥，导电糊或生理盐水不能沿胸壁外流，禁忌用乙醇代替导电糊，以免灼伤皮肤。

10．电极板的安放应避开起搏器的位置，两电极板之间距离不少于10cm。

11．选择合适的除颤模式及能量。

12．放电时确认远离氧源、无人员直接或间接接触病人。禁止电极板对空放电或相向放电，

成人基础生命支持操作流程及操作要点

准备 —— （1）病人准备：仰卧于硬板床。
（2）环境准备：安全、宽敞、安静，利于现场抢救。
（3）护士准备：具有急救意识和急救技能，正确判断病人心脏骤停。
（4）用物准备：清洁纱布或一次性CPR屏障消毒面膜、手电筒，必要时备脚踏凳。

判断与呼救 —— 判断病人大动脉无搏动，立即呼救（图6-3-8）。

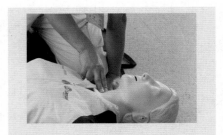

图6-3-8　判断大动脉搏动

安置复苏体位 —— 使病人去枕、头后仰于硬板床上，双手放于身体两侧，解开衣领，暴露病人胸腹部，观察胸部有无伤口。

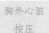

胸外心脏按压 —— （1）按压部位：胸部中央，胸骨下半部。
（2）按压方法：两手掌根部重叠，双手指紧扣，上半身前倾，两臂伸直内收，肩、肘、腕成一直线与胸骨垂直，垂直向下用力按压（图6-3-10）。
（3）按压深度：使胸骨下陷5~6cm。
（4）按压频率：100~120次/分。

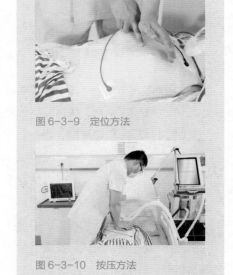

图6-3-9　定位方法

图6-3-10　按压方法

辅助呼吸 —— （1）方法：使用呼吸机或简易呼吸器辅助呼吸，呼吸频率1次/6秒（图6-3-11）。
（2）潮气量：400~600ml。

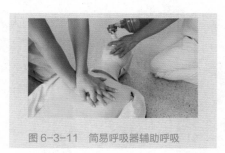

图6-3-11　简易呼吸器辅助呼吸

| 判断复苏
效果 | （1）大动脉恢复搏动，收缩压大于60mmHg。
（2）每次同时判断脉搏和呼吸，时间为5～10秒（图6-3-12）。
（3）瞳孔：瞳孔由大变小，对光反射存在。
（4）心电监护示波显示有效波形。 | 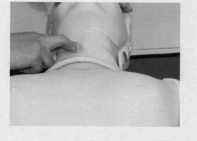
图6-3-12　判断复苏效果 |

| 观察 | （1）严密观察意识、瞳孔的变化。
（2）严密观察心电示波。
（3）严密观察呼吸机报警情况。
（4）严密观察末梢循环。
（5）监测水电解质的变化。 |

| 记录 | 记录抢救开始及结束的时间、病人的生命体征、抢救的过程及措施。 |

电除颤操作流程及操作要点

| 评估 | （1）核对病人信息。
（2）评估病人的心电示波为心室颤动（图6-3-13），局部皮肤情况，体内无金属植入物。 | 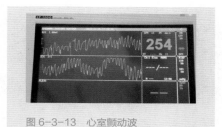
图6-3-13　心室颤动波 |

| 准备 | （1）病人准备：①病人取去枕仰卧位，充分暴露操作部位。②已安置好心电监护，监测病人心律。
（2）环境准备：安全、宽敞、安静，利于现场抢救。
（3）护士准备：具有急救意识和急救技能，正确判断心电示波为室颤。
（4）用物准备：除颤仪（图6-3-14）、电极片、导电糊或生理盐水纱布、弯盘、免洗手消毒液（图6-3-15）、抢救车。 | 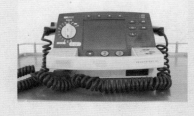
图6-3-14　除颤仪

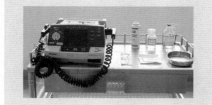
图6-3-15　用物准备 |

电击除颤

（1）接通电源，打开除颤仪开关，调至"除颤"档。

（2）双手取下除颤电极板，将导电糊均匀涂在电极板上（图6-3-16）。

（3）确认为"非同步"电复律，遵医嘱选择合适的能量。

（4）将电极板正极置于胸骨右缘第2肋间（心底部），负极置于左腋前线第5肋间（心尖部）（图6-3-17）。

（5）再次观察心电波形，如仍为室颤，充电，双手用力将电极板紧贴病人皮肤，确认旁人离开床边，双手拇指同时按压放电按钮进行放电（图6-3-18）。

（6）除颤后，立即进行胸外心脏按压2分钟后，再次观察是否恢复有效自主心律（图6-3-19），如仍为室颤应重复除颤。

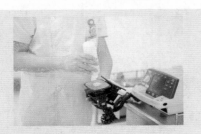

图6-3-16　涂导电糊

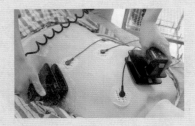

图6-3-17　除颤定位

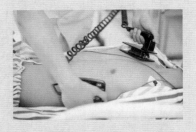

图6-3-18　按压放电按钮

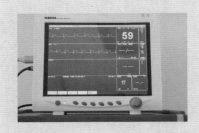

图6-3-19　恢复自主心律

观察

（1）严密观察病人心电示波的变化。

（2）清洁病人皮肤，检查胸部皮肤有无损伤。

（3）继续进一步生命支持。

记录

（1）记录病人生命体征及心电示波。

（2）记录抢救开始及结束时间，电除颤时间、能量、次数。

（3）记录病人胸部皮肤情况。

以防伤及他人或损坏仪器。

【实训拓展】

1. 什么是急救生存链？如何分类？

生存链（chains of survival）是由美国心脏协会（AHA）提出的概念，AHA《2015年心肺复苏及心血管急救指南更新》进一步将生存链进行细化，分为院内心搏骤停（in-hospital cardiac arrest，IHCA）和院外心搏骤停（out-hospital cardiac arrest，OHCA）生存链。IHCA生存链包括监测和预防、识别和启动应急反应系统、即时高质量心肺复苏、快速除颤、高级生命维持和骤停后护理五个方面。OHCA生存链依旧是识别和启动应急反应系统、即时高质量心肺复苏、快速除颤、基础及高级急救医疗服务、高级生命维持和骤停后护理五个方面。从而把院内和院外出现心搏骤停的病人区分开来，以确认病人获得救治的不同途径。

2.《2015年心肺复苏及心血管急救指南更新》基础生命支持部分的关键知识点有哪些？

（1）确保现场对施救者和病人均是安全的。

（2）鼓励经过培训的施救者同时进行检查呼吸和脉搏，以缩短开始首次胸部按压时间。

（3）高质量心肺复苏包括以足够的速率和深度进行按压，保证按压后胸廓回弹，尽可能减少按压中断，按压中断时间不超过10秒，并避免过度通气。

（4）对于有目击者的成人心脏骤停，当可以立即取得AED或除颤仪时，应尽快使用除颤仪；若未目击心脏骤停或不能立即取得AED或除颤仪，应立即开始心肺复苏，当除颤仪到达后尽快除颤。

3. 电除颤的能量如何选择？

室颤病人选用非同步型电除颤，一般推荐成人双相波的能量设定相当于200J，单相波形设定为360J，儿童首次能量为2J/kg，后续电击可增加能量，但不超过10J/kg，也可根据厂家推荐使用的剂量进行。

（郭红霞）

第四节　过敏性休克病人护理技能实训

○ **病例摘要**

患儿，男性，7岁，藏族。因反复咳嗽、咳痰6个月，加重伴发热1周入院。患儿6个月前因受凉后出现咳嗽、咳痰，间歇性痰中带血，1周前开始出现发热，在当地医院予以抗感染治疗无效后转入院进一步治疗。

患儿1年前被诊断为"肺结核"，持续抗结核治疗6个月。自小有牛、羊、犬密切接触史，无过敏史。父母体健，兄弟姐妹无包虫病相关病史。

体格检查：T 39.2℃，P 108次/分，R 36次/分。患儿意识清醒，面容消瘦，精神欠佳，咽部充血，左肺呼吸音减低，未闻及干湿啰音，右肺呼吸音清晰。浅表淋巴结未触及。

辅助检查：胸部 CT 结果示：左肺上叶囊性占位。实验室检查：WBC 10.0×10^9/L，N 90%，RBC 5.06×10^{12}/L，Hb 130g/L，PLT 279×10^9/L，ESR 50mm/h，包虫相关抗原阴性。

诊断：左肺囊肿，肺脓肿？

技能实训八　中凹卧位

◇ 临床情境 ....

入院后的第 3 天在全麻胸腔镜下行肺囊肿切除术，术毕留置左侧胸腔闭式引流管回病房，接心电监护显示患儿 BP 110/70mmHg，HR 88 次 / 分。3 小时后，患儿输注头孢拉唑后出现，血压急剧下降至 60/40mmHg，心率上升至 120 次 / 分，患儿皮肤和口唇发白，四肢湿冷。立即更换输液管路，加快输液速度，血压仍未上升至正常。

实训任务：维持病人有效的循环。

【护理评估】

1．健康史　患儿有"肺结核"病史，已行抗结核治疗。自小有牛、羊、犬密切接触史，无过敏史。兄弟姐妹无包虫病相关病史。

2．身体状况　患儿回 ICU 时，BP 110/70 mmHg，HR 88 次 / 分；当患儿输注头孢拉唑后出现血压突然急剧下降至 60/40mmHg，心率上升至 120 次 / 分，皮肤和口唇发白，四肢湿冷。

3．心理 - 社会状况　患儿和家属缺乏疾病相关知识，家属对患儿术中出现的病情变化不能理解，情绪激动。

【主要护理诊断 / 问题】

1．外周组织灌注量不足　与有效循环血量锐减有关。

2．体液不足　与体液分布异常有关。

3．有感染的危险　与侵入性操作、组织损伤有关。

4．潜在并发症：多器官功能障碍。

【护理目标】

1. 患儿的血压、心率恢复正常。

2. 患儿无其他脏器功能损害。

【护理措施】

1. 立即协助患儿躺下。

2. 协助病人取中凹卧位（实施详见中凹卧位操作流程及操作要点）。

3. 提高吸氧浓度，改善缺氧症状。保持呼吸道通畅，监测呼吸频率、节律、潮气量等的变化。

4. 遵医嘱立即予以抗过敏药物，如地塞米松、肾上腺素等。

5. 补充血容量，尽快在颈外静脉处另外建立静脉通路，快速静脉滴注生理盐水和（或）林格液等。

6. 如血压仍未上升，可遵医嘱使用多巴胺或去甲肾上腺素。

7. 遵医嘱使用抗组织胺类药物，如异丙嗪、苯海拉明。

8. 密切监测病人的意识、瞳孔、生命体征、尿量、电解质、血气分析等变化，并记录。

9. 严格执行无菌技术操作。

【护理评价】

患儿的收缩压仍 <90mmHg，休克状况未改善。

【注意事项】

1. 下肢抬高的角度大于头胸部抬高的角度。

2. 密切观察患儿的血压、心率的变化。

3. 注意遮挡病人及保暖。

4. 受压部位垫软枕，预防压疮的发生。

5. 改变体位时，保护好各种管道，以防意外脱管。

中凹卧位操作流程及操作要点

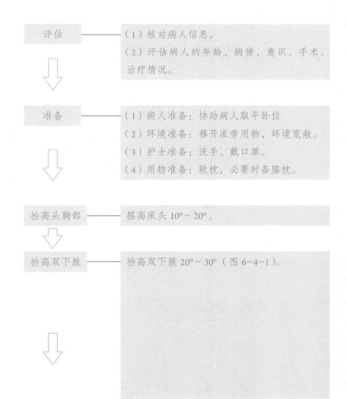

评估 —— （1）核对病人信息。
（2）评估病人的年龄、病情、意识、手术、治疗情况。

准备 —— （1）病人准备：协助病人取平卧位
（2）环境准备：移开床旁用物，环境宽敞。
（3）护士准备：洗手、戴口罩。
（4）用物准备：软枕，必要时备膝枕。

抬高头胸部 —— 摇高床头 10°～20°。

抬高双下肢 —— 抬高双下肢 20°～30°（图 6-4-1）。

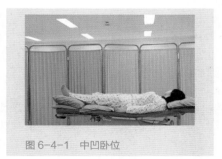

图 6-4-1　中凹卧位

观察 —— （1）观察患儿卧位的维持情况。
（2）观察患儿皮肤变化情况。

1．包虫病的发病机制和临床表现是什么？

（1）局部压迫和刺激症状：受累部位有轻微疼痛感和坠胀感，寄生于肺部（右肺下叶居多），可出现胸痛、干咳、咯血、呼吸急促、胸闷等症状，寄生于肝脏时可有肝区疼痛、坠胀不适、肝大、上腹饱满、食欲减退等症状。

（2）毒性和过敏反应：棘球蚴囊液渗出或溢出，可引起毒性或过敏反应，常见有食欲减退、体重减轻、消瘦、发育障碍、恶病质、荨麻疹、血管神经性水肿等。若棘球蚴囊液多量渗出或囊肿破裂，囊液溢出可引起严重的过敏反应，如大量进入血液循环可导致严重的过敏性休克，甚至死亡。

（3）继发性感染和继发性棘球蚴病：由于运动、外力打击或挤压等各种原因致棘球蚴破裂及棘球蚴砂等溢出，除引起毒性反应和程度不同的超敏反应外，还可引起继发性的感染或继发性棘球蚴病。

2．什么是包虫病？

包虫病，亦称棘球蚴病。细粒棘球绦虫又称包生绦虫，是一种较常见的小型绦虫。成虫寄生于犬科食肉动物的小肠，幼虫即棘球蚴，寄生于多种食草动物（牛、羊等）和人的内脏组织种，引起包虫病。

包虫病对人体的危害以机械损害为主。儿童和青壮年是高发人群，40岁以下者约占80%，其严重程度取决于棘球蚴的数量、寄生时间、寄生部位和体积大小。

3．如何预防包虫病？

（1）加强卫生宣教，普及包虫病的防治知识，养成良好的个人卫生和饮食习惯。

（2）在生产和生活中加强个人防护，杜绝虫卵感染。

（3）严格、合理处理病畜及其内脏，不用其喂犬，严禁乱抛，提倡生埋和焚烧。

（4）定期为家犬牧犬驱虫

4．中凹卧位为什么适用于休克病人？

抬高头胸部，有利于保持呼吸通畅，改善通气功能，从而改善缺氧症状；抬高下肢，有利于静脉血液回流，增加心排出量而使休克症状得到缓解。

技能实训九　尸体护理

◇ 临床情境

5分钟后患儿出现心脏骤停，立即予以胸外按压，遵医嘱静脉注射肾上腺素和电除颤，脑部低温保护。抢救30分钟后，患儿心跳仍未恢复，双侧瞳孔散大固定，对光反射消失，患儿临床死亡。拔除患儿身上所有管道，按压穿刺部位。患儿母亲当场晕厥，家属不能接受这一现实，拒绝尸检。最终囊液标本显示为肺包虫囊肿。病人死亡诊断为过敏性休克，肺包虫囊肿。

实训任务：实施遗体料理。

【护理评估】

1．健康史　患儿心跳仍未恢复，双侧瞳孔散大固定，对光反射消失。

2. **身体状况** 接到医生开出的死亡通知单。

3. **心理-社会状况** 患儿家属悲伤，不能承受患儿死亡。

【主要护理诊断 / 问题】

1. **有个人尊严受损的危险** 与死亡有关。

2. **无能为力感** 与患儿死亡有关。

3. **悲伤** 与患儿死亡有关。

【护理目标】

1. 维护死者的尊严。

2. 保持尸体整洁，无渗液，维持良好的尸体外观，易于辨认。

3. 安慰家属，减轻哀痛。

【护理措施】

1. 向患儿家属做好解释工作，允许患儿亲属最后陪伴患儿。鼓励患儿家属之间相互安慰、支持和帮助。

2. 做好患儿的尸体护理（实施详见尸体护理操作流程及操作要点），保护患儿的尊严。

3. 陪伴患儿家属，聆听他们的倾诉。

4. 为患儿家属提供适当的环境，让他们能够将悲伤的情感宣泄出来。

尸体护理操作流程及操作要点

 评估 —— （1）核对患儿信息，填写尸体识别卡（图6-4-2）。
（2）评估病人的年龄、死亡原因、伤口，各种引流管的情况。
（3）向家属做好解释工作，屏风遮挡。

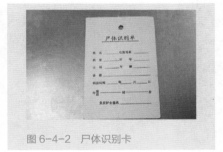

图6-4-2 尸体识别卡

准备 —— （1）环境准备：安静、肃穆，屏风遮挡。
（2）护士准备：洗手、戴口罩、戴手套。
（3）用物准备：护理车上层准备尸袍（或尸体衣裤）、尸单、血管钳、不脱脂棉球、剪刀、尸体识别卡3张、梳子、别针、松节油、绷带、毛巾、伤口换药的敷料、免洗手消毒液，护理车下层准备：面盆、热水（图6-4-3）。

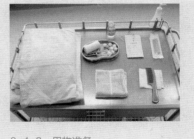

6-4-3 用物准备

撤去治疗用物 —— 撤去输液管、气管插管、导尿管等。

（1）使尸体仰卧，头部置一枕头。
（2）用温水擦洗脸部，闭合口、眼。若眼睑不能闭合，可用毛巾热湿敷（图6-4-4）；若口唇不能闭合，轻揉下颌或用四头带固定。

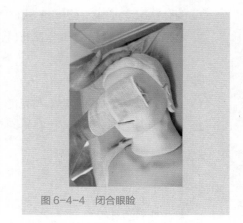

图 6-4-4　闭合眼睑

擦洗身体

（1）脱去衣裤，用温水依次擦净双上肢、胸部、腹部、背部和双下肢，如有胶布痕迹，用松节油擦净。
（2）拔除引流管后缝合伤口并包扎，或用蝶形胶布封闭伤口。
（3）用血管钳夹取棉球填塞口、鼻、耳、肛门（图6-4-5）。

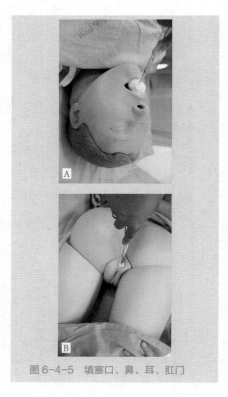

图 6-4-5　填塞口、鼻、耳、肛门

穿尸袍

（1）将一张尸体识别卡系于尸体右手腕部。
（2）穿上尸袍（图6-4-6）。
（3）为患儿梳头（图6-4-7）。

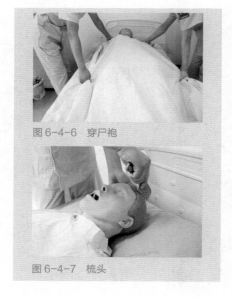

图 6-4-6　穿尸袍

图 6-4-7　梳头

————（1）用尸单包裹尸体，尸单上下两角遮盖头部和脚，再用左右两角把尸体包严（图6-4-8）。

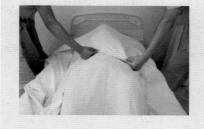

图6-4-8　尸单包裹尸体

（2）用绷带在胸部、腰部、踝部固定牢固，将第二张尸体识别卡缚在尸体腰前的尸单上，便于尸体运送及识别（图片6-4-9）。

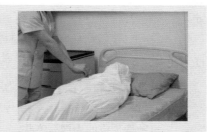

图6-4-9　将第二张尸体识别卡缚在尸单上

运送尸体————移尸体于平车上，盖上大单，送往太平间，置于停尸屉内，将第三张尸体识别卡放尸屉外，避免认错尸体。

整理物品————（1）整理病历，完成各项记录，记录死亡时间。
（2）患儿的遗物交给家属。

【护理评价】

1. 尸体整洁，表情安详，位置良好，易于辨认。
2. 患儿家属顺利接受患儿死亡现实，情绪转为平稳。

【注意事项】

1. 必须先由医生开出死亡通知单，并得到家属的许可后，护士方可进行尸体护理。
2. 患儿死亡后应及时进行尸体护理，以防尸体僵硬。
3. 护士具有高尚的职业道德和情感，尊重死者。
4. 按照要求做好床单位终末处置。

【实训拓展】

1. 引起过敏性休克的过敏源有哪些?

（1）异种蛋白：内泌素（胰岛素、加压素），酶（糜蛋白酶、青霉素酶），花粉浸液（猪草、树、草），食物（蛋清、牛奶、硬壳果、海味、巧克力），抗血清（抗淋巴细胞血清或抗淋巴细胞丙种球蛋白），职业性接触的蛋白质（橡胶产品），蜂类毒素。

（2）常用药物：例如抗生素（青霉素、头孢霉素、两性霉素 B、硝基呋喃妥因），局部麻醉药（普鲁卡因、利多卡因），维生素（维生素 B_1、叶酸），诊断性制剂（碘化 X 线造影剂、碘溴酞），职业性接触的化学制剂（乙烯氧化物），多糖类（右旋糖酐铁）。

2. 如何做好丧亲者的护理？

（1）做好死者的尸体护理，体现护士对死者的尊重，也是对丧亲者心理的极大抚慰。

（2）心理疏导，陪伴、抚慰患儿家属，认真聆听患儿家属的诉说，并创造适当的环境，让患儿家属能够自由痛快地将悲伤的情感宣泄出来。

（3）尽量满足丧亲者的需要。丧亲是人生中最痛苦的经历，护士应尽量满足丧亲者的需求，如无法做到要善言相劝，耐心解释，以取得其理解与配合。

（4）协助解决丧亲者的实际困难。护士应了解丧亲者的实际困难，并积极地提供支持和帮助，使丧亲者感受到人世间的温情。

（5）协助建立新的人际关系，鼓励丧亲者参加各种社会活动。

（6）对丧亲者进行定期访视，传递医护人员持续性的关爱和支持。

3. 过敏性休克的表现有哪些？

过敏性休克是一种严重威胁生命的全身多系统速发过敏反应。典型的过敏性休克表现为用药或进食后迅速出现手心、足心、头皮瘙痒、全身皮肤潮红、风团样皮疹及口舌麻木感，继而出现呼吸困难、哮喘、喉头水肿、支气管痉挛、窒息、血压下降、心律失常、休克、意识丧失直至死亡。

（郭红霞）

第五节　脓毒症病人护理技能实训

○ 病例摘要：

病人，男性，43 岁。因发热 18 天，腹痛、腹胀、少尿 12 天，意识障碍 5 天入院。病人于 18 天前无明显诱因出现发热，最高体温 38.9℃，无明显畏寒、寒战，伴腹泻，解黄色稀水样便 3 次 / 日，偶有呕吐，呕吐物为胃内容物，无血性液体及胆汁，无腹痛、腹胀，至当地诊所治疗（具体不详）后好转，6 天后出现腹痛、腹胀，尿量减少（具体不详），就诊当地医院，予以抗感染、胃肠减压等治疗无明显好转，出现意识障碍而入院。既往体健，否认高血压、糖尿病史，无药物过敏史。起病前 2 天至广东打工。

体格检查：T 39.8℃，P 100 次 / 分，R 22 次 / 分，BP 128/80mmHg，意识嗜睡，双侧瞳孔等大等圆，3mm，对光反射灵敏。双肺呼吸音粗，可闻及湿啰音，HR 100 次 / 分，律齐，未闻及明显杂音，腹膨隆，肠鸣音亢进。

辅助检查：B 超结果示：腹腔积液，脂肪肝。实验室检查：WBC

$22.9×10^9/L$，N 93.5%　RBC $5.0×10^{12}/L$，HB 118g/L，PLT $27×10^9/L$，TP 50.5g/L，ALB 21.0g/L，GLB 29.5g/L，ALB/GLB 0.7，Cr 860μmol/L，BUN 38.5mmol/L，Na 121mmol/L，胃液 OB（＋）。

诊断：脓毒症，多器官功能障碍综合征？不完全性肠梗阻，低钠血症，消化道出血，应激性溃疡？

技能实训十　血培养标本的采集

◇ 临床情境 ....

病人入急诊科后，T 39.8 ℃，P 100 次／分，R 22 次／分，BP 128/80mmHg，意识嗜睡，双侧瞳孔等大等圆，3mm，对光反射灵敏。双肺呼吸音粗，可闻及湿啰音，HR 100 次／分，律齐，腹膨隆，双下肢未见水肿。医嘱予以开放静脉通路、心电监护、吸氧、物理降温、胃肠减压及完善相关检验、检查等处理。

实训任务：采集血培养标本，协助明确诊断。

【护理评估】

1. **健康史**　病人因发热 18 天，腹痛、腹胀、少尿 12 天，意识障碍 5 天入院。既往体健，起病前 2 天至广东打工。

2. **身体状况**　T 39.8℃，P 100 次／分，R 22 次／分，BP 128/80mmHg，意识嗜睡，双侧瞳孔等大等圆，3mm，对光反射灵敏。双肺呼吸音粗，可闻及湿啰音，HR 100 次／分，律齐，腹膨隆，肠鸣音亢进，胃肠减压引流出墨绿色液体约 50ml。

3. **心理 - 社会状况**　家属表现出焦虑情绪，希望尽全力救治病人。

4. **实验室检查**　WBC $22.9×10^9/L$，N 93.5%，RBC $5.0×10^{12}/L$，HB 118g/L，PLT $27×10^9/L$，TP 50.5g/L，ALB 21.0g/L，GLB 29.5g/L，ALB/GLB 0.7，Cr 860μmol/L，BUN38.5mmol/L，钠 121mmol/L，胃液 OB（＋）。

5. **辅助检查**　B 超检查提示：腹腔积液，脂肪肝。

【主要护理诊断 / 问题】

体温过高　与不明原因感染有关。

【护理目标】

病人体温下降至正常范围。

【护理措施】

1. 正确采取血培养标本（实施详见血培养标本采集操作流程及操作要点），及时送检，协助诊断。

2. 高热护理　选用物理或药物降温方法降温。

3. 病情监测　密切监测病人意识、瞳孔、体温、呼吸、血压、外周循环、尿量的变化。

4. 采取保护性措施　使用床栏保护病人的安全。

血培养标本采集操作流程及操作要点

评估 —— （1）核对病人信息。
（2）核对医嘱、检验单、采血条码。
（3）评估病人的病情、治疗情况（使用抗生素前采集）、心理状态及合作程度，采血部位皮肤情况、静脉充盈程度、血管的弹性。
（4）查看培养瓶有效期、是否有裂隙、培养液是否浑浊、变质等（图6-5-1）。

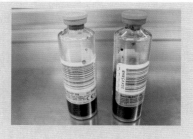

图6-5-1　厌氧和非厌氧菌培养瓶

准备 —— （1）病人准备：病人平卧，暴露采血部位。
（2）环境准备：环境安静、光线充足、人员流动少。
（3）护士准备：着装规范、洗手、戴口罩、戴手套。
（4）用物准备（图6-5-2）：真空采血针、血培养瓶、络合碘、棉签、止血带、治疗巾。

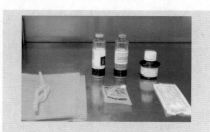

图6-5-2　采集血培养标本用物准备

选择穿刺部位 —— （1）再次核对病人信息。
（2）选择合适的静脉：常用的静脉有贵要静脉、肘正中静脉、头静脉、手背静脉。

消毒穿刺 —— （1）在穿刺部位上方约6cm处扎好止血带（图6-5-3）。
（2）消毒穿刺部位皮肤（图6-5-4）。
（3）再次查对。
（4）左手拇指绷紧静脉下方皮肤，右手持采血针，针尖斜面向上与皮肤呈20°角，自静脉上方或侧方平稳刺入静脉（图6-5-5）。

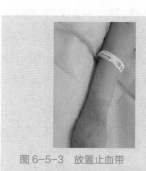

图6-5-3　放置止血带

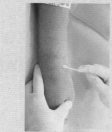

图6-5-4　消毒穿刺部位

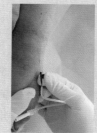

图6-5-5　进针

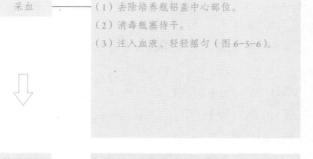

采血 —— （1）去除培养瓶铝盖中心部位。
（2）消毒瓶塞待干。
（3）注入血液、轻轻摇匀（图6-5-6）。

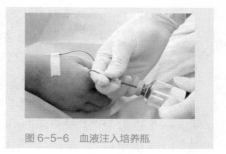

图6-5-6 血液注入培养瓶

拔针按压 —— （1）抽血完毕，松开止血带、用无菌干棉签放于穿刺点及上方，迅速拔针。
（2）按压穿刺点5分钟（不出血为止）。

整理用物 —— （1）再次核对，整理床单位并清理用物。
（2）标本送检。

【护理评价】

1. 病人血培养标本采集正确，无污染，送检及时。

2. 病人体温为39.5℃。

【注意事项】

1. 血标本注入培养瓶之前不要更换针头，以避免不必要污染和针刺伤。

2. 如果同时采集几个项目的血标本时，一般先采集血培养标本。

3. 采集血培养标本15～30分钟前避免干式扫地、扫床，避免家属、医护人员频繁进出，减少空气中细菌数量，减少环境污染概率。

4. 严格执行无菌操作，消毒待干时间大于30秒。

5. 血培养标本采血后应该立即送检，如不能立即送检，需室温保存，切勿冷藏。标本注入培养瓶后，需轻轻混匀以防血液凝固。

【实训拓展】

1．如何把握血培养标本的采集时机？

（1）应在使用抗菌药物之前采集血培养标本。

（2）寒战和发热刚开始时是采集血培养标本的最佳时机。

（3）若病人已行抗菌药物治疗，则应在下一次抗菌药物应用前采集血培养标本。

2．为了提高血培养标本的检出率，如何选择血培养标本的采血量和采血部位？

（1）采血量要足。成年病人推荐的采血量为20～30ml，每套不少于10ml，每瓶不少于5ml。

（2）标本采集部位　至少做到一套"双侧双瓶"。"双侧"为成人从两侧上肢静脉采血，"双瓶"为一瓶需氧瓶和一瓶厌氧瓶。必要时从下肢静脉采血做第二、三套血培养。小儿从股静脉采血5ml注入小儿瓶即可。

3．脓毒症的诊断标准是什么？

明确或可疑的感染，具备以下临床特点：① 发热，体温 >38.3℃；② 低体温，体温 <36℃；③ 心率 >90次/分，或大于不同年龄正常值的2个标准差；④ 气促；⑤ 精神状态的改变；⑥ 明显水肿或液体正平衡（24 小时超过 20ml/kg）；⑦ 高血糖症（血糖 >7.7mmol/L）且无糖尿病史。

炎症反应指标：① 白细胞增多（WBC 计数 >12×10^9/L）；② 白细胞减少（WBC 计数 <4×10^9/L）；③ WBC 计数正常但幼稚白细胞总数超过 10%；④ 血浆 C 反应蛋白大于正常值的 2 个标准差；⑤ 血浆降钙素原大于正常值的 2 个标准差。

器官功能障碍指标：① 低氧血症（PaO$_2$/FiO$_2$<300mmHg）；② 急性少尿；③ 血肌酐上升 >44.2μmol/L；④ 凝血功能异常（INR>1.5 或 APTT>60 秒）；⑤ 肠梗阻；⑥ 血小板减少（血小板计数 <100×10^9/L）；⑦ 高胆红素血症（血浆总胆红素 >70μmol/L）。

组织灌注指标：① 高乳酸血症（>1mmol/L）；② 毛细血管再灌注能力降低或瘀斑形成。

技能实训十一　亚低温治疗仪的使用

◇ 临床情境　······································

经过温水擦浴、冰敷后，病人体温仍为 39.5℃，P 104 次 / 分，R 23 次 / 分，BP 118/70mmHg，遵医嘱予以亚低温治疗仪进行物理降温。

实训任务：使用亚低温治疗仪行物理降温。

【护理评估】

1. 健康史　因发热 18 天，腹痛、腹胀、少尿 12 天，意识障碍 5 天入院。诊断：脓毒症，多器官功能障碍综合征？不完全性肠梗阻，低钠血症，消化道出血，应激性溃疡？

2. 身体状况　意识嗜睡，双侧瞳孔等大等圆，3mm，对光反射灵敏。双肺呼吸音粗，可闻及湿啰音，HR 104 次 / 分，律齐，腹膨隆，肠鸣音亢进，胃肠减压引流出墨绿色液体约 100ml，双下肢未见水肿。

3. 心理 - 社会状况　家属表现出焦虑情绪，希望尽全力救治病人。

4. 实验室检查　WBC 22.9×10^9/L，N 93.5%，RBC 5.0×10^{12}/L，HB 118g/L，PLT 27×10^9/L，TP 50.5g/L，ALB 21.0g/L，GLB 29.5g/L，ALB/GLB 0.7，Cr 860μmol/L，BUN 38.5mmol/L，钠 121mmol/L，胃液 OB（+）。

5. 辅助检查　B 超结果提示：腹腔积液，脂肪肝。

【主要护理诊断 / 问题】

1. 体温过高　与感染有关。

2. 有体液不足的危险　与高热、呕吐、禁食有关。

3. 有受伤的危险　与亚低温治疗有关。

【护理目标】

1. 病人体温得到有效控制，逐渐降至正常范围。

2. 病人体液维持平衡，无脱水的症状和体征。

3. 病人未发生冻伤。

【护理措施】

1. **物理降温**　使用亚低温治疗仪（实施详见亚低温治疗仪操作流程及操作要点）进行物理降

温。降温过程中，密切监测病人体温与脉搏的变化，并观察病人降温后的反应，避免发生虚脱。

2. 病情监测　密切监测病人意识、瞳孔、生命体征、尿量的变化，使用心电监护监测心率和血压。

3. 根据医嘱实行液体复苏，维持适当的液体量，纠正水电解质失衡。

4. 加强皮肤护理，及时更换衣物，保持皮肤清洁、干燥，防止受凉。1~2小时更换体位1次，保持床单位干燥平整。观察病人肢体温度、颜色以及末梢循环，以免冻伤发生。

5. 感染的防治和护理　各项护理操作严格遵循无菌技术原则，做好口腔护理及相应管道护理，防止管道相关性感染发生，以免加重病人的病情。

6. 并发症的观察和护理　密切监测各器官功能，及早发现器官功能障碍的表现并积极处理，防止病情恶化，改善预后。

【护理评价】

1. 病人体温得到有效控制，逐渐降至正常范围。
2. 病人获得足够的热量、电解质和各种营养物质，无脱水表现。
3. 病人未发生冻伤。

【注意事项】

1. 铺设冰毯时应避免毯面折叠或褶皱，管道自然弯曲下垂，防止扭曲，以免影响水在毯面与电脑控制的体温调节器间的循环。

2. 进行治疗时，避免病人皮肤直接与冰毯接触，注意适当保温。密切监测病人皮肤和肢端温度、颜色。

3. 控温传感器插入肛门时动作要轻柔，插入深度要适当。

4. 使用亚低温治疗仪时需根据病人的体温及病情选择合适的温度调控挡数。若病人的体温低于40℃，未出现谵妄、昏迷者建议调用低、中档温度。若体温高于40℃，出现谵妄、昏迷者建议调用高档、超高档温度。开机时水温设定不低于15℃。

5. 治疗中不宜剧烈搬动病人，以免引起体位性低血压。

【实训拓展】

1. 什么是亚低温治疗?

亚低温治疗（mild therapeutic hypothermia，MTH）是指为达到治疗疾病的目的而控制性地将病人体温水平降低的一种治疗方法。降温的方法有体表降温和静脉降温法。体表降温是目前临床应用最为广泛的亚低温治疗方法，包括采用温水擦浴、冰袋及冰毯。静脉降温可分三种：① 血管内热交换降温技术；② 大量低温液体快速输注法；③ 选择性脑低温灌注。

2. 低体温如何划分?

国际上将低体温分为超轻度（35~36℃）、轻度（33~35℃）、中度（28~32℃）、深度（17~27℃）和超深度（≤16℃），其中超轻度、轻度、中度低温统称为亚低温。低于28℃易诱发低血压、心律失常及其他并发症。临床上常使用的亚低温为32~36℃。

3. 什么是脓毒症? 什么是严重脓毒症? 什么是脓毒性休克?

脓毒症是指由感染引起的全身炎症反应综合征，证实有细菌存在或有高度可疑感染灶。脓毒症可由任何部位的感染引起。

评估 ————（1）核对病人信息。
（2）评估病人的病情、肢端颜色。

 准备 ————（1）病人准备：协助病人换上病员服，给予舒适体位。根据医嘱使用一定量的冬眠药物。
（2）环境准备：清洁、安静、室温适宜。
（3）护士准备：着装规范、洗手、戴口罩、戴手套。
（4）用物准备：亚低温治疗仪（图6-5-7）、治疗巾，必要时准备纯净水、肛套、液状石蜡。

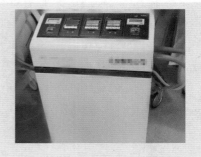

图6-5-7 亚低温治疗仪

检测亚低温
治疗仪的工
作状态
————（1）亚低温治疗仪的冰毯、冰帽、温度传感线按相应的接口接好（图6-5-8）。
（2）打开电源开关（图6-5-9），观察液晶显示板上水位线在合适的范围。如若不足，则加入纯净水至适当的水位。
（3）查看水温表和体温表显示开机实测温度，液晶显示屏显示各参数正常。

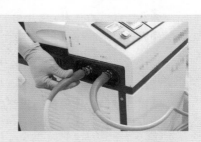

A. 连接冰毯

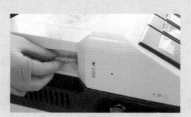

B. 接冰帽

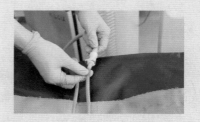

C. 连接温度传感线

图6-5-8 接线

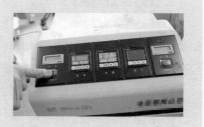

图6-5-9 打开电源开关

铺冰毯、戴冰帽

（1）将冰毯和冰帽平铺在病床上，冰毯上铺双层大单（图6-5-10、图6-5-11）。

（2）垫毛巾于病人头下，给病人戴上冰帽（图6-5-12）。

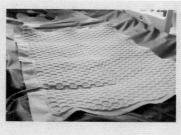

图6-5-10　铺冰毯

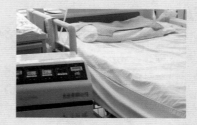

图6-5-11　准备好冰帽

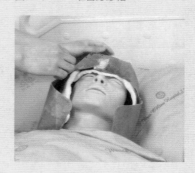

图6-5-12　给病人戴冰帽

设置目标温度

（1）将加肛套的控温传感器用液状石蜡润滑后插入肛门（图6-5-13）。

（2）根据医嘱和病人的情况设置不同的目标温度（图6-5-14）。

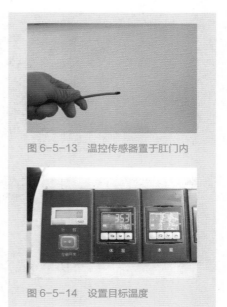

图6-5-13　温控传感器置于肛门内

图6-5-14　设置目标温度

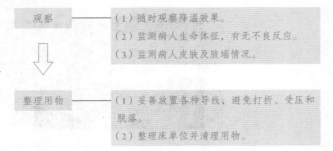

观察	（1）随时观察降温效果。
	（2）监测病人生命体征，有无不良反应。
	（3）监测病人皮肤及肢端情况。

| 整理用物 | （1）妥善放置各种导线，避免打折、受压和脱落。 |
| | （2）整理床单位并清理用物。 |

严重的脓毒症指脓毒症伴有器官功能障碍、组织灌注不良或低血压。

脓毒性休克是指在严重脓毒症病人给予足量液体复苏仍无法纠正的持续性低血压，常伴有低灌注状态或器官功能障碍。

（郭红霞）

第六节　多器官功能障碍病人护理技能实训

病例摘要： ....

病人，女性，44 岁，因意识不清 2 天入院。病人 2 天前被人发现昏倒于家中，呼之不应，意识不清，无明显抽搐，口角及鼻腔可见分泌物询问病史及完善相关检查后考虑诊断为："药物过量"或"药物中毒"，予以气管插管呼吸机辅助通气，胃部灌洗等对症处理，并于第二天转入院进一步诊治。

病人 4 年前因车祸致多发伤行胸椎内固定手术，有抑郁症及甲状腺功能减退病史，长期服用多种药物，药名不详。

体格检查：T 37 ℃，P 120 次 / 分，R 18 次分，BP 85/58mmHg，SpO_2 95%，意识昏迷，双侧瞳孔直径 1mm、对光反射消失，颈稍抵抗；皮肤巩膜轻度黄染，背部、左侧胫前区可见多处瘀斑。两肺呼吸音减弱，可闻及散在细湿啰音；心率 120/ 分，律齐，无杂音；腹平软，肝脾肋下未及，无移动性浊音，肠鸣音正常，四肢肌张力不高，无神经系统定位体征，病理征阴性。

辅助检查：血常规：白细胞计数 $15.9 \times 10^9/L$，中性粒细胞计数 $14.0 \times 10^9/L$，肝肾功能：总胆红素 50.9μmol/L，直接胆红素 31μmol/L，谷草转氨酶 238U/L，谷丙转氨酶 219U/L，肌酐 450μmol/L，尿素氮 596mmol/L，凝血酶原时间 31 秒，活化部分凝血活酶时间 56 秒。胸部 X 示：双下肺片状阴影。

诊断：药物过量，多器官功能障碍综合征（MODS，包括脑、肺、肝、肾、出凝血功能）。

技能实训十二　经人工气道吸痰

◇ **临床情境** ....

　　病人入 ICU 后继续予以气管插管接呼吸机辅助呼吸，19：00 病人出现呼吸急促，口唇发绀，大汗淋漓，心电监护示 HR 143 次 / 分，SpO_2 83%，呼吸机报警显示：气道压力高，气道压最高达 45cmH_2O，听诊双肺呼吸音减弱，可闻及痰鸣音及少量干啰音。采血查动脉血气分析：pH 7.40，PO_2 56mmHg，PCO_2 57mmHg。

　　实训任务：经人工气道吸痰。

【护理评估】

　　1.**健康史**　病人意识不清 2 天，由外院以"疑药物过量或中毒"转入。已予以气管插管接呼吸机辅助通气，促进毒物排泄等对症处理。病人现意识昏迷，格拉斯哥昏迷评分（Glasgow coma scale，GCS）3 分，呼吸机辅助呼吸，多巴胺维持血压。既往有多发伤行胸椎内固定手术史，抑郁症及甲状腺功能减退病史，多种药物服用史。

　　2.**身体状况**　T 37.0℃，HR 143 次 / 分，R 18 次 / 分，SpO_2 83%，呼吸机辅助呼吸，意识昏迷，咳嗽反射减弱。听诊双肺呼吸音减弱，可闻及痰鸣音及少量干啰音。

　　3.**实验室检查**　动脉血气分析：pH 7.40，PO_2 56mmHg，PCO_2 57mmHg。

【主要护理诊断 / 问题】

　　1.**清理呼吸道无效**　与意识障碍、气管插管有关。

　　2.**气体交换受损**　与肺部感染有关。

　　3.**有窒息的危险**　与气管插管被痰液堵塞有关。

【护理目标】

　　1. 呼吸道通畅，未发生窒息。

　　2. 气道压力下降，呼吸机未出现高压报警。

　　3. 血氧饱和度上升，氧合改善。

【护理措施】

　　1.**保持呼吸道通畅**　及时清除呼吸道分泌物（实施详见经人工气道吸痰操作流程及操作要点），加强气道湿化，定时翻身、拍背体疗，或者使用振动排痰仪，促进痰液松动易于排出。遵医嘱正确使用抗生素和化痰药。

　　2.**降低气道压力**　检查气管导管是否移位；检查呼吸机管路是否折叠、受压，管路及集水杯里的冷凝水是否及时倾倒；评估病人呼吸音，视情况给予吸痰或支气管扩张剂等处理。

　　3.**尽早识别窒息征象**　窒息表现为大汗和鼻翼翕动，呼吸急促，辅助呼吸肌的应用、肋间肌收缩以及胸腹矛盾运动，口唇、颜面青紫，心率增快等。一旦出现，立即改为简易呼吸器手动通气，同时检查和排除呼吸机方面的问题，如通气时需要很高的压力，立即予以气道内吸引，解除气道阻塞。

经人工气道吸痰操作流程及操作要点

评估 ——
（1）核对病人床号、姓名、腕带信息。
（2）评估病人的病情、意识、生命体征、合作程度、双肺呼吸音。
（3）评估呼吸机参数设置、负压吸引装置、人工气道深度和固定情况（图6-6-1）。

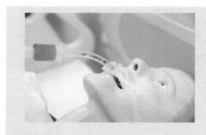

图6-6-1 人工气道固定图

准备 ——
（1）病人准备：协助病人取半坐卧位。
（2）护士准备：洗手、戴口罩。
（3）环境准备：清洁、安静；屏风或隔帘遮挡。
（4）用物准备：负压吸引装置、型号合适的吸痰管、生理盐水、听诊器。
（5）呼吸机准备：提高吸氧浓度，上呼吸机者提前给予100%纯氧（图6-6-2）

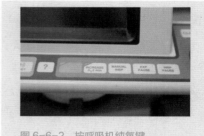

图6-6-2 按呼吸机纯氧键

连接负压装置 ——
（1）连接负压装置，检查管道和负压装置性能（图6-6-3）。
（2）根据需要调节负压（图6-6-4）。

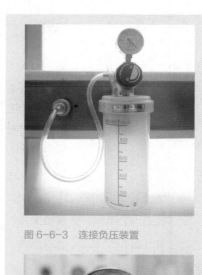

图6-6-3 连接负压装置

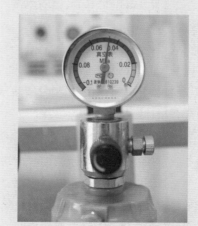

图6-6-4 调节负压

吸痰 ——— （1）连接吸痰管，戴无菌手套，试吸。
（2）断开呼吸机管路，不带负压将吸痰插入适宜深度（图6-6-5）。
（3）带负压边退边向上提拉吸痰管（<15秒/次）（图6-6-6）。
（4）吸除口鼻腔分泌物。
（5）观察病人面色、生命体征、血氧饱和度的情况。
（6）吸痰毕，听诊双肺呼吸音，洗手，记录。

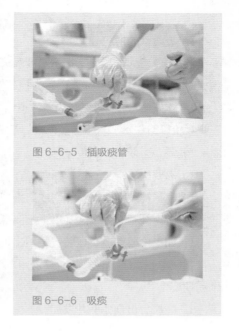

图 6-6-5　插吸痰管

图 6-6-6　吸痰

健康宣教 ——— 指导清醒病人有效咳嗽。

【护理评价】

1. 呼吸道通畅，听诊双肺未闻及痰鸣音，未发生窒息。

2. 呼吸机监测到气道压力恢复正常范围，未再出现高压报警。

3. 血氧饱和度上升到 95%。

【注意事项】

1. 密切观察病情，观察病人呼吸道是否通畅，以及面色、生命体征的变化等，如发现病人排痰不畅或肺部有痰鸣音，应及时吸痰。对痰液黏稠且不易咳出病人，要做好呼吸道湿化，翻身拍背及体位引流。

2. 吸痰前后给纯氧，以增加病人氧储备，减少吸痰过程中可能发生的低氧血症损害。

3. 注意无菌。吸痰管及气道的污染会造成病人的肺部感染，必须严格无菌操作，要注意保持呼吸机接头不被污染，戴无菌手套持吸痰管的手不能被污染，一根吸痰管只限用一次，冲洗吸痰管的生理盐水瓶应注明"吸引气管插管"及"口鼻腔"之用，不得混用。吸引完气管插管内的痰液后，需更换吸痰管吸引口鼻腔的分泌物

4. 选择型号合适的吸痰管，不可过粗，吸痰管的管径一般为气管导管内径的 1/3～1/2。

5. 注意负压大小。吸引负压不得超过 −80～−120mmHg（成人），以免损伤气道黏膜，尤其对支气管哮喘的病人，则更应注意，以免诱发支气管痉挛。

6. 插管过程中，不可打开负压，且动作应轻柔，以免损伤呼吸道黏膜。

7. 吸痰前后，应增加氧气的吸入，且每次吸痰时间应小于 15 秒，以免因吸痰造成病人缺氧。

8. 负压吸引储液瓶内的吸出液应及时倾倒，一般不应超过瓶容量的 2/3。

1. **吸痰术的适应证？**

1）出现下列情况之一提示需要吸痰：① 听诊呼吸有痰鸣音；② 机械通气病人采用容量控制模式时气道峰压增加、或采用压力控制模式时潮气量减少；③ 病人不能进行完整有效的自主咳嗽（如痰液连续刺激呛咳）；④ 人工气道内可见痰液；⑤ 呼吸机流量或压力曲线呈锯齿状振荡（排除了呼吸机管路积水）；⑥ 怀疑误吸；⑦ 明显的呼吸费力；⑧ 血氧饱和度恶化。

2）需要留取痰标本检验时。

3）需要确证人工气道通畅时。

4）中枢神经系统功能损伤或药物抑制病人，需要刺激病人咳嗽时。

5）出现肺膨胀不全或肺不张推测可能与痰液蓄积有关时。

2. **如果中心管道负压装置突然出现故障，有哪些应急方案可行吸痰？**

如果中心负压出现故障，可以用电动吸痰器进行吸痰；或者用一个 50ml 注射器接吸痰管进行手动抽痰。

3. **吸痰会出现哪些并发症？**

吸痰的并发症常见有：低氧血症，剧烈咳嗽，气道黏膜出血，肺部感染。

技能实训十三　人工气道湿化

✧ 临床情境

气管插管后第 5 天，病人意识转为嗜睡，表情淡漠。但呼吸困难加重，R 30 次 / 分，SpO_2 85%。呼吸机监测显示气道峰压较前升高，护士经气道内吸出的痰液黏稠且带有痰栓，难以吸出，送吸痰管时气管插管末端有阻力。听诊肺部有干湿啰音。

实训任务：人工气道湿化。

【护理评估】

1. **健康史**　气管插管后第 5 天，持续呼吸机辅助呼吸，但呼吸困难较前加重，主要原因是气道干燥，痰液难以吸出，并且有痰栓。

2. **身体状况**　病人意识转为嗜睡，自主呼吸频率 30 次 / 分，SpO_2 下降到 85%。听诊肺部有干湿性啰音。呼吸机监测平均气道峰压上升至 $39cmH_2O$。

3. **心理 - 社会状况**　病人既往有抑郁症病史，表情淡漠。

【主要护理诊断 / 问题】

1. **有气道热损伤的危险**　与加热型湿化器时回路内没有安置自动反馈控制温度探针有关。

2. **有通气不足的危险**　与湿化器的无效腔使可压缩容量增加有关。

3. **有气道堵塞的危险**　与干稠的分泌物经湿化后膨胀有关。

【护理目标】

1. 人工气道湿化效果良好，痰液易吸出，且没有发生气道热损伤。

2. 通气效果良好，未发生通气不足。

3. 气道压力下降至正常，血氧饱和度上升至 95% 以上，未发生气道堵塞。

【护理措施】

1. 积极加强气道湿化管理　密切监测湿化器的温度。使病人吸入气体近气道端的温度达 37℃，相对湿度达到 100%。必要时更换湿化装置（实施详见人工气道湿化操作流程及操作要点）。

2. 根据年龄选择合适大小的湿化器，检查湿化器各连接部位和呼吸机管道有无漏气。

人工气道湿化操作流程及操作要点

评估

（1）核对病人床号、姓名、腕带信息。
（2）评估病人的病情、意识、生命体征、双肺呼吸音、痰液情况。
（3）评估呼吸机参数设置、使用中的湿化装置、湿化效果、负压吸引装置、人工气道固定情况。

准备

（1）病人准备：床头抬高 30°～45°。
（2）护士准备：衣帽整齐、剪指甲、洗手、戴口罩。
（3）环境准备：清洁、安静，温湿度适宜。
（4）用物准备：合适的湿化装置（图 6-6-7）、灭菌注射用水、输液器。

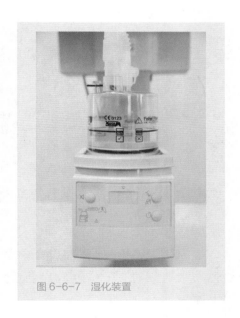

图 6-6-7　湿化装置

检查湿化装置

（1）检查湿化罐与湿化器底座是否匹配。
（2）检查温度探头是否完好（图 6-6-8）。

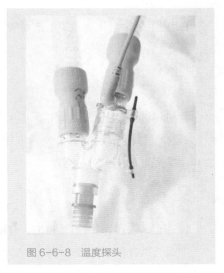

图 6-6-8　温度探头

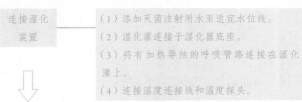

连接湿化 装置　　(1) 添加灭菌注射用水至适宜水位线。
　　　　　　　(2) 湿化灌连接于湿化器底座。
　　　　　　　(3) 将有加热导丝的呼吸管路连接在湿化灌上。
　　　　　　　(4) 连接温度连接线和温度探头。

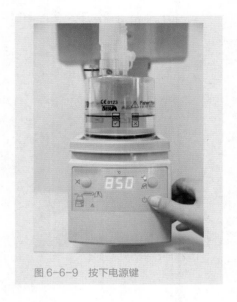

图 6-6-9　按下电源键

开机运行　　(1) 按下电源键（图 6-6-9），开启湿化器。
　　　　　　　(2) 观察湿化器运行情况，如湿化灌是否有气雾产生，手触呼吸管路是否温度上升。

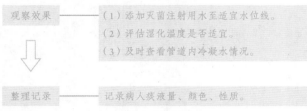

观察效果　　(1) 添加灭菌注射用水至适宜水位线。
　　　　　　　(2) 评估湿化温度是否适宜。
　　　　　　　(3) 及时查看管道内冷凝水情况。

整理记录　　记录病人痰液量、颜色、性质。

3. 促进痰液排出，评估痰液性状，记录 24 小时出入量，补充体液，以免痰液干结而产生痰栓。定时翻身、拍背，或使用振动排痰仪，及时清理气道分泌物，必要时用支纤镜吸引。

【护理评价】

1. 人工气道湿化满意，痰液易吸出。

2. 血氧饱和度升至 97% 及以上。

【注意事项】

行机械通气者，加温湿化器温度应设置在 32 ~ 34℃，以保障气体在输送过程中散失部分温度，吸入气体温度为 28 ~ 32℃，以维持支气管纤毛运动的最佳状态。同时，室温保持在 20 ~ 22℃，湿度为 60% ~ 70%。

【实训拓展】

1. 病人痰液黏稠，不易吸出，有哪些方法可以促进痰液排出？

加强气道湿化和雾化，保持出入水量平衡，定期翻身拍背，按需吸痰。

2．人工气道湿化程度如何评价？

（1）湿化满意：痰液稀薄，能顺利吸引出或咳出；导管内无痰栓；听诊气管内无干鸣音或大量痰鸣音；呼吸通畅，病人安静。

（2）湿化过度：痰液过度稀薄，需不断吸引；听诊气道内痰鸣音多；病人频繁咳嗽、烦躁不安、人机对抗；可出现缺氧性发绀、脉搏氧饱和度下降及心率、血压等改变。

（3）湿化不足：痰液黏稠，不易吸引出或咳出；听诊气道内有干鸣音；导管内形成痰痂；病人可出现突发的吸气性呼吸困难、烦躁、发绀、血压升高及脉搏血氧饱和度下降等。

技能实训十四　气管切开伤口换药

◇ 临床情境 ···

　　　　经加强气道湿化后辅助拍背，痰液吸出较前顺利，呼吸机支持参数逐渐下调。气管镜下示支气管化脓性炎症，仍有较多黄脓痰。但病人意识未恢复，不能自主排痰。气管插管第15天，经家属同意后行床旁气管切开术。

　　　　实训任务：气管切开伤口换药。

【护理评估】

1．伤口评估　病人现气管切开接呼吸机辅助呼吸，切口周围皮肤完整，无感染化脓。

2．气道评估　病人意识昏迷，无自主排痰能力，痰液多。

【主要护理诊断/问题】

1．清理呼吸道无效　与意识障碍、气管切开有关。

2．有气管导管引起阻塞的风险　与气囊滑脱和分泌物黏结成痂阻塞有关。

3．有潜在感染的风险　与气管切开，咳痰困难有关。

【护理目标】

1. 气管切开伤口敷料干燥。

2. 气管切开伤口及周围皮肤无红肿等感染迹象。

3. 未发生气囊滑脱和分泌物阻塞。

【护理措施】

1．预防气管切开伤口感染　及时行气管切开伤口换药，观察伤口及周围皮肤情况（实施详见气管切开伤口换药操作流程及操作要点）。

2．体位　保持颈部伸展位，保证气管套管在气管内的居中位置，防止套管移位、闭塞或脱出而造成窒息。

3．妥善固定　固定带在颈部的松紧以能容纳1指为宜，防止套管脱出。气管切开的当日要注意观察有无出血、皮下气肿等并发症。

4．充分湿化　采取有效湿化方法，保持呼吸道湿润，以利于分泌物排除。记录24小时出入量，维持体液平衡。

评估 —— （1）核对病人床号、姓名、腕带信息。
（2）评估病人的气切伤口有无出血、皮下气肿、感染等情况。
（3）评估病人呼吸频率、节律。
（4）了解气管套管固定带松紧度，以及清洁度。

准备 —— （1）病人准备：取平卧位，暴露颈部皮肤，注意保暖。
（2）护士准备：衣帽整齐、剪指甲、洗手、戴口罩。
（3）环境准备：清洁、安静。
（4）用物准备：气切纱布、络合碘消毒液、换药包、一次性手套、生理盐水。

换药 —— （1）换药前充分吸痰，观察气道是否通畅，防止换药时痰液外溢污染。
（2）垫无菌巾于颈、肩下（图6-6-10），打开换药包。
（3）取下病人气管切开处原污敷料（图6-6-11）。
（4）观察伤口周围皮肤有无红肿、破溃等。
（5）消毒导管口及两翼伤口缝线（图6-6-12）。由伤口中心向外周环形消毒气切伤口周围皮肤。

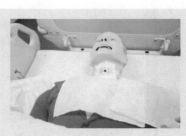

图6-6-10 垫无菌巾

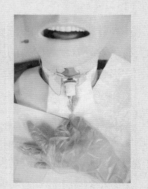

图6-6-11 取下原污敷料

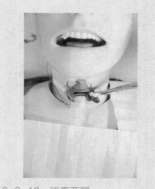

图6-6-12 消毒两翼

（6）取无菌纱布垫于套管下方（图6-6-13）。

（7）撤出无菌巾。

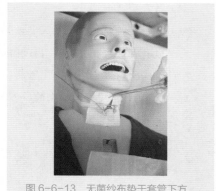

图 6-6-13　无菌纱布垫于套管下方

整理记录 —————（1）整理床单位。

（2）洗手，并记录。

5. 预防气管导管引起阻塞　阻塞原因一是气囊滑脱堵塞，二是分泌物黏结成痂阻塞，如突然发生呼吸困难、发绀、病人烦躁不安，应立即将套管气囊一起取出检查。为预防气囊滑脱，应注意将气囊扎牢固，将线头引出气管切开伤口处，并经常牵扯检查是否牢固，及时清除结痂。

【护理评价】

1. 气管切开伤口敷料干燥。

2. 气管切开伤口无明显感染化脓情况.

【注意事项】

1. 协助病人取合适体位，暴露颈部。

2. 换药前充分吸痰，观察气道是否通畅，防止换药时痰液外溢污染。

3. 操作前后检查气管切开套管位置，气囊压力及固定带松紧度，防止操作过程中因牵拉使导管脱出。

4. 擦拭伤口顺序正确，顺序：清洁伤口从内向外，污染伤口从外向内。无菌纱布、敷料完全覆盖气管切开伤口。

【实训拓展】

1. 予以气切换药时，发生意外脱管如何应急处理？

（1）立即用无菌止血钳撑开伤口，给氧，或者用纱布覆盖伤口，面罩给氧，并立即通知医生。

（2）当病人气管切开时间超过一周，窦道形成时，更换套管重新置入，听诊呼吸音，连接简易呼吸囊，加压给氧。

（3）如切开时间在一周以内，立即配合医生进行气管插管，连接简易呼吸囊，协助医生重新置管。

（4）迅速准备好抢救药品和物品，如病人出现心脏骤停立即给予胸外心脏按压。

（5）及时抽血查动脉血气分析。

（6）严密观察生命体征及意识，瞳孔，如有异常及时报告医生进行处理。

（7）做好护理记录。

（8）做好家属及病人心理护理。

2. 气切伤口换药的敷料，目前临床上除了用纱布外，还可以使用哪些新型敷料?

目前临床上可以使用的新型敷料有水胶体敷料、自粘性软聚硅酮泡沫敷料等。

3. 气管切开常见并发症有哪些?

脱管；出血；皮下气肿；感染；气管壁溃疡及穿孔；声门下肉芽肿、瘢痕和狭窄。

（卢敬梅）

急危重症护理综合实训病例

○ 病例摘要

病人，男性，59岁。因反复发作呼吸困难25天，发热20天入住急诊ICU。病人25天前受凉后出现咳嗽，伴咳痰及气促，无明显发热，就诊于当地医院诊断为"急性上呼吸道感染"，予以对症药物治疗，未见明显缓解，且症状逐渐加重。20天前出现发热，最高体温达39.0℃，伴畏寒，并出现胸闷及心悸，活动后加重，再次就诊于当地医院完善相关检查诊断为"重症肺炎""脓毒症"及"多器官功能衰竭"，予以补液、抗感染等治疗，现为进一步诊治，就诊于院。病人自发病以来，精神差，饮食不佳，小便量较前减少，大便可。病人既往有"高血压"病史20年，"冠心病"病史10年，3年前已行"冠状动脉支架植入术"，术后2年规律服用"氯吡格雷及阿司匹林"，有"Ⅱ型糖尿病"病史3年，不规律口服格列齐特降糖，否认"肝炎""结核"等病史。

体格检查：T 38.3℃，P 101次/分，BP 145/90mmHg，RR 26次/分。发育正常，意识清楚，半坐卧位，急性病容，平车入院。皮肤黏膜色泽正常，全身浅表淋巴结无肿大。头颅无畸形，结膜正常，巩膜无黄染。双侧瞳孔等大等圆，双侧对光反射灵敏。左鼻腔留置胃管。颈部无抵抗，颈静脉正常，肝颈静脉回流征阴性。双侧胸廓对称，双上肺呼吸音粗，双下肺呼吸音减低，左肺可闻及干、湿啰音。

辅助检查：外院血培养结果示：肺炎克雷伯菌。

诊断：脓毒症，多器官功能障碍综合征，重症肺炎。

临床情境一

凌晨5时许，病人突发呼吸困难，口唇面色发绀，血氧饱和度迅速下降。评估病人，心电监护示：HR 135次/分，BP 85/50mmHg，SpO$_2$ 45%（吸氧流量15L/min），RR 40次/分，病人呼之不应，意识丧失。立即呼叫医生，另一名护士推抢救车到床旁。

【护理评估】

　　1．**健康史**　既往有"高血压"病史 20 年，"冠心病"病史 10 年，3 年前已行"冠状动脉支架植入术"，术后 2 年规律服用"氯吡格雷及阿司匹林"，有"Ⅱ型糖尿病"病史 3 年，不规律口服格列齐特降糖。

　　2．**身体状况**　病人突发呼吸困难，口唇面色发绀，血氧饱和度迅速下降，HR 135 次/分，BP 85/50mmHg，SpO$_2$ 45%（吸氧流量 15L/min），RR 40 次/分，呼之不应，意识丧失。

　　3．**心理－社会状况**　病人呼之不应，意识丧失。

　　4．**辅助检查**　外院血培养结果示：肺炎克雷伯菌。

【主要护理诊断/问题】

　　1．**有呼吸骤停的危险**　与呼吸衰竭有关

　　2．**低效性呼吸型态**　与呼吸频率过快有关

　　3．**气体交换受损**　与肺部感染有关

　　4．**清理呼吸道无效**　与意识障碍有关

　　5．**体液不足**　与感染、失液有关

【护理目标】

　　1．病人未发生呼吸骤停。

　　2．保持呼吸道通畅，病人氧合改善。

　　3．SpO$_2$>95%。

　　4．病人血压维持在 100/60mmHg 以上。

【护理措施】

　　1．紧急建立人工气道行机械通气，气管插管接呼吸机辅助呼吸，维持足够供氧和通气。

　　2．保证安全有效的通气治疗，确保呼吸机正常运转，报警系统保持开启，根据血气结果调节呼吸机参数。

　　3．床边备简易气囊、吸氧装置和负压吸引装置。

　　4．做好气管插管护理，妥善固定管路，保持合适深度，防扭曲、打折或意外拔管，保持气道湿化，必要时经人工气道吸痰，定时监测气管套管气囊内压力，床头抬高 30°，定时翻身拍背。

　　5．严密监测生命体征，包括血氧饱和度、听诊呼吸音、动脉血标本采集。

　　6．建立两条以上的静脉通路留置针静脉输液，快速补液，维持血流动力学的稳定及水电解质及酸碱平衡。

【护理评价】

　　1．病人呼吸机辅助呼吸，气道通畅，听诊肺部双侧呼吸音清。

　　2．血氧饱和度在 95% 以上。

　　3．听诊肺部双侧及喉部无痰鸣音。

　　4．病人经液体复苏后血压维持在 100/60mmHg 以上。

病人气管插管机械通气第 10 天，因无法脱机，予以行气管切开接呼吸机辅助呼吸。呼吸机参数如下：模式 SIMV，氧浓度（FiO₂）40%，潮气量（VT）450ml，呼吸频率（RR）25 次 / 分。镇静药（咪达唑仑）以 0.05mg/（kg·h）微泵泵入，人机协调性好。T 38.9℃，HR 90 次 / 分，BP 105/65mmHg，SpO₂ 95%。呼吸机出现气道高压报警，SpO₂ 下降至 85%。护士立即予以经人工气道吸痰，吸出较多黄色黏稠痰液伴有痰痂，痰不易吸出。

【护理评估】

1. **健康史** 病人气管插管机械通气第 10 天，已行气管切开，镇静药（咪达唑仑）以 0.05mg/（kg·h）微泵泵入。

2. **身体状况** 镇静状态，呼吸机辅助呼吸，人机协调好，T 38.9℃，HR 90 次 / 分，BP 105/65mmHg，SpO₂ 由 95% 降至 85%，气道痰黄色黏稠。

3. **心理 - 社会状况** 镇静状态。

【主要护理诊断 / 问题】

1. **清理呼吸道无效** 与痰液黏稠有关。
2. **气体交换受损** 与肺部感染有关。
3. **潜在并发症**：有窒息的危险。
4. **潜在并发症**：呼吸机相关性肺炎。

【护理目标】

1. SpO₂ 维持在 95% 以上。
2. 能咳出痰液，痰液稀薄。
3. 未发生窒息。
4. 住院期间，病人体温控制在 37.5℃以内，肺部感染征象未加重。

【护理措施】

1. 维持合适的室温和湿度，注意通风。
2. 保持气道通畅，每天鼻饲水 1500ml 以上，保持气道湿化。及时评估痰液性状，留取标本送检。
3. 每天进行雾化吸入和振动排痰，翻身时予以拍背。
4. 及时吸净呼吸道分泌物，保持呼吸道通畅。每次吸引的时间少于 15s，两次抽吸间隔时间大于 3 分钟，吸痰动作要迅速、轻柔，在吸痰前、中、后适当提高吸入氧的浓度，避免吸痰引起的低氧血症，严格无菌操作，避免呼吸道交叉感染。
5. 保持气管切开伤口敷料干燥清洁，每班更换伤口敷料，如有污染随时更换；固定好气管切开套管，病人清醒前仰卧位，抬高床头 30°；固定好肢体，以防躁动时将气管插管、输液管、引流管或监测的线路拔出。
6. 注意呼吸频率、胸廓起伏、呼吸音以及血气变化，并随时调整呼吸机参数；如出现呼吸机报警，应立即寻找原因，给予排除。

7. 密切观察病情，监测生命体征，尤其是呼吸和体温，如病人意识清醒、自主呼吸恢复、全身情况良好时，可逐步撤离呼吸机，拔除气管切开套管。

8. 遵医嘱正确使用抗生素。

【护理评价】

1. 血氧饱和度在 95% 以上。

2. 痰液逐渐变为白色稀薄。

3. 住院期间未发生窒息。

4. 由于处理及时，方法得当，体温未超过 37.5℃。

（卢敬梅）

参考文献

1 ……• 靳永萍，王培席.儿科护理学实践指导［M］.开封：河南大学出版社，2007.

2 ……• 郭晓蕙.中国糖尿病护理及教育指南［M］.北京：中华医学会糖尿病学分会，2009.

3 ……• 丰有吉，沈铿.妇产科学［M］.北京：人民卫生出版社，2010.

4 ……• 袁丽，武仁华.内分泌科护理手册［M］.北京：科学出版社，2011.

5 ……• 纪立农.中国糖尿病药物注射技术指南（2011 版）［M］.北京：中华医学会糖尿病学分会，2011.

6 ……• 郭晓蕙.中国糖尿病病人胰岛素使用教育管理规范［M］.天津：天津科学技术出版社，2011.

7 ……• 卫生部.临床护理实践指南［M］.北京：人民卫生出版社，2011.

8 ……• 吴永琴.任务导向的基础护理实验教程［M］.杭州：浙江大学出版社，2011.

9 ……• 姜安丽.新编护理学基础［M］.第 2 版.北京：人民卫生出版社，2012.

10 ……• 李小寒，尚少梅.基础护理学［M］.第 5 版.北京：人民卫生出版社，2012.

11 ……• 尤黎明，吴瑛.内科护理学［M］.第 5 版.北京：人民卫生出版社，2012.

12 ……• 李乐之，路潜.外科护理学［M］.第 5 版.北京：人民卫生出版社，2012.

13 ……• 辛霞，辛华.临床护理技术操作规程［M］.西安：西安交通大学出版社，2012.

14 ……• 张波，桂莉.急危重症护理学［M］.第 5 版.北京：人民卫生出版社，2012.

15 ……• 陈梅.尸体护理中穿衣方法的改良［J］.护理学杂志，2012，27（9）：78.

16 ……• 谌永毅，汤新辉.临床护理工作标准流程图表［M］.长沙：湖南科学技术出版社，2013.

17 ……• 谢幸，苟文丽.妇产科学［M］.第 8 版.北京：人民卫生出版社，2013.

18 ……• 复旦大学附属中山医院围手术期处理多学科团队，秦新裕，刘凤林.普外科病人围手术期血栓预防——中山共识（2）［J］.中国实用外科杂志，2013，11：946-948.

19 ……• 崔焱.儿科护理学［M］.北京：人民卫生出版社，2013.

20 ⋯⋯ 花芸，刘新文 . 儿科护理操作规程及要点解析［M］. 武汉：武汉大学出版社，2013.

21 ⋯⋯ 李兰娟，任红 . 传染病学［M］. 第 8 版 . 北京：人民卫生出版社，2013.

22 ⋯⋯ 滕廷波，周宜兰 . 血培养标本采集质量控制后培养结果的观察分析［J］. 检验医学与临床，2013，10

（8）：1008-1010.

23 ⋯⋯ 郑修霞 . 妇产科护理学［M］. 第 5 版 . 北京：人民卫生出版社，2014.

24 ⋯⋯ 曹泽毅 . 中华妇产学［M］. 第 3 版 . 北京：人民卫生出版社，2014.

25 ⋯⋯ 秦薇 . 择期手术病人术前禁食禁饮时间的研究进展［J］. 中华护理杂志，2014，01：76-79.

26 ⋯⋯ 山慈明，尹慧珍，杜书明，等 . 围手术期深静脉血栓形成的物理预防研究进展［J］. 中华护理杂志，

2014，03：349-354.

27 ⋯⋯ 桂永浩 . 小儿内科学高级教程［M］. 北京：人民军医出版社，2014.

28 ⋯⋯ 杨辉，石美霞，张惠蓉 . 儿科责任制整体护理常规［M］. 北京：人民卫生出版社，2014.

29 ⋯⋯ 张美琴 . 护理专业技术实训［M］. 北京：人民卫生出版社，2014.

30 ⋯⋯ 徐城，杨晓秋，刘丹彦 . 常用的疼痛评估方法在临床疼痛评估中的作用［J］. 中国疼痛医学杂志，

2015，03：210-212.

31 ⋯⋯ 王爱平，现代临床护理学［M］. 北京：人民卫生出版社，2015.

32 ⋯⋯ 刘秋秋，钟平，王曙红 . 实用护理标准操作流程与评分细则［M］. 长沙：湖南科学技术出版社，

2015.

33 ⋯⋯ 任辉，张翠华 . 护理技能与操作程序［M］. 北京：人民军医出版社，2015.

34 ⋯⋯ 吴欣娟 . 妇科、产科护理工作标准流程图表［M］. 长沙：湖南科学技术出版社，2015.

35 ⋯⋯ 樊尚荣，黎婷 . 2015 年美国疾病控制中心阴道感染诊断和治疗指南［J］. 中国全科医学，2015，25：

3046-3049.

36 ⋯⋯ 2015 NEJM 子宫肌瘤指南［J］. 健康管理，2015，10：72-74.

37 ⋯⋯ 江志伟，黎介寿 . 规范化开展加速康复外科几个关键问题［J］. 中国实用外科杂志，2016，01：44-46.

38 ⋯⋯ 郑显兰 . 儿科危重症护理学［M］. 北京：人民卫生出版社，2015.

39 ⋯⋯ 李杨，彭文涛，张欣 . 实用早产儿护理学［M］. 北京：人民卫生出版社，2015.

40 ⋯⋯ 熊莉娟，吴丽芬，李力 . 儿科护理操作规程及评分标准［M］. 武汉：湖北科学技术出版社，2015.

41 ⋯⋯ 王伟，吴清霞 . 临床疼痛管理研究进展［J］. 护理学杂志，2016，04：101-103.

42 ……• ACCP-10：静脉血栓栓塞抗栓治疗指南［J］.实用心脑肺血管病杂志，2016，02：114.

43 ……• National Pressure Ulcer Advisory Panel (NPUAP) announces a change inerminology from pressure ulcer to pressure injury and updates the stages of pressure injury [EB/OL]. http://www.npuap.org/national pressure-ulcer-advisory-panel-npuap-announces-a-change-in-terminology-from-pressure-ulcer-to-pressure-injury-and-updates-the-stages-of-pressure-injury/, 2016-04-13/2017-01-19.